U0388401

磨牙牙髓疾病诊疗

The Guidebook to Molar Endodontics

主编　（美）欧威·彼德斯
（Ove A. Peters）

主审　周学东

主译　高　原　黄定明

北方联合出版传媒（集团）股份有限公司

辽宁科学技术出版社

沈 阳

图文编辑

赵 阳 柯晓菁 崔 迪 程 群 白雅君 姜德颖 梁名吉 王福金 关玉峰 张存悌
王曙光 王 力 孟维忠 张 丹 李喜国 郭 铭 葛 岩 何 森 陈 伟 王 良
张立坤 李维雨 陈秀琴 刘 娜

First published in English under the title
The Guidebook to Molar Endodontics
edited by Ove A. Peters
Copyright © Springer-Verlag Berlin Heidelberg, 2017
This edition has been translated and published under licence from
Springer-Verlag GmbH, part of Springer Nature.

©2019，辽宁科学技术出版社
著作权合同登记号：06-2018年第356号。

图书在版编目（CIP）数据

磨牙牙髓疾病诊疗 /（美）欧威·彼德斯（Ove A. Peters）
主编；高原，黄定明主译. —沈阳：辽宁科学技术出版社，
2019. 8
  ISBN 978-7-5591-1136-4

  Ⅰ. ①磨… Ⅱ.①欧… ②高… ③黄… Ⅲ.①磨牙—牙
髓病—诊疗 Ⅳ.①R781.3

中国版本图书馆CIP数据核字（2019）第057654号

出版发行：辽宁科学技术出版社
        （地址：沈阳市和平区十一纬路25号 邮编：110003）
印 刷 者：辽宁新华印务有限公司
经 销 者：各地新华书店
幅面尺寸：168mm×236mm
印　　张：19.25
插　　页：4
字　　数：400千字
出版时间：2019年8月第1版
印刷时间：2019年8月第1次印刷
责任编辑：陈 刚 苏 阳 殷 欣
封面设计：袁 舒
版式设计：袁 舒
责任校对：李 霞

书　　号：ISBN 978-7-5591-1136-4
定　　价：198.00 元

投稿热线：024-23280336
邮购热线：024-23280336
E-mail:cyclonechen@126.com
http://www.lnkj.com.cn

前言
Preface

亲爱的读者朋友：

你可能会问："何必再写一本牙髓病学教材呢？"。因为在我看来，它与典型的教科书的目的有些不同，我希望当你读的时候会发现这一点。

我查阅了一些字典，传统意义上的"指南"目的是为了给游客提供信息。不管你是经验丰富的临床医生还是初学者，你或许都想在磨牙牙髓病学领域有更深的发展，本书旨在为你治疗计划的决策和执行提供支持。

这本书的理念源自与牙髓病学专家、住院医师、口腔全科医生以及教师讨论中的几个相关发现：

- 我们是否充分地教授了口腔医学生磨牙牙髓病学或者他们是否需要额外的训练来完成诊疗过程。
- 对于成功的磨牙牙髓病学来说，现代科技的发展，例如手术显微镜或锥形束CT（CBCT）的应用是必不可少的吗？
- 在成功的道路上，避免出现重大错误与将细节做到完美是同等重要的吗？

当我整理临床治疗过程清单时，我最先想到的是最后一个问题[1]。尽管将牙髓病学过于简单化是十分危险的，但它的确能帮你时不时回头看看，并确保你所做的都是正确的。当然，能随时用临床证据来支持你的操作则更好。

这也解释了为什么本书的每个章节后都有一些参考文献，因为关键性地引用文献，可以帮助医生直接解决临床难题。这就需要我们定期对操作标准进行再评估，以囊括新进的、相关的资料。

如果没有我的合著者们，也就是本书每个章节的负责人，我将无法完成这项艰巨的任务，我非常感激他们。从临床的角度来看，有几个关键的原则可以被引用来达到根管治疗中阶段性的成功。我将"程序上的成功"定义为临床医生能够基于患者个体情况达到的最佳结果。

在我的印象中，牙髓病的治疗结果被越来越多地在更广泛的意义中讨论，不仅仅局限于治疗根尖周炎。这有助于我们不只关注在影像学上确认根尖骨缺损是否修复，同时还需要关注其他与患者相关的治疗效果[2]。

在CBCT允许对根尖情况进行实时成像、无须很清楚地定义一个正常的根尖周区域是什么样的，我们自然就可以做出评估。我相信这种诊断模式的下一步将是对牙髓和根尖周状况的分子检测。

或许是基于费用和教育制度的不同，不同国家、不同洲的牙科治疗操作截然不同。这提示我向不同背景下受过良好教育的临床医生寻求帮助，以探讨本书的每个中心问题——在诊断和临床治疗的基础上探讨磨牙的解剖、效果评估、再治疗以及手术治疗。

我希望你能喜欢这本书，理解重点的支撑材料，喜欢并享受这些图片。最后，在成功的磨牙牙髓病学道路上，开始你的旅途吧！

美国加利福尼亚州，旧金山

Ove A. Peters, DMD, MS, PhD

参考文献

[1] Gawande A. The checklist manifesto: how to get things right. New York: Metropolitan Books; 2009.

[2] Azarpazhooh A, Dao T, Ungar WJ, Da Costa J, Figueiredo R, Krahn M, Friedman S. Patients' values related to treatment options for teeth with apical periodontitis. J Endod. 2016;42:365–70.

译者前言
Translators' Preface

　　磨牙是人类行使正常咀嚼功能最重要的牙齿，也是牙体牙髓疾病高发的牙齿，因此如何治愈疾病保存牙齿，实现国家全民健康和WHO8020的目标至关重要。磨牙为多根牙，根管系统极其复杂，一旦感染累及牙髓，诊疗难度可能是前牙、前磨牙的数倍，甚至呈指数级增加。如果把前牙和前磨牙根管比作通向根尖的曲径，那么磨牙根管系统更像一座迷宫。美国牙髓病学会《病例难度评估表》将磨牙牙髓疾病的诊疗划入"中、高难度"范围，认为经过规范化培训或者具有丰富临床经验的牙髓专科医生更适合诊治磨牙牙髓疾病。目前我国不同层次、不同地区口腔医生诊治水平参差不齐，如何能够有效地提升医生对罹患磨牙牙髓疾病的诊治水平亟待解决。

　　美国太平洋大学知名牙髓病学专家Ove A. Peters主编的《磨牙牙髓疾病诊疗》是世界上第一本，也是目前唯一围绕磨牙牙髓疾病诊疗的著作。得知本书出版后，笔者第一时间阅读，受益匪浅，于是决定将本书尽快翻译出来，呈献给国内读者，希望阅读者能从中受益，提高磨牙牙髓疾病的诊疗水平。

　　原著编者中不仅有执教于高等院校、教学经验丰富的学者，也有长期执业、富有临床经验的私人牙科医生，他们的共同参与让本书不仅堪称一本牙髓病学专业教科书，还是一本磨牙牙髓疾病临床诊疗的操作手册。本书以磨牙根管解剖形态、诊断、麻醉、活髓治疗、开髓、根管成形、消毒和封闭、根管治疗后的修复、根管治疗的效果、非手术根管再治疗、显微根尖手术为主线，详尽地描述了罹患磨牙牙髓疾病的临床诊疗操作流程。以上特色，使得本书成为一本以循证医学为基础的临床操作"指南"。本书适用于口腔本科生、口腔全科医生、牙体牙髓病研究生、牙体牙髓病专科医生、研究人员以及从事牙髓病学诊疗的其他专科医生。无论是初出茅庐的青年医生，还是临床经验丰富的高年资医生都能从本书中受益。

　　本书译者来自国内各大口腔医学院校或者口腔医院的中青年专家。尽管临床、教学和科研工作繁忙，大家本着对牙体牙髓病学的热情与责任，攻坚克难，精益求精，最终圆满地完成了翻译工作，在此对大家的辛勤付出表示深深的感谢。我们在翻译中尽可能地尊重原著，但由于时间有限，难免存在疏漏或不妥之处，敬请读者们批评指正。

　　在本书即将付梓之际，感谢辽宁科学技术出版社的信任和支持，感谢本书编辑团队的辛勤付出，感谢参与本书翻译、出版的朋友们！最后，向亲爱的读者们致敬！带上这本"指南"，开启你们的磨牙牙髓疾病诊疗之旅吧！

全体译者

致谢
Acknowledgements

至此，我要感谢所有因对根管治疗和牙髓病学感兴趣并热情参与这份工作的人。尤其感谢我导师们的指导和支持，他们是Fred Barbakow博士、Harold Goodis博士和Alan Gluskin博士。

非常感谢我的合著者和编辑，感谢他们为本书做出的宝贵贡献。

最重要的是，我要感谢我的父母在生活中努力工作的态度、求知欲和对于我所做的事的大力支持。最后，我要感谢我的妻子Christine，她不仅是一位教育者、牙髓病医生，也是我最喜欢的编辑，如果没有她的理解和帮助，我不可能完成这本书。

编者
Contributors

Ana Arias, DDS, MS, PhD Conservative Dentistry, School of Dentistry, Complutense University, Madrid, Spain

Elio Berutti, MD, DDS Department of Endodontics, University of Turin, Turin, Italy

Lars Bjørndal, PhD Section of Cariology and Endodontics, Department of Odontology, Faculty of Health and Medical Sciences, University of Copenhagen, Copenhagen, Denmark

Arnaldo Castellucci, MD, DDS University of Naples Federico II, Naples, Italy, University of Cagliari, Cagliari, Italy

Private Practice, Florence, Italy

Chloé M.F. Hardy, DDS School of Dentistry, Cliniques Universitaires Saint Luc – Université catholique de Louvain, Brussels, Belgium

Thomas Kvist, PhD, DDS Department of Endodontology, Institute of Odontology, The Sahlgrenska Academy, University of Gothenburg, Gothenburg, Sweden

Gaetane Leloup, DDS, PhD School of Dentistry, Cliniques Universitaires Saint Luc – Université catholique de Louvain, Brussels, Belgium

Julian G. Leprince, DDS, PhD School of Dentistry, Cliniques Universitaires Saint Luc – Université catholique de Louvain, Brussels, Belgium

Enrique M. Merino, MD, DDS European University, Madrid, Spain, Complutense University, Madrid, Spain

Private Practice, Leon, Spain

John M. Nusstein, DDS, MS Division of Endodontics, The Ohio State University College of Dentistry, Columbus, OH, USA

Frank Paqué, DMD, MSc Department of Preventive Dentistry, Periodontology and Cariology, University of Zurich Center for Dental Medicine, Zurich, Switzerland

Private Practice, Zurich, Switzerland

Ove A. Peters, DMD, MS, PhD Department of Endodontics, University of the Pacific, Arthur A. Dugoni School of Dentistry, San Francisco, CA, USA

John D. Regan, BDentSc, MA, MSc, MS, FICD Department of Endodontics, Texas A&M, University Baylor College of Dentistry, Dallas, TX, USA

North Texas Endodontic Associates, Plano, TX, USA

Frank C. Setzer, DMD, PhD, MS Department of Endodontics, Penn Dental Medicine, Philadelphia, PA, USA

Helmut Walsch, DMD, PhD, MS Department of Endodontics, Penn Dental Medicine, Philadelphia, PA, USA

Private Practice, Munich, Germany

David E. Witherspoon, BDSc, MS, MFA, FICD Department of Endodontics, Texas A&M University Baylor College of Dentistry, Dallas, TX, USA

North Texas Endodontic Associates, Plano, TX, USA

译者名单
Translators

主　审：

　　周学东（四川大学华西口腔医学院）

主　译：

　　高　原（四川大学华西口腔医学院）

　　黄定明（四川大学华西口腔医学院）

副主译：

　　邹　玲（四川大学华西口腔医学院）

　　何利邦（四川大学华西口腔医学院）

　　何金枝（四川大学华西口腔医学院）

参　译：

　　范　伟（武汉大学口腔医学院）

　　薛　晶（四川大学华西口腔医学院）

　　宋　颖（重庆医科大学附属口腔医院）

　　王茹燕（南京医科大学附属苏州医院）

　　苑士良（上海市第十人民医院）

　　钱雨嫣（贵阳市口腔医院）

目录
Contents

第1章　磨牙根管解剖形态

Molar Root Canal Anatomy

Frank Paqué

摘要

　　充分了解牙根和根管解剖特点是磨牙根管治疗成功的重要条件。除了上、下颌牙典型的三根、双根结构外，它们还具有不同的特殊变异，例如融合根、额外牙根和完全变异的牙根、磨牙C形根。复杂的根管形态和细小的侧副根管，增加了根尖周病损的发生。

指导性参考文献

Stropko JJ. Canal morphology of maxillary molars: clinical observations of canal configurations. J Endod. 1999;25:446-50.

　　这是关于上颌第一、第二磨牙根管治疗临床研究，周期长达8年，目的是确定近中第二颊根根管（MB2）的出现频率。其中有1732颗上颌磨牙完成治疗，在73%的上颌第一磨牙、51%的上颌第二磨牙、20%的上颌第三磨牙中找到了MB2，并且在55%的上颌第一磨牙、45.6%的上颌第二磨牙中以独立根管的形式存在，在所有上颌第三磨牙中MB2都是与其他根管相连。然而，随着术者更加熟练、预留临床操作时间更充足、牙科手术显微镜的使用更加普遍、专业显微根管治疗器械的使用，在93%的上颌第一磨牙和60%的上颌第二磨牙中发现了MB2的存在。

F. Paqué , DMD, MSc
Department of Preventive Dentistry, Periodontology and Cariology ,
University of Zurich Center for Dental Medicine, Zurich, Switzerland

Private Practice , Rennweg 58, 8001 Zurich , Switzerland
e-mail: frank.paque@zzm.uzh.ch

© Springer-Verlag Berlin Heidelberg 2017
O.A. Peters(ed.), *The Guidebook to Molar Endodontics*,
DOI 10.1007/978-3-662-52901-0_1

1.1　背景介绍

　　牙髓治疗中的清理、成形步骤的核心目标是清理根管使其完全无菌、无碎屑。因此,进入根管前必须充分了解根管解剖形态[1]。甚至应当设想每一个磨牙根管治疗病例都具有复杂的根管结构。牙根和根管解剖直接影响了髓腔通道的制备、根管成形及充填,甚至还影响了磨牙牙髓治疗的大多数操作步骤(见本书第5章~第7章、第9章、第10章)。

　　根尖周炎发展和迁延不愈的主要原因是根管内的微生物[2]。然而,根管内感染并不是由浮游菌引起的,而是由结构严密、组织良好的生物膜导致的。生物膜中的细菌与浮游状细菌相比有更强的致病性[3]。在牙髓坏死的根管中发现了400多种不同的细菌[4]。牙髓病生物膜中的不同细菌间相互作用导致胁迫抗性增强[5]。细菌生物膜定植在复杂的磨牙根管结构中,使其不可能完全被清除;即使只是将微生物数量降至最低生物学要求内,也需要非常仔细地清理根管。因此,深入了解根管解剖形态对成功的磨牙牙髓治疗至关重要。

1.2　根管系统组成及分类

　　在圆形横截面的牙根中,大多数牙根数量与根管数量一致。然而,椭圆形横截面的牙根可能有不止一个根管[1]。由于各种各样的牙根弯曲、不同的根管横截面、不同的副根管、鳞状突起(fin)、峡部等解剖结构,导致磨牙根管形态非常复杂。不同的根管分类法促进了对根管解剖的更深入了解。针对根管解剖变异的分类有很多,Weine等[6]在一个实验研究中检查上颌磨牙的近中颊根,并将其分为4型,后增加至5型,如图1.1。

　　一种更详细的分类被推荐用于每一个独立磨牙牙根内根管结构更精确的描述。最常用的分类法之一为Vertucci[7]提出的8种不同根管形态分类(图1.2a)。

　　然而,在一个牙根中包含超过2个根管,这种分类法就出现了局限性。Gulabivala等[8]进一步提出了包含9种形态的分类法。这对描述下颌磨牙近中根的1型、2型、3型根管结构尤其有意义(图1.2b)。

　　另一组研究[9]探究了2800颗人类离体牙,将Vertucci的分类拓增为14种结构。这些改进有助于理解大量复杂的根管解剖结构。

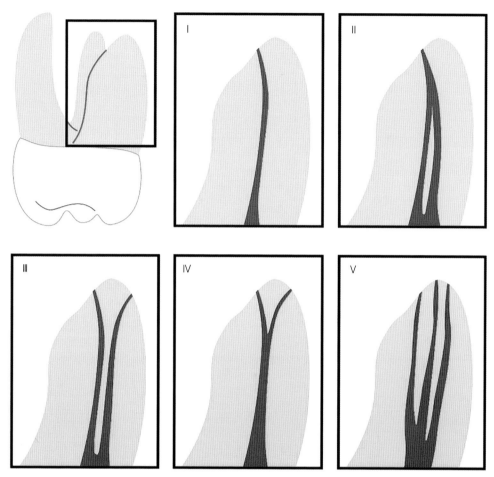

图1.1 Weine等[6]对于多根管的单个牙根的分型。最初为4型，后被拓展为图中的5型。

1.3 根管系统的复杂度

正如Vertucci所提出：一个牙根有一个锥形的根管和一个单一的根尖孔是例外而不是常规。根管在每一个层面上都可找到复杂的解剖结构。这主要是牙齿在口腔中萌出直到根尖孔闭合[10]的发育过程中同时存在继发性牙本质沉积的结果。牙根中的牙本质在最初沉积时决定了牙根的外形，因此根内的形状与根外非常相似：如果外部形状是圆形，那根管也是圆的；如果外部形状是长椭圆形或者肾形，根管也是长椭圆形或者肾形。比如，下颌磨牙的肾形根，通常会发育为双根管（图1.3）。

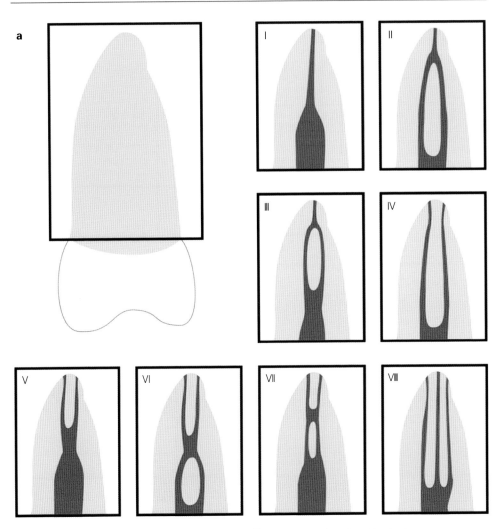

图1.2 由Vertucci[7]（8型）（**a**）和Gulabivala等[8]拓展的牙根分型（7型）（**b**）。

例如，下颌第一磨牙和第二磨牙的根管系统在30～40岁时完全形成[10]。根管内各种各样的交通连接是根管解剖中的一大主要组成部分（图1.3）。另外还有各种各样的根管弯曲、不同的根管横截面、副根管、第二根管、侧支根管、根分叉、鳞状突起和多个根尖孔，即所谓的根尖三角区。

20多年前，当旋转镍钛器械进入根管器械市场时，根管弯曲被认为是最常见的根管复杂结构[11]。随着根管器械的发展和术者经验的增加，在过去几年中，预备极度弯曲根管的困难已经克服（图1.4）。考虑到复杂的根管系统需要彻底地清理和消毒，清除根管系统内器械无法到达的地方仍然是最主要的挑战。尤其是

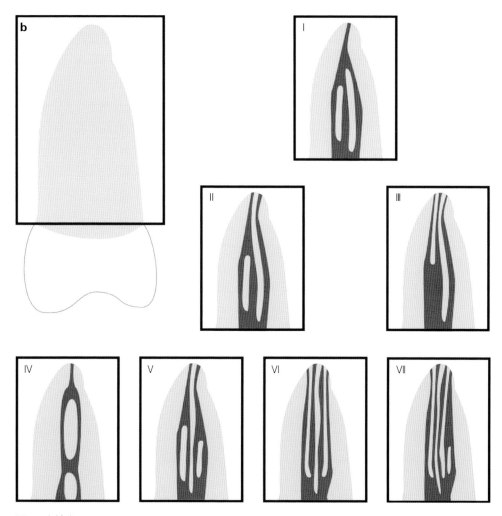

图1.2（续）

上、下颌磨牙，常常遇到上述复杂根管解剖结构。在一篇关于非手术根管治疗术后牙齿生存率的综述中[12]，非磨牙类牙齿生存率显著提高。

1.4 上颌磨牙解剖

上颌磨牙根管治疗需要以充分建立最佳通道和预备所有根管为基础。治疗的目的是尽可能发现相关的根管解剖结构，并扩大根管系统以至于能够充分消毒和充填。上颌磨牙的解剖非常复杂，而且针对这类牙的根管治疗对医生是重要

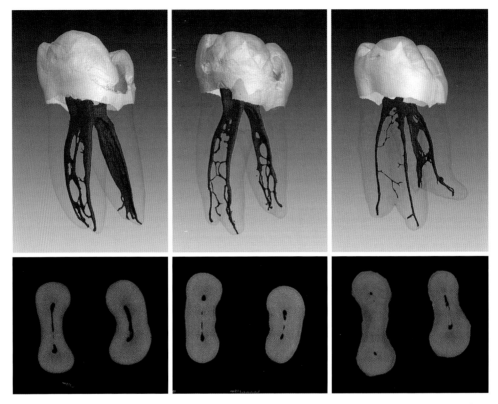

图1.3　不同年龄的患者拔除后的牙齿显微计算机断层扫描（micro-CT）图片。展示了三维重建和对应的牙根中1/3的横截面。图片从左往右分别为：年轻人、中年人、老年人拔除后的牙齿。展现了主根管的宽度、数量和不同分支、交通处的大小。

的挑战[1]。Carabelli在1844年的研究就记录了上颌磨牙拥有特殊的解剖结构[13]。后续许多报道探讨了上颌磨牙解剖结构的复杂性；最常提及且成为主要焦点的是近颊根和如何寻找第二近颊根管（MB2）。1917年Walter Hess[14]通过详细的图示提出了根管的数量和结构，展示了包含大量根管侧支和副根管的复杂解剖结构。他是第一个将患者的年龄和性别与根管复杂性关联起来的研究者。

　　许多研究表明，上颌第一磨牙，尤其是MB2治疗时需要使用特殊的技巧[15]。上颌第一磨牙的根管治疗失败通常是由于遗漏MB2[6,16]。据报道，MB2在上颌第一磨牙和第二磨牙的临床发生率分别已达到93%和60%[17]。

　　实验室显微计算机断层扫描（micro-CT）的研究结果对于磨牙的特殊解剖研究具有重要价值，这一技术使牙齿无须被破坏就可以三维呈现并分析根管系统[18]。由于现代治疗方式中引入了牙科显微镜，疑难根管治疗的成功率大幅提

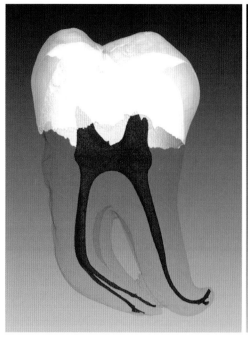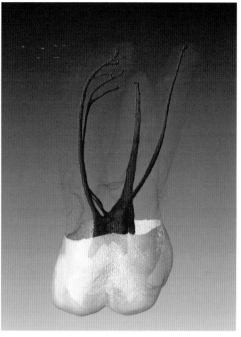

图1.4　这是一颗上颌及一颗下颌离体磨牙的显微计算机断层扫描（micro-CT）形态学图片。提示了下颌磨牙牙根和上颌近颊牙根大角度弯曲根管。

高[19]。在上颌磨牙根管治疗过程中，通过牙科显微镜及特殊器械更容易定位MB2根管[17]。

　　上颌第一磨牙是所有牙齿类型中体积最大的：有4个髓角，髓室横截面通常为斜方形[11]。上颌第二磨牙通常有着与之相似的外形（图1.5a）。然而，它常见的髓室形状为长椭圆形，有时为带状（图1.5b）。

　　上颌第一磨牙有3个具有代表性的独立牙根，只有4%的案例为2个牙根。有5%的病例中出现2个或多个根管的融合。4个根的牙非常少见[15]。在上颌第二磨牙中，融合根更常见。上颌第二磨牙远中颊根的根管由于S形弯曲多见，通常很难疏通。

　　Cleghorn等[15]评估了1914—2004年上颌第一磨牙解剖形态的实验研究文献并进行了综述。MB2的发生率为25%～96%。21个研究的数据合并的发生率约60%。

　　考虑到论文中关于MB2发生率的试验结果是由于不同试验设计，因此会出现很大变化。如果想要使用已得出的MB2根管的发生率，就必须充分研究这些论文

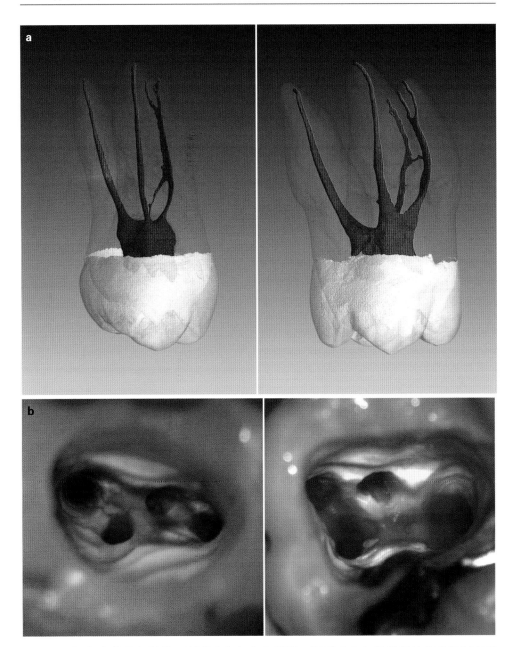

图1.5　（**a**）离体的上颌第一磨牙（右）和上颌第二磨牙（左）的显微计算机断层扫描（micro-CT）结果。提示了这两种牙齿形状相似，但是上颌第二磨牙稍小一些。有代表性的上颌第二磨牙的颊根有融合。（**b**）临床治疗过程中以旋转器械完成根管预备的上颌第一磨牙（右）和第二磨牙（左）。髓腔通路提供了一个可以看到所有4个根管口的视野。可以看到在上颌第二磨牙带状的髓底，MB2的开口离腭根很近，这一特点在其他的同类牙中很常见。

中的试验方法。恰当设计的组织学检验和显微计算机断层扫描研究可作为检验离体牙的MB2发生率的金标准。这类研究中发现，MB2在上颌第一磨牙的发生率有90%以上，在上颌第二磨牙中发生率超过55%，以上结果应当被采纳作为临床参考。图1.6展示了临床中MB2疏通的再治疗病例和相应CBCT影像。

近颊根管的分支可以出现在不同位置并且有不同的结构。这是由近颊根形成后的继发性牙本质在相应部位的沉积导致。在牙根形成之后，近颊根呈现出肾形的横截面，包含一个较大的颊侧根管和一个较小的腭侧根管。这解释了在继发性牙本质沉积后MB2根管的直径较小的原因[20]。Neaverth及其同事发现MB2根管在20岁以下患者中的发生率要显著低于20～40岁的患者[21]。

继发性牙本质沉积，可能会形成近颊第三根管（图1.7）。最常见的为，3个根管中的2支在中途融合（图1.7a）。在文献报道中，上颌第一磨牙近中颊侧3个根管的发生率高达7%[22]。

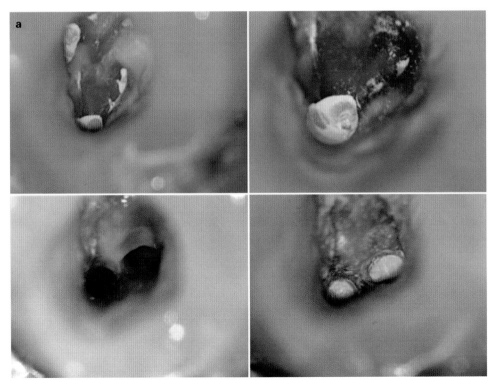

图1.6 （**a**）在根管治疗过程中，上颌第一磨牙未治疗MB2的临床照片。MB1完成再治疗后，照片展示了MB2的开口位置、通道建立、根管充填。（**b**）上颌第一磨牙治疗前的相关CBCT扫描参考图（**a**）。图中显示了不同层的未根备、未充填的MB2（箭头）。

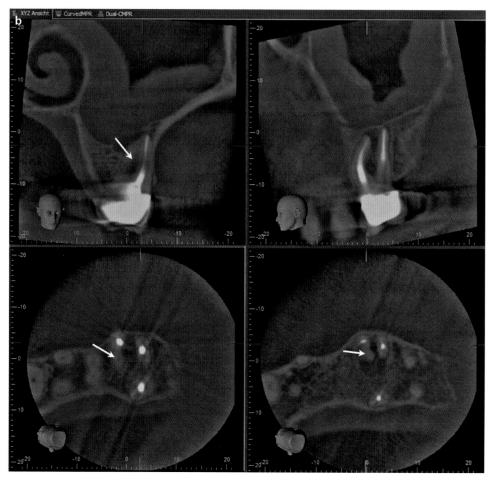

图1.6（续）

如果有2个及以上的近中颊侧根管，根管在髓室底的位置会有很大变异；然而MB2根管口通常在近中或在MB1和腭根根管口连线上，大约是MB1根管口偏腭侧3.5mm，偏近中2mm处[23]（图1.5b）。

通常，需要去除遮盖MB2根管的近中牙本质才能看到根管口（见第5章、第6章）。进入根管后，根管方向会向近中腭侧走行，再移向中心，最后到达根尖。

这类根管的进入和疏通都非常有挑战性。用超声尖和长柄球钻去除障碍，并沿着根管结构向近中及根尖部走行（磨除或打通），可以建立MB2根管的直线通路。由于可能需要向深处拓展0.5~3mm，因此可能会导致髓室底向根分叉方向穿孔[24]。由于MB根的横断面形态，最初的器械进入和清扩MB2的过程中，有可能导致带状侧穿（图1.8）。因此推荐向近中方向刷根管壁[24]。

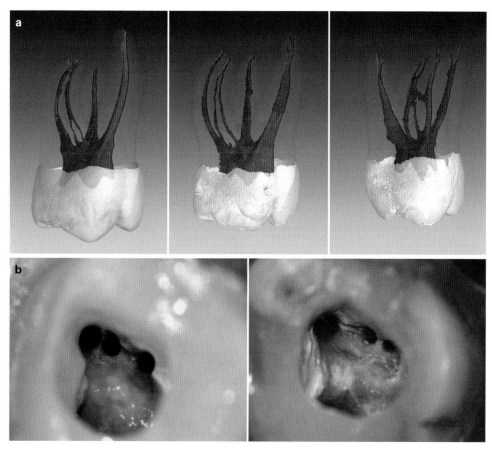

图1.7　（**a**）图为有3个近颊根的3颗上颌第一磨牙的离体牙显微计算机断层扫描（micro-CT），其中2颗牙展示了MB2、MB3走行在根尖的过程中发生融合（左图和中图），另一牙展示了独立的根尖孔（右图）。（**b**）为2例临床治疗图片，展示了在近颊区处旋转器械预备后的3个近中颊根的根管口。

　　即使成功地将器械进入根管，器械到达MB2的根尖孔也会遇到很大的挑战，其中有两大原因。其一，根管通常狭窄且弯曲。其二，MB根内根管很有可能会遇到Vertucci第Ⅴ型、第Ⅵ型或第Ⅶ型结构（图1.2a）。对于临床医生而言，识别MB2根管在根中或根尖1/3向腭侧偏斜并且顺利地预备仍然是一大挑战。

　　根据Vertucci的研究[7]，上颌磨牙的远中颊根均为单根管。而其他笔者的研究发现上颌第一磨牙中第二远中颊根发生率为1.6%～9.5%。98%的病例中第一及第二远中颊根融合后汇合至同一根尖孔，只有2%的病例中第一和第二远中颊根有2个及以上的独立根尖孔[15]。

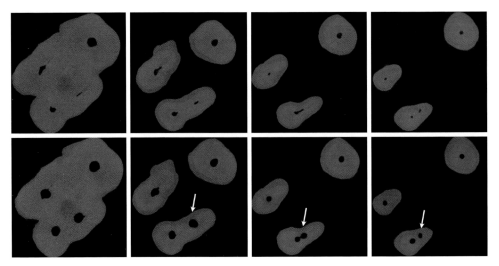

图1.8   离体上颌第一磨牙在镍钛器械预备前（第一行）和根管预备后（第二行）的4个不同的根管横截面显微计算机断层扫描（micro-CT）图。展示了预备前后近中颊根的形状和有限的根管壁厚度（箭头）。

上颌第一磨牙较罕见的变异为C形根管，通常由融合的远中颊根及腭根组成，发生率为0.1%[25-26]。

1.5   下颌磨牙解剖

下颌磨牙，尤其是下颌第一磨牙，是最常接受根管治疗的牙。治疗过程中会遇到很多解剖变异。这些变异包括多根管、峡部、侧支根管和根尖侧支。另外近中根的远中牙本质壁薄弱，被称为危险区[27-28]（图1.9）。

Harris等[28]使用显微计算机断层扫描（micro-CT）扫描了22颗下颌第一磨牙，结果显示，近中根在根分叉平面下1.5mm、朝向根分叉的根管壁厚度最小值为0.81~1.22mm。其他对比研究结果显示[29]，在根分叉平面下1.5mm的牙本质厚度平均为1.2~1.3mm。

根据Harris的数据[28]，髓室底近中根管口之间的距离最短约1.4mm，最长约3mm。该研究中所有远中单根管的扫描结果显示，根管开口位于根分叉冠方1.5mm处，越向根尖越频繁出现2个根管[30]。远中根的颊舌径通常为2mm，髓室底近远中的平均切线距离约4.5mm。

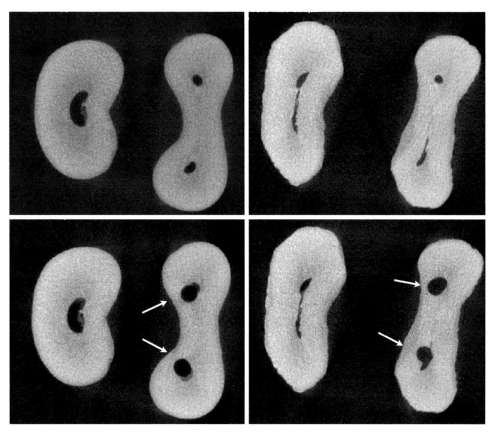

图1.9　显微计算机断层扫描（micro-CT）下，2颗离体下颌第一磨牙旋转器械预备前（第一行）和预备后（第二行）在危险区的牙根横截面图。展示了肾形近中根和根管壁预备前后的厚度（箭头）。

1.5.1　下颌磨牙额外牙根

　　在高加索人种中，下颌磨牙大多有2个牙根，有一个额外牙根的属于个案。在下颌第一磨牙中偶尔会观察到远中舌侧额外牙根（远舌根，图1.10）[31]。

　　远中舌侧额外牙根由Carabelli在1844年首次提出[13]。在一篇综述中，Abella等[32]报道下颌第一磨牙远中舌根的发生率为14.4%。这一数值具有种族特异性。额外牙根经常在蒙古人种中发现，如中国人、因纽特人和美国原住民[32]。Cantatore等[33]认为在蒙古人种中发生率为5%～30%，Gu等发现[34]在中国人中为32%。

　　目前，没有报道额外牙根发生率具有性别特异性。远中舌根有些是独立的，也有部分与其他根融合。远中舌根根据牙根在颊舌向的弯曲程度被分为以

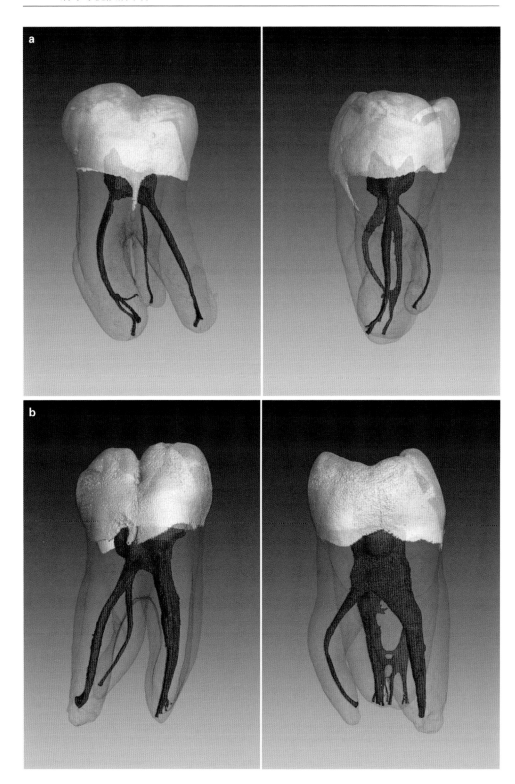

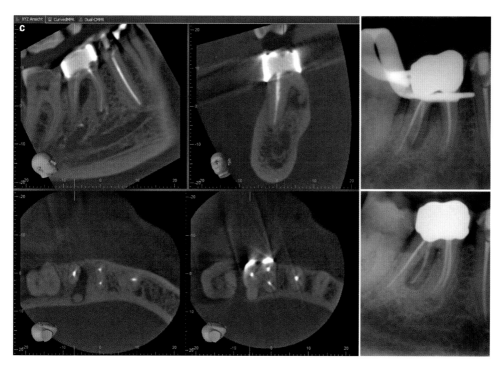

图1.10（续）

下几型[32]：

- Ⅰ型：直根
- Ⅱ型：上端弯曲，下端直根
- Ⅲ型：牙根冠1/3弯曲，在中段出现第二弯曲直至根尖（图1.10）

远舌根通常比远颊根细而且具有角度大但弯曲的曲率小的特点。这会增加这类根管的预备难度（图1.10c）。

3个牙根的下颌第一磨牙经常出现4个独立根管，以及在近中和远颊根之间经常发现副根管[35]。远中根最常见的根管结构是Vertucci Ⅰ型，近中根通常出现

图1.10　（**a**）离体下颌第一磨牙的显微计算机断层扫描（micro-CT）图，显示了远舌根结构（左侧为颊舌面观，右侧为邻面观）。展示了根管在邻面观中的弯曲。（**b**）另一显微计算机断层扫描图同样展示了离体第一磨牙的远舌根（左侧为颊舌面观，右侧为邻面观）。展示了根管在邻面观中的弯曲。（**c**）临床病例展示了一个远舌根根尖周病损未经治疗时的CBCT图像。患者在初诊时有剧烈疼痛。在疏通并预备之后，症状消失。

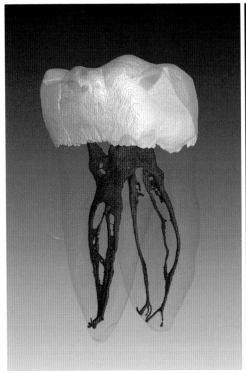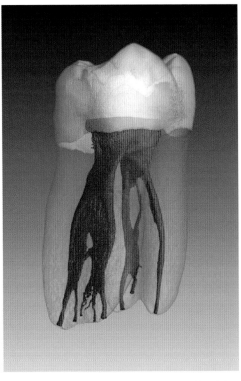

图1.11　2颗离体下颌第一磨牙显微计算机断层扫描（micro-CT）图示复杂的远中根管解剖。展示了多变的管间交通和远中区的根尖部根管严重的弯曲（左图），以及6个根尖孔（右图）。

Vertucci Ⅳ型[32,35]。推荐通过近中偏移25°拍摄根尖片或者使用CBCT寻找远舌根[32]。如果发现远舌根应当把常规的三角形开髓洞型调整为四边形，才能够为这类大多弯曲的根管建立直线通道[31]。远舌根和远颊根的开口距离平均为2.93mm，而远中舌根和近中舌根的开口距离平均为2.86mm[34]。近中颊根、近中舌根以及远中颊根根管呈椭圆形，而远中舌根形态相对呈现圆形[35]。额外的近颊根的发生被称为磨牙旁额外牙根，其发生率<0.5%[33]。

1.5.2　额外根管

　　三根管的发生率报道约为61%，四根管为36%，大于五根管的仅约1%[33]。在Vertucci的前后2篇系统性文献综述[7,36]中，Ⅳ型结构是仅次于Ⅱ型最常见的下颌第一磨牙近中根管结构。然而，显微计算机断层扫描（micro-CT）所收集的新数据显示，下颌第一磨牙的近中根具有更复杂的结构[28]。在所研究的牙中有9%的

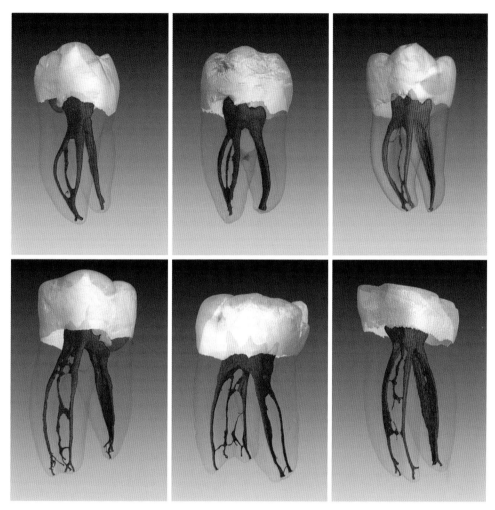

图1.12　显微计算机断层扫描（micro-CT）图显示了6颗离体下颌磨牙，有近中中间根管。在第一行图中，近中中间根管与主根管融合。在第二行图中，近中中间根管有独立的根尖孔。展示根管出口在牙根的中部（右下图）。

近中根有4个根管。

下颌第一磨牙的远中根，Ⅰ型结构占63%、Ⅱ型为15%及Ⅳ型占12%[36]；显微计算机断层扫描（micro-CT）的结果显示了更复杂的结构[30]（图1.11）。

1.5.3　近中中间根管

"近中中间"根管之所以以此命名是因为其在牙根发育的过程中形成于下

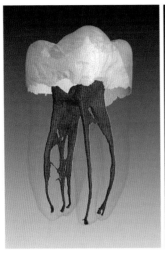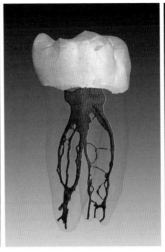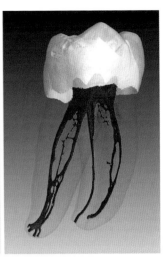

图1.13　3颗具有远中中间根的离体下颌磨牙显微计算机断层扫描（micro-CT）图。

颌磨牙近中根管系统中近颊根和近舌根之间[10]。近中中间根管的发生率为1%～15%[1]。随着临床探查方法的增多（例如：牙科显微镜的使用）[37]并且两近中主根管间牙本质制备沟槽深度最多可达2mm[38]。在最近的一项研究中，近中中间根管的发生率可达到22%（图1.12）。

　　然而，患者的拔牙年龄在体外实验中没有提及[38]，因此，以上结果可能不能代表不同年龄段的成年人。根据Nosrat等[39]的报道，可疏通的近中中间根管发生率具有年龄相关性。大约33%发生于20岁及以下，24%的患者为21～40岁，4%的患者大于40岁。下颌磨牙近中中间根管的发生不只与年龄相关，还与人种相关。在离体牙显微计算机断层扫描研究中，发现22%的巴西人有近中中间根管，然而只有15%的土耳其人有近中中间根管[40]。

　　寻找下颌第一磨牙的近中额外根管时使用牙科显微镜或者CBCT与只通过临床检查的发现率有明显的统计学差异。牙科显微镜和CBCT的结果一致性较好。数码X线片和临床检查如果没有放大设备的支持，便无法像牙科显微镜或者CBCT那样精确定位根管[41]。

1.5.4　远中中间根管

　　下颌磨牙远中根会出现三根管（图1.13），发生率为0.2%～3%[42]。

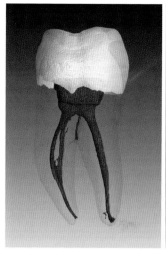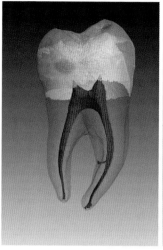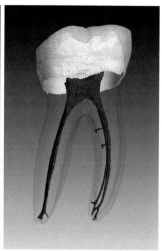

图1.14　3颗离体下颌磨牙不同层面的侧副根管显微计算机断层扫描（micro-CT）图。

1.5.5　副根管、侧支根管和根尖分歧

侧副根管连通髓腔和牙周膜。副根管是主根管或髓腔与牙根表面连通的结构。侧支根管是位于冠1/3或中1/3的副根管，通常起自主根管的分支（图1.14）[43]。综上，73.5%的副根管发生于根尖1/3，11.4%发生于中1/3，6.3%发生于冠1/3[7]。副根管可在不止一个牙根中的根管内发展出2个或3个分支，从而被称为根管分歧[44]。

根据Vertucci[43]的研究成果，副根管在下颌第一磨牙中呈现为3种不同类型：

- 单一分支从髓室到根内占13%
- 侧支根管从牙根的冠1/3延伸至根分叉处占23%。位于远中根的侧支根管占80%
- 同时有侧支根管和根管分歧的占10%

Vertucci和Williams[44]用电子显微镜对根管分歧的开口直径做了分类。直径为4~720μm。根管的数量为0~20根/牙。有32%的下颌第一磨牙在髓室底及根分叉表面都有根管开口，有24%的下颌第二磨牙在髓室底及根分叉表面有根管开口。在上颌磨牙中，分别有36%发生在上颌第一磨牙，12%发生在上颌第二磨牙。如果发生坏死，感染的髓腔会导致多根牙根分叉区的根尖周病损。

Harris等[28]测量了根尖0.5mm处的开口，通常根尖分支与主根管分离。其他分

支被称为侧支根管。在下颌第一磨牙近中根根尖0.5mm处平均约有4个类似的开口，远中根平均约有3.4个开口。位于近中根的侧支根管典型的根尖孔离根尖约2.2mm，大约有80%侧支根管出口位于根尖3mm以内。约90%远中根侧支根管出口距离根尖孔<3mm。这些数据也与Kim和Kratchman的研究结果相符合[45]。这些都与根尖手术相关，换言之：在清理根尖3mm时，侧支根管和根尖分歧都被去除了（见第10章）。

1.5.6　C形根管

所谓的C形根管系统是一类解剖变异[25]。大多是远中根管与一近中根管连通。C形根管在下颌第二磨牙中发生率高[43]，亚洲人种发生率为14%～50%。Cooke和Cox[46]最先报道C形根管结构[26]。尽管大多数C形根发生于下颌第二磨牙，偶尔也会出现于第一磨牙。C形根管开口不为独立的根管口，而是表现为180°弯曲的半圆形根管开口或更多的弯曲开口，并通向内部的根管系统。根管口通常不是完全的圆弧，而是分号形居多。

由冠向根尖，C形磨牙出现大量的解剖变异，可以分为2组：

- 从根管入口到根尖仅有一个C形根管
- C形根管口下还有3个或更多的独立根管

只有一个宽根管的C形磨牙是很少见的。根据Vertucci[43]的分类，最常见的是Ⅱ型，既有C形根，也有独立根管。

中国学者[25-26,27-28]通过显微计算机断层扫描（micro-CT）检查了离体下颌第二磨牙C形根管，并对其进行了更细致的描述。截取距离根尖0.5mm的5个断层图并分为以下5种类型：（C1）连续C形根，无分隔和分支；（C2）形似中断的C形根，分号形的根管；（C3）2个或3个独立根管，以根管峡相连；（C4）单个圆形或椭圆形根管；（C5）未探查到根管影像[25]（图1.15）。大部分离体磨牙根管

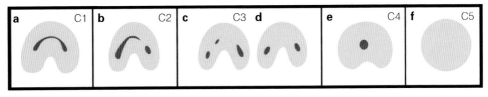

图1.15　1颗有典型C形根的下颌磨牙根管的横截面图解（**a～f**），C1～C3由Fan等分类[25-26]。图中C4有1个单根，C5无明显根管迹象，通常出现于根尖。

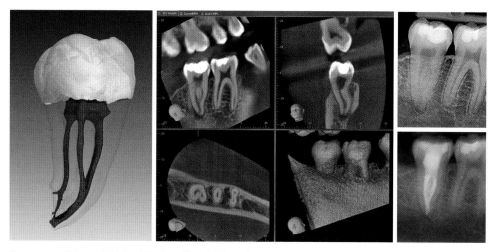

图1.16　1颗有C形根管结构的离体下颌第二磨牙显微计算机断层扫描（micro-CT）图（左图）。类似临床病例的治疗前后的CBCT（中图）和X线片（右图）。

开口形为C1类。在根尖1/3段经常发现C1、C2和C3型结构。C4、C5型大多数发生在根尖区。

下颌第二磨牙三维形态描述如下[48]：融合型即主根管到达根尖孔前的出现率为33%；对称型即独立近远中根管的出现率约为39%；颊舌向观的对称；近远中根横跨根分叉区有一个大的峡部，为非对称型，发生率有29%（图1.16）。

最后对于C形磨牙的髓室底形态进行了分类[47]。44颗C形根管牙中有90%的髓室底有半岛状结构，Ⅰ型为连续的C形开口，发生率约18%。Ⅱ型为一条窄牙本质带连接颊壁和髓室底的半岛状结构，并将凹槽分割为1个或2个近中开口及1个远中开口，发生率为36%。Ⅲ型为半岛结构和近中髓室壁的牙本质融合，形成一个大的近颊–远中根管口和一个较小的近舌开口，发生率为32%。Ⅳ型不具有C形髓室底，为一个远中开口和一个椭圆形或2个圆形近中开口，发生率为13.6%。笔者总结到，大多数有C形根管的下颌磨牙都有C形髓室底。

1.5.7　峡区和管间交通

峡区被定义为2个根管之间的窄带状结构连接，内含牙髓组织[49]。Mannocci等[50]强调，下颌磨牙在显微计算机断层扫描（micro-CT）辅助下经常发现近中根管管间峡区且常有变异。下颌磨牙的峡区有17%发生在根尖的冠向1mm处，37%

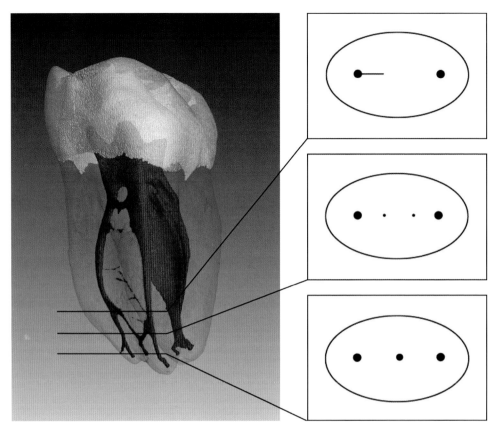

图1.17   离体下颌第一磨牙的显微计算机断层扫描（micro-CT）图，在近中主根管间有一个明显的管间交通。右图展示了每一层次的不同根管结构；在近中根行根尖手术，依据不同划分平面，根尖峡区有机会被完全清除。

在根尖冠向2mm处。大约有一半的牙齿在根尖3mm处发现峡区，1/3的牙齿分别在根尖的冠方4mm和5mm处有峡区。数据取自横截面图和能提供更精确三维分析的显微计算机断层扫描（micro-CT）（图1.17）。以上实验由Fan等完成[51]同时能从三维空间上更好地理解下颌磨牙的近中根峡区。分类如下：Ⅰ型：2根间具有完整的狭窄通道；Ⅱ型：独立但是不完整的狭窄通道；Ⅲ型：混合型：不完整的峡区在一个完整的峡区的上方或下方；Ⅳ型：针样相通：两根管间的一段封闭的针状连通。

作者发现峡区在下颌磨牙近中根的根尖冠方5mm处的发生率为85%，并且下颌第一和第二磨牙间的峡区分类有统计学差异[51]。下颌第一磨牙的近中根的峡区大多数为Ⅱ型、Ⅲ型峡区，而第二磨牙的近中根大多为Ⅰ型[51]。

综上，磨牙解剖结构是复杂的，有基本形态和各种变异。第三磨牙不行根管治疗，它们的形态可能会比上述图像更加复杂。因此，对临床医生的磨牙根管治疗建议如下：

- 充分了解有可能发生的解剖变异
- 获得所有相关临床诊断和影像学资料，包括根尖片、咬合翼片、CBCT
- 在治疗过程中使用放大设备
- 为预料之外的根管解剖和根管数量的个体差异做好充分的心理准备

（高原　黄定明 译）

参考文献

[1] Vertucci FJ, Haddix JE. Tooth morphology and access cavity preparation. In: Cohen S, Hargreaves KM, editors. Pathways of the pulp. 10th ed. St. Louis: Mosby; 2011. p. 136–222.

[2] Nair P. On the causes of persistent apical periodontitis: a review. Int Endod J. 2006;39:249–81.

[3] Jhajharia K, Parolia A, Shetty K, Mehta L. Biofi lm in endodontics: a review. J Int Soc Prev Community Dent. 2015;5:1–12.

[4] Siqueira J, Rôças I. Exploiting molecular methods to explore endodontic infections: part 2 – redefi ning the endodontic microbiota. J Endod. 2005;31:488–98.

[5] Lee K, Periasamy S, Mukherjee M, Xie C, Kjelleberg S, Rice S. Biofi lm development and enhanced stress resistance of a model, mixed-species community biofi lm. ISME J. 2014;8:894–907.

[6] Weine FS, Healey HJ, Gerstein H, Evanson L. Canal confi guration in the mesiobuccal root of the maxillary first molar and its endodontic signifi cance. Oral Surg Oral Med Oral Pathol. 1969;28:419–25.

[7] Vertucci FJ. Root canal anatomy of the human permanent teeth. Oral Surg Oral Med Oral Pathol. 1984;58:589–99.

[8] Gulabivala K, Aung TH, Alavi A, Ng YL. Root and canal morphology of Burmese mandibular molars. Int Endod J. 2001;34:359–70.

[9] Sert S, Bayirli G. Evaluation of the root canal confi gurations of the mandibular and maxillary permanent teeth by gender in the Turkish population. J Endod. 2004;30:391–8.

[10] Peiris H, Pitakotuwage T, Takahashi M, Sasaki K, Kanazawa E. Root canal morphology of mandibular permanent molars at different ages. Int Endod J. 2008;41:828–35.

[11] Buchanan LS. Curved root canals: treating the most common endodontic complexity. Dent Today. 1992;11(34):6–8.

[12] Ng Y, Mann V, Gulabivala K. Tooth survival following non-surgical root canal treatment: a systematic review of the literature. Int Endod J. 2010;43:171–89.

[13] Carabelli G. Systematisches Handbuch der Zahnheilkunde. Wien: Baumüller und Seidel; 1844.

[14] Hess W. Zur Anatomie der Wurzelkanäle des menschlichen Gebisses mit Berücksichtigung der

feineren Verzweigungen am Foramen apikale. Universität Zürich;1917.

[15] Cleghorn B, Christie W, Dong C. Root and root canal morphology of the human permanent maxillary first molar: a literature review. J Endod. 2006;32:813–21.

[16] Wolcott J, Ishley D, Kennedy W, Johnson S, Minnich S, Meyers J. A 5 yr clinical investigation of second mesiobuccal canals in endodontically treated and retreated maxillary molars. J Endod. 2005;31:262–4.

[17] Stropko JJ. Canal morphology of maxillary molars: clinical observations of canal confi gurations. J Endod. 1999;25:446–50.

[18] Peters OA, Laib A, Ruegsegger P, Barbakow F. Three-dimensional analysis of root canal geometry by high-resolution computed tomography. J Dent Res. 2000;79:1405–9.

[19] Carr G, Murgel C. The use of the operating microscope in endodontics. Dent Clin North Am. 2010;54:191–214.

[20] Eskoz N, Weine FS. Canal confi guration of the mesiobuccal root of the maxillary second molar. J Endod. 1995;21:38–42.

[21] Neaverth EJ, Kotler LM, Kaltenbach RF. Clinical investigation (in vivo) of endodontically treated maxillary first molars. J Endod. 1987;13:506–12.

[22] Park J, Lee J, Ha B, Choi J, Perinpanayagam H. Three-dimensional analysis of maxillary first molar mesiobuccal root canal confi guration and curvature using micro-computed tomography. Oral Surg Oral Med Oral Pathol Oral Radiol Endod. 2009;108:437–42.

[23] Gorduysus MO, Gorduysus M, Friedman S. Operating microscope improves negotiation of second mesiobuccal canals in maxillary molars. J Endod. 2001;27:683–6.

[24] Kulild JC, Peters DD. Incidence and confi guration of canal systems in the mesiobuccal root of maxillary first and second molars. J Endod. 1990;16:311–7.

[25] Fan B, Cheung G, Fan M, Gutmann J, Bian Z. C-shaped canal system in mandibular second molars: part I – anatomical features. J Endod. 2004;30:899–903.

[26] Fan B, Cheung G, Fan M, Gutmann J, Fan W. C-shaped canal system in mandibular second molars: part II – radiographic features. J Endod. 2004;30:904–8.

[27] Abou-Rass M, Frank AL, Glick DH. The anticurvature fi ling method to prepare the curved root canal. J Am Dent Assoc. 1980;101:792–4.

[28] Harris S, Bowles W, Fok A, McClanahan S. An anatomic investigation of the mandibular first molar using micro-computed tomography. J Endod. 2013;39:1374–8.

[29] Berutti E, Fcdon G. Thickness of cementum/dentin in mesial roots of mandibular first molars. J Endod. 1992;18:545–8.

[30] Filpo-Perez C, Bramante CM, Villas-Boas MH, Hungaro Duarte MA, Versiani MA, Ordinola-Zapata R. Micro-computed tomographic analysis of the root canal morphology of the distal root of mandibular first molar. J Endod. 2015;41:231–6.

[31] De Moor R, Deroose C, Calberson F. The radix entomolaris in mandibular first molars: an endodontic challenge. Int Endod J. 2004;37:789–99.

[32] Abella F, Patel S, Durán-Sindreu F, Mercadé M, Roig M. Mandibular first molars with distolingual roots: review and clinical management. Int Endod J. 2012;45:963–78.

[33] Cantatore G, Castellucci A, Berutti E. Missed anatomy: frequency and clinical impact. Endod Top. 2009;15:3–31.

[34] Gu Y, Lu Q, Wang H, Ding Y, Wang P, Ni L. Root canal morphology of permanent threerooted mandibular first molars – part I: pulp fl oor and root canal system. J Endod. 2010;36:990–4.

[35] Gu Y, Zhou P, Ding Y, Wang P, Ni L. Root canal morphology of permanent three-rooted mandibular first molars: part III – an odontometric analysis. J Endod. 2011;37:485–90.

[36] de Pablo O, Estevez R, Péix Sánchez M, Heilborn C, Cohenca N. Root anatomy and canal confi guration of the permanent mandibular first molar: a systematic review. J Endod. 2010;36:1919–31.

[37] de Carvalho M, Zuolo M. Orifi ce locating with a microscope. J Endod. 2000;26:532–4.

[38] Karapinar-Kazandag M, Basrani B, Friedman S. The operating microscope enhances detection and negotiation of accessory mesial canals in mandibular molars. J Endod. 2010;36:1289–94.

[39] Nosrat A, Deschenes R, Tordik P, Hicks M, Fouad A. Middle mesial canals in mandibular molars: incidence and related factors. J Endod. 2015;41:28–32.

[40] Versiani M, Ordinola-Zapata R, Keleş A, Alcin H, Bramante C, Pécora J, et al. Middle mesial canals in mandibular first molars: a micro-CT study in different populations. Arch Oral Biol. 2016;61:130–7.

[41] de Toubes K, Côrtes M, Valadares M, Fonseca L, Nunes E, Silveira F. Comparative analysis of accessory mesial canal identifi cation in mandibular first molars by using four different diagnostic methods. J Endod. 2012;38:436–41.

[42] Kottoor J, Sudha R, Velmurugan N. Middle distal canal of the mandibular first molar: a case report and literature review. Int Endod J. 2010;43:714–22.

[43] Vertucci FJ. Root canal morphology and its relationship to endodontic procedures. Endod Top. 2005;15:3–31.

[44] Vertucci FJ, Williams RG. Furcation canals in the human mandibular first molar. Oral Surg Oral Med Oral Pathol. 1974;38:308–14.

[45] Kim S, Kratchman S. Modern endodontic surgery concepts and practice: a review. J Endod. 2006;32:601–23.

[46] Cooke HG, Cox FL. C-shaped canal confi gurations in mandibular molars. J Am Dent Assoc. 1979;99:836–9.

[47] Min Y, Fan B, Cheung GS, Gutmann JL, Fan M. C-shaped canal system in mandibular second molars part III: the morphology of the pulp chamber fl oor. J Endod. 2006;32:1155–9.

[48] Gao Y, Fan B, Cheung GS, Gutmann JL, Fan M. C-shaped canal system in mandibular second molars part IV: 3-D morphological analysis and transverse measurement. J Endod. 2006;32:1062–5.

[49] Weller RN, Niemczyk SP, Kim S. Incidence and position of the canal isthmus. Part 1. Mesiobuccal root of the maxillary first molar. J Endod. 1995;21:380–3.

[50] Mannocci F, Peru M, Sherriff M, Cook R, Pitt Ford TR. The isthmuses of the mesial root of mandibular molars: a micro-computed tomographic study. Int Endod J. 2005;38:558–63.

[51] Fan B, Pan Y, Gao Y, Fang F, Wu Q, Gutmann JL. Three-dimensional morphologic analysis of isthmuses in the mesial roots of mandibular molars. J Endod. 2010;36:1866–9.

第2章 磨牙牙髓疾病的诊断

Diagnosis in Molar Endodontics

David E. Witherspoon, John D. Regan

摘要

从本质上讲，做出诊断是一个信息收集的过程。这些信息可以通过患者的疼痛史、外伤或修复治疗史、临床检查、临床测试结果以及对牙齿和周围组织的影像学检查来进行收集。诊断过程始于对患者疾病及医疗史、牙科疾病史、疼痛史的回顾和相关信息的采集。一次完善的病史采集及疼痛相关信息分析常可帮助临床医生分辨牙源性和非牙源性的疼痛。非牙源性疼痛常会转变为慢性疾病并使患者逐渐衰弱。此外，不正确或不必要的治疗常常进一步加剧这种疼痛，且导致慢性疼痛通路的建立。

牙科疾病的治疗方案有许多，包括无须治疗、药物治疗、活髓保存治疗、非手术根管治疗、根管外科治疗、拔除患牙或转诊，一个准确的诊断对于后续的适宜治疗方案的选择至关重要。而正确诊断必须建立在对牙髓及根尖周进行检查的基础上。总之，临床医生在开展牙科治疗前，必须明确2个关键问题：一是患牙是否有修复价值，二是患牙的牙周预后如何。

D. E. Witherspoon, BDSc, MS, MFA, FICD (✉) • J. D. Regan, BDentSc, MA, MSc, MS, FICD
Department of Endodontics , Texas A&M University Baylor College of Dentistry ,
Dallas , TX , USA

North Texas Endodontic Associates , 5800 Coit Rd. Suite 200 , Plano , TX , USA
e-mail: dewspoon@ntendo.com

© Springer-Verlag Berlin Heidelberg 2017
O.A. Peters (ed.), *The Guidebook to Molar Endodontics*,
DOI 10.1007/978-3-662-52901-0_2

指导性参考文献

Newton CW, Hoen MM, Goodis HE, Johnson BR, McClanahan SB. Identify and determine the metrics, hierarchy, and predictive value of all the parameters and/or methods used during endodontic diagnosis. J Endod. 2009;35 (12) :1635-44.

　　诊断是一门发现疾病及其病因的艺术和科学。其本质是通过对比所有（或其他）可能引发患者症状和体征的病理过程来辨别病症。直接测试牙髓是不可能的，因此，必须从外部对患者牙髓组织施加刺激，并通过对患者反应的间接推断来得出相关信息。一般来说，牙髓测试对于识别有牙髓疾病的牙齿不如识别健康牙有效。诊断性测试包括牙髓温度和电活力测验、触诊、叩诊、咬诊，以及放射性检查及结果解读。测试通常应该按如下操作：①先测试无牙髓疾病的对照牙，后测试可疑患牙（明确患者对检查的反应基线）；②再现症状；③将患者症状和体征与测试结果进行关联分析；④刺激位点应置于被测牙的颊面中1/3。最终，需要基于患者对牙髓病学检测手段的定性反应进行分析。

2.1　简介

　　做出诊断是一个信息收集的过程，包括患者的疼痛史、外伤或修复治疗史、临床检查、临床测试结果以及对牙齿和周围软硬组织结构的影像学检查。在进行治疗前的诊断过程中应该回答下列4个重要问题：

- 能否明确该疾病的病理过程并进行相应治疗
- 患牙是否有修复价值
- 患牙的牙周预后如何
- 成功完成治疗对操作者技术水平要求如何

　　在所有的病例中，牙医都必须采用系统的方法来依次回答上述4个问题。牙科疾病治疗方案常包括完全无须治疗、药物治疗、活髓保存治疗、非手术根管治疗、根管外科治疗、拔除患牙或转诊，准确的诊断对于后续适宜治疗方案的选择至关重要，而正确诊断建立的基础是从患者的检查和测试结果中所收集的数据。在大约85%的病例中，这些结果数据都可以可靠地预测牙髓疾病[1]。

2.2　病史采集

诊断过程开始于病史采集（表2.1），包括几个至关重要的方面：主诉、现病史、疾病及医疗史和牙科病史。

2.3　主诉

主诉是患者就诊的原因。重要的是，患者要用自己的语言来表达这一点，医生应当如实记录。清楚地了解患者就诊的动机和预期将会减少患者疑虑并避免医-患关系纠纷。应当注意的是，患者可能会有主诉之外的其他牙科疾病，但他们并未在本次就诊时寻求相应治疗。一旦患者的主诉已被处理，牙医有义务让患者意识到其潜在的其他口腔问题。

2.4　现病史

现病史可提供重要的诊断信息。正如维多利亚时代的医生William Osler先生

表2.1　病史采集

主诉	用患者自己的语言描述疾病
疾病及医疗史	症状的医学原因
	身体状况：处理患者的复杂性
	心理状态：处理患者的复杂性
	未确诊的身体疾病
牙科病史	近期的牙科治疗
	牙外伤
现病史	疼痛的等级
	特征
	温度敏感性
	叩诊敏感性
	重复性
	位置
	持续的时间

所说，"倾听你的患者，他们会告诉你他们的诊断。"虽然有必要让患者填写一份书面的医疗问卷，但重要的是要进行后续口头询问。一项研究表明，在4.25%的病例中通过调查问卷得出的病史有明显缺陷[2]。

现病史由3个基本部分组成：

- 牙科病史
- 疾病及医疗史
- 疼痛史

疼痛史的采集应该针对性识别疼痛的存在与否、疼痛的性质（持续或间歇性疼痛）和程度，以及疼痛的部位；完善的疼痛评估对区分牙源性和非牙源性疼痛至关重要，疼痛的不同程度和特征可以帮助解释2种不同来源的疼痛。必要的疼痛相关信息应该包括：是否能准确定位患牙；是否为自发性疼痛；疼痛的激发因素（热、冷、甜、酸、咀嚼）；是否有夜间痛；缓解因素（是否用药及其效果，冰水）；疼痛的特征（锐痛、钝痛、跳痛、辐射痛）；疼痛持续时间；牵涉或放射性疼痛；牙齿伸长感；肿胀的出现以及和疼痛可能的关系；发热，不适感，化脓；开口度受限。视觉类比测量尺或疼痛等级量表可用于了解患者的疼痛程度，同时也可用于建立基线，来评估后续疼痛减轻的程度。应该牢记，牙髓源性疼痛的常见描述为尖锐和延迟痛，而根尖周源性疼痛则常被描述为钝痛。

2.5　牙科病史

重点是询问患者最近是否受伤或接受牙科治疗。龋源性"坏牙"常常导致牙体缺损近髓或牙髓完全暴露。

2.6　疾病及医疗史

牙髓治疗没有绝对禁忌证。然而，有些患者的身体状况可能要求口腔医生咨询该患者的其他医生，是否在牙髓治疗时需要额外的处理。疾病及医疗史的主要目的有4个：

- 排除可能导致患者症状的系统或医学原因
- 鉴别出可能增加管理患者疾病复杂性的身体疾病
- 鉴别出可能增加管理患者疾病复杂性的心理疾病
- 鉴别出潜在的未诊断的可能增加管理患者疾病复杂性的身体疾病

在标准的护理过程中，应该定期更新患者的病史，并且内容应包括患者的生命体征和系统回顾。

2.7　牙源性与非牙源性疼痛

临床医生应该在疾病发展过程中尽早鉴别非牙源性疼痛，这一点非常重要。通常，这种疼痛会转变为慢性并使患者逐渐衰弱，此外，这种疼痛可因不正确或不必要的治疗而进一步恶化，最终常导致慢性疼痛通路的建立。疼痛部位是患者感觉疼痛的地方，可能与疼痛的来源部位相隔甚远。疼痛的来源部位是疼痛实际起源的结构。来源部位和表现部位不同的疼痛被称为异位疼痛[3]，可分为3种类型[4]：

- 中枢性疼痛
- 影射痛
- 牵涉痛

因此，在处理这些疾病时有两个方面需要尤其注意：一个是尽快给出正确的诊断，另一个是避免不必要的治疗。本章节的目的不是为面部区域的所有疼痛绘制诊断原理图，而是为临床医生提供学习诊断过程的方法，这将有助于2件事情：首先，它让临床医生有能力区分牙源性和非牙源性疼痛；其次，如果疼痛是牙髓源性的，临床医生需判断疼痛是由原发性牙髓病变导致的还是由继发于根尖周疾病导致的（表2.2）。值得注意的是，牙源性疼痛有时可能非常剧烈并使人

表2.2　疼痛的特征	
牙源性疼痛	非牙源性疼痛
温度敏感	慢性的
叩诊疼痛	刺痛
强烈痛感	射击痛
钝痛	灼痛
隐痛	多位置
锐痛	没有明显的病变
特异性疼痛	头痛
跳痛	扳机点/区域
可重复的	随心理压力而改变
单侧的	

衰弱；它通常持续时间短（几周而不是几个月或几年），在此之后或变为集中于某颗特定牙齿上，或暂时消失后复发。

疼痛的存在显然是对某种疾病的反应。患者常对面中下部区域的疼痛应该咨询临床医生还是牙医感到困惑。到目前为止，面中下部疼痛最常见的原因之一是牙源性疼痛。流行病学研究表明，牙痛是颌面部疼痛的常见形式，12%～14%的人在调查前6个月有牙痛病史[5]。牙源性疼痛通常源于与牙齿相关的两种结构之一：牙髓或牙周组织。分析表明，患者因为颌面部疼痛前往牙科诊所和医院接受急症处理的最常见原因是：急性根尖周炎、不可复性牙髓炎、可复性牙髓炎、智齿冠周炎和牙本质敏感症。这些牙齿疾病通常引起牙痛和/或颌面部疼痛[6]。典型性头痛并不是牙齿相关病变中的常见症状，然而，牙源性疼痛可以是牵涉性的并且引起弥漫性头痛。Klausen等[1]报道认为，大约85%的病例有与牙髓变性明显相关的体征和症状的特定组合，包括持续疼痛、温度变化敏感、牙齿伸长感、张口受限、牙体动度增大和根尖部扣痛，以不同组合形式存在的这些症状和体征是高度准确的牙源性疾病预测指标。温度敏感高度提示牙髓炎；另一方面，由根尖周炎引起的疼痛通常有压痛或叩痛。在另一个描述性调查的类似研究中，约90%的病例中，患者可以被正确地分类至3种诊断类别[6]。区分牙源性疼痛和非牙源性疼痛的重点在于疼痛的严重性、位置、性质和持续时间。值得注意的是，牙髓源性疼痛或继发于牙髓病变的根尖周疾病所导致的疼痛在局部麻醉后应完全消失，局部麻醉剂不能缓解的疼痛应该被高度怀疑为非牙源性疼痛。

区分牙源性和非牙源性疼痛的标志之一是疼痛的慢性化。应当注意，很少有本质为慢性的牙源性疼痛。然而，基于慢性疼痛的普遍性，所有曾有慢性疼痛病史或因非主诉疾病导致其慢性疼痛症状变化的患者都需要格外注意。慢性颌面部疼痛患者常在本次就诊前就已与很多医生有过交流以期解决其疼痛。在100名前来口腔颌面外科医生处就诊的非牙源性疼痛患者中，有许多在此前为缓解症状已有过3次以上的就诊经历；44%的患者在尝试了拔牙或牙髓治疗后仍不能解决疼痛[7]。在前来进行牙髓专科治疗的患者中，88%仅有单纯的牙髓疾病，9%同时有牙髓疾病及与牙髓不相关的面部疼痛，2.2%主要有非牙齿相关的问题[7]。总之，在因颌面部疼痛而寻求牙科治疗的患者中，牙痛是最常见的疼痛类型。

对于牙医个人而言，开发一个系统或检查表[8]来辅助诊断非常有用。一种方法是尝试将颅颌面疼痛进行分类，比如神经血管性疼痛、神经性疼痛、肌肉疼痛、颅内病变、其他病变来源的疼痛、局部病变所致疼痛以及不属于前述类别的疼痛，了解这些类别的疼痛有助于病因学治疗。此外，通过识别可能的病因，临床医生能够指导患者到相应的专科医生处得到确切诊断。读者可以参考包括《Orofacial Pain: Guidelines for Assessment，Diagnosis and Management》在内的一些资料[4,9-10]来对非牙源性颌面部疼痛进行广泛回顾。接下来将对非牙源性牙痛的常见病因进行阐述[3]。

2.8 非牙源性牙痛的常见病因

2.8.1 肌肉疼痛

据报道，10%~15%的成年人会出现颞下颌关节疼痛和肌肉疾病相关疼痛[11]。在需要牙髓治疗的病例中，约7%有肌筋膜"牙痛"[12]。此外，在确诊患有颌面部肌肉性疼痛的患者中，37%曾试图通过牙髓治疗或拔牙来缓解疼痛[7]。与牙痛类似的肌筋膜痛，其典型症状为弥漫性、强烈、钝痛、非跳动性的持续性疼痛，且比牙髓性疼痛更为持久。上述这些疼痛的性质中许多都与牙髓或根尖周导致的疼痛相似。咀嚼也可能加剧疼痛症状，这就增加了诊断难度。鉴别此类疼痛来源的关键在于：触诊肌肉组织时可诱导出肌筋膜来源的疼痛，而叩诊牙齿反应正常。此外，牙髓测试反应正常或不能诱导出患者反映的症状。在影像学上，由于夜磨牙和紧咬牙，硬骨板可能增厚，牙周膜间隙可能变宽。可以引发此类牵涉痛的肌肉，通常包括咬肌、颞肌、翼内肌、翼外肌和二腹肌前腹。肌肉疼痛也可能与情绪压力有关。

2.8.2 鼻腔或鼻窦结构

鼻腔和鼻窦黏膜的病变常表现为牙痛，尤其是上颌后牙痛。约10%的上颌窦炎病例曾被诊断为牙源性病变[13]。鼻腔和鼻窦病变可能伴或不伴有与鼻窦受累相关的其他症状，如鼻塞或流涕。鼻腔和鼻窦病变与牙痛的鉴别诊断要点常包括：当患者触摸他们的鼻子时疼痛加剧、同侧上颌数颗牙齿均有叩痛、对牙髓温度或电活力测试的反应正常、缺乏根尖周病变的影像学证据。

2.8.3　神经血管性疼痛

神经血管性疼痛可以具有与牙髓疼痛相当的强度和跳动感。患者常在抱怨"头痛"症状的同时，以"牙痛"为第二主诉。该疼痛有3种类型：偏头痛、丛集性头痛和紧张性头痛。典型的神经血管性头痛的牵涉区域为上颌前牙和前磨牙区。疼痛的时间性质也是鉴别神经血管性疼痛与牙痛的要点之一：神经血管性疼痛通常在4～72小时之内非常剧烈，随后症状完全缓解。疼痛通常不会由常见的牙痛激发因素，如热、冷、咀嚼等诱发。因此，牙髓测试通常会表现出正常反应。此外，影像学分析会发现疼痛区域的牙齿没有明显的病变。在这些患者中使用局部麻醉作为辅助诊断手段可能有误导性。在剧烈头痛期，有约60%的患者常伴有畏光或畏声症状，头痛常是单侧性的。约30%的患者有恶心和呕吐。据报道，36%的患者曾通过拔牙来缓解疼痛[14]。另外，在两次头痛发作期或簇集期之间，疼痛可从一侧转换到另一侧，这在牙源性疼痛中特别罕见。然而，神经血管性头痛的发作时间短、复发性、剧烈疼痛和跳动性疼痛等特点使之有可能被误认为牙髓炎性疼痛[15]。大约42%的丛集性头痛患者曾接受某种形式的不可逆的牙科治疗来试图减轻疼痛[15]。值得注意的是，偏头痛在美国总人口中的患病率大约为12.5%，它也是头痛所致生活障碍中最普遍的原因。

2.8.4　神经性疼痛

神经性疼痛是由神经结构本身相关的异常所引起，而非那些神经结构所支配组织的病变引起的，因此，通常没有明显的组织结构病变。神经性疼痛反应的牙痛可以是阵发性或持续性的。临床上，阵发性神经性牙痛表现为严重的射击样、电击样疼痛，仅持续几秒钟。持续性神经性疼痛通常表现为不间断的和持久的疼痛。它可以有高低强度的周期变换，但从不会完全缓解[3]。在持续性神经性疼痛的患者中，79%曾接受牙科治疗，但这无法解决其疼痛[16]。神经性疼痛有几种不同的存在形式，包括神经痛、神经炎和神经病变。更常见的类型包括三叉神经痛、带状疱疹神经炎和继发于损伤或敏感神经结构的神经病变。

颌面部神经痛的经典类型是三叉神经痛。三叉神经痛的特点是阵发性、强烈、射击样的单侧疼痛。通常用轻触或气流刺激扳机点时可以诱发疼痛。疼痛的持续时间长达几分钟，并且直到再刺激扳机点之前不再发作。扳机点可以存在于神经分布的任何区域中，因此可能在口外也可能在口内。三叉神经痛常见于50岁或以上的患者，女性比男性多发。虽然神经性牙痛可能与牙髓来源的急性牙痛非常相似，但此时牙髓和根尖周测试的反应正常或没有确定结果，患者也没有牙齿病变。此外，神经痛很少有夜间痛。

一旦皮肤或黏膜起疱后，典型的带状疱疹神经炎不难诊断。但在水疱出现之前或如果病毒感染波及深的神经分支，诊断则更加困难。诊断的关键是带状疱疹感染病史。此外，疼痛性质也被描述为隐痛、钝痛和灼痛。值得注意的是，灼痛并不常用于牙源性疼痛的描述。检查患者会发现牙髓和根尖周测试结果常为正常或无定论，也没有牙齿病变。患者还可以表现出对非伤害性刺激的反应阈值降低。

2.8.5　心源性疼痛

经典的心源性疼痛通常起源于胸骨下区并且放射到左侧的颈、肩、手臂和左下颌。心绞痛偶尔会和左下颌牙痛表现类似。与其他疼痛来源相比，心源性疼痛的患者更频繁地描述为"压力"[17]。重要的是，对牙齿的局部刺激不会加剧这种疼痛。此外，牙髓和根尖周检查正常，影像学检查结果为阴性。左下颌局部麻醉也不会减轻症状。在心肌缺血患者中，约6%的患者只表现出颅面部疼痛的症状。一项研究还报道，心源性疼痛所致双侧颅面牵涉痛的发生率是单侧牵涉痛的6倍[18]。另外，患者可能不会如实报告其心脏疾病史。

2.8.6　肿瘤相关的疼痛

颌面部疼痛可能是口腔癌或转移性肿瘤的初始症状。据美国国家卫生研究所的研究，每10万成年人中大约10.5人会罹患口腔癌[19]。一个回顾性病例研究发现，在19.2%的口腔癌病例中，疼痛是首发的临床症状[6]。一个舌部肿瘤相关研究报道，2/3的口腔癌患者在确诊之前的6个月左右就出现了口腔疼痛症状[20]。系统性癌症如淋巴瘤和白血病可具有类似牙痛症状的口内表现。1%～3%恶性口腔瘤会发生转移，但转移至下颌的非常罕见。口腔区域转移瘤的常见原发灶为乳腺、肺和肾脏。下颌骨是转移瘤最常见的位置，其中磨牙区更常受累[21]。虽然罕见，但多发性骨髓瘤患者可以发生牙齿邻近骨的溶骨性病变，这种情况下常见牙源性疼痛，并且影像学资料极难鉴别诊断[22]。在颌骨的转移性肿瘤中，39%的患者感觉有疼痛，23%的患者感觉异常[23]。一项对颌骨转移瘤的回顾性病例研究发现，在尚未检出的原发性远处恶性肿瘤中，有60%的患者的初始表现为颌骨转移瘤产生的口腔体征和症状[24]。

2.8.7　非身体疼痛

患者的精神健康状况在面部疼痛评估中也很重要。慢性面部疼痛可以影响患者的精神健康或加剧疼痛程度。患者的心理健康状况，如抑郁和焦虑可显著影响疼痛感[11]。已有研究证实，在慢性疼痛中，恐惧和焦虑相关的神经性指标会上调。精神上不堪重负的患者常因疼痛而表现出更加严重的痛苦和生活障碍。此外，许多研究结果提示焦虑和抑郁症等心理因素与不明原因的躯体症状密切相关。心理状况异常患者的非典型性身体疼痛症状的出现率高于普通人群。真正源于生理或身体的疼痛在这类患者中是非常罕见的，并且常需一系列的排除检查才能下此诊断。这是患者在认知中感受到的疼痛，没有可供验证的躯体基础。这种类型疼痛的主要特征是：来自没有解剖学相关性的身体多个部位的慢性疼痛、疼痛不遵循外周神经的解剖学分布、没有明确病因且疼痛性质经常改变。这类患者应转诊给精神科医生。

2.9　临床检查

总体而言，临床检查包括口外检查和口内检查。

2.9.1　口外检查（表2.3）

口外检查应该从初诊时对患者的基本观察开始。这期间，我们可以获得许多重要信息，其中许多收集信息的方式在我们日常交谈中也会使用。但在牙科诊疗过程中，这些方式变得更加重要。首先，患者应该对其所处的环境有清楚认识，能够流畅交谈，能够理解他们在检查中可能会遇到的情况并做出相应选择。其次，应评估患者面部是否存在明显不对称、瘫痪或包括肤色改变、皮肤颜色异常、发红、瘢痕、溃疡等在内的软组织损伤。如果存在上述任何异常，应进一步

表2.3 口外检查

不对称
眼睛
认知
面瘫
淋巴结
关节杂音
肌肉触诊
开口度
软组织损伤
肿胀

询问。一个典型案例，即牙源性疾病导致口外窦道的形成，这种情况下，患者可能有失败的药物治疗或外科手术史。

口外软组织触诊可用于确定面部肿胀范围淋巴结受累的程度。如果最初病史提示为肌肉来源的疼痛，可通过咀嚼肌触诊来识别扳机点。检查所有患者时都应该观察其张口时下颌的运动范围、是否有关节杂音以及张口时下颌向左或向右的偏移。张口受限不仅是非牙源性疼痛的指示，而且还可能增加牙髓治疗的难度。

临床医生还应该留意疼痛的非语言线索，包括一些明显的迹象如哭泣、疼痛面容，以及细微的表现，如紧咬牙、使头面部在适当的位置以避免激发症状等。一个典型例子就是患者带着一壶冰水进入诊疗间，并持续定期啜饮以缓解牙齿疼痛。

2.9.2 口内检查（表2.4）

口内检查应遵循所有临床检查的流程，从最初的大体检查到关注特定部位或某一症状，这样可以确保不会忽略临床检查的重要方面，保证在对患者口腔状况进行评估的同时不遗漏诊断要点。医生对患者的软硬组织结构进行检查，并记录所有异常。一旦排除了任何与患者主诉无关的、需要立即处理的严重病变的存在，就可以开始针对患者的主诉问题进行检查。应检查主诉部位直接相邻的软硬组织，评估是否存在龋齿、患牙修复价值、牙周组织状态，以及进行与牙髓和根

表2.4   口腔内检查

软组织评估	窄角探诊
	动度
	牙周探查
	牙周袋
	牙龈萎缩
	探诊出血
硬组织评估	牙尖咬合
	龋齿
	不良修复
	过度磨损
	牙折
	牙齿着色
触诊测试	根尖周组织
	咀嚼肌
牙髓测试	冷测
	电活力测试
	热测
根尖周组织测试	叩诊
	中央窝咬诊
影像学评估	

尖周状态评估相关的特异性试验。

2.10   患牙修复价值

可以说任何牙齿都能进行根管治疗，但随后是否可以恢复患牙理想的外形和功能则不大确定。应将患牙的最终修复效果作为诊断和制订治疗计划的重要步骤，进行仔细考量。如果经牙髓治疗的患牙最终被认为没有修复价值，则对医生和患者来说都是挫败失望的。

研究表明，经牙髓治疗牙齿的远期预后更多取决于冠修复，而不是根管治疗本身的质量[25]。此外，已有研究证明冠方封闭不佳将导致根管治疗后牙齿的快速再感染[26]。

近年来，牙髓治疗后牙齿的修复观念发生了重大变化（见第7章）。研究人员和临床医生已经开始意识到保留牙体组织和保存牙齿结构（即牙釉质、牙本质和牙骨质）生物学性质的重要性。这种变化与传统观念相去甚远，甚至有倾向于最低限度根管预备的趋势。理想状况下，应该在最低限度去除牙体组织的同时实现清创、消毒和充填。以下4个变量可以提高牙髓治疗后牙齿的保存率[27]：

- 为牙髓治疗后的牙齿进行冠修复
- 维持或恢复患牙近远中邻面接触点
- 牙髓治疗的牙齿不做固定桥或局部可摘义齿的基牙
- 牙髓治疗的牙齿不是磨牙

在开始牙髓治疗之前，临床医生必须考虑与患牙修复相关的一些因素：

- 牙髓治疗后牙体组织的物理性质会发生改变
- 在去龋和/或原修复体去除及髓腔通路预备后，患牙剩余牙本质量
- 患牙是否存在牙折或隐裂及其程度
- 对修复后患牙的功能要求
- 在进行修复时患牙的生物学宽度是否能得以保留
- 是否能够恢复或维持理想的修复体外展隙和轮廓外形

已有很多文献研究牙髓治疗后牙齿的结构完整性和强度，大部分观点认为，牙髓治疗后的磨牙更容易发生牙折，原因如下：

- 牙体结构损失（特别是边缘嵴和横嵴的缺损）导致患牙抗折能力减弱[28]。光弹性测量和有限元分析研究已经反复证明了这一事实
- 由于腐蚀性冲洗剂，如次氯酸盐和EDTA的影响，牙齿的物理性质发生改变[16]。人们认为，牙本质高达30%的极限拉伸强度由胶原提供，但胶原结构在根管治疗后经历了显著变化
- 微生物因素：细菌–牙本质相互作用的影响[29]
- 修复因素：桩核修复的效果
- 年龄因素：牙本质的增龄变化[29]

过去人们一直认为缺乏牙髓血供使得牙本质干燥易碎，然而，研究已证明这一理论是不合理的[30-31]。相反，牙齿结构的完整性在任何牙齿组织被去除后都会受损[32]。此外，根管内冲洗剂、封药和根充材料也可能影响牙本质的物理和机械性能。

经牙髓治疗的磨牙使临床医生面临其特有的困难。其他任何牙齿的修复原则

也同样适用于牙髓治疗后牙齿的修复，然而，在这类修复中，尤为重要的是尽可能多地保留剩余牙体组织并且使修复体能最有利地分散应力。创伤性咬合是公认的牙髓治疗失败的原因之一，因此，修复治疗中必须尽力减少咬合压力[33]。

临床上常见需要牙髓治疗的患牙因牙体严重破坏而导致咬合和邻面空间的丧失。这个问题有时可以通过正畸治疗压低对颌牙或重塑相邻修复体来解决。冠方牙体组织的缺损可以通过多种方式处理。如果可以用延伸到牙体硬组织至少2mm高度的铸造修复体来包绕牙齿，则修复的远期效果会更加确定，这被称为箍效应[34]。有时候，可能需要进行冠延长来达到治疗目的。在没有足够冠方牙体组织的情况下，有时可从根部获得修复体固位，磨牙的独特形态使其修复体的根部固位较其他牙齿更为有利。在磨牙修复中，不常规建议使用桩和钉固位，使用髓腔固位核是更好的选择。关于修复技术、材料的相关内容请详见本书修复章节。

2.11　牙髓–牙周关系

考虑到牙髓和牙周组织在胚胎学上的紧密联系，牙髓和牙周的疾病过程密切相关并不奇怪。两种组织都来源于相同的中胚层。牙髓前体，即牙乳头，与牙周组织前体间通过Hertwig's上皮根鞘相分隔。无论是牙髓来源或是牙周来源的疾病都在牙周组织中表现出其终末效应[35]。Simring和Goldberg[36]率先描述了这种关系，并创造了术语"endo–perio"。之后Simon等试图总结这类疾病的性质，并将其分为5类[37]：

- 原发性牙髓病变
- 原发性牙髓病变继发牙周病损
- 原发性牙周病变
- 原发性牙周病变继发牙髓病损
- 联合病变（两个病变并存且在根尖周部位汇合）

Belk和Gutmann[38]提出了第6个类别，称为"伴发病变"，即牙髓和牙周病变同时存在但彼此完全独立。正确的诊断对后续治疗至关重要。通常，诊断较为困难，而由于许多原因，在多根牙中这种情况尤甚。磨牙形态复杂，并且由于它们的位置和周围结构（例如上颌颧弓和下颌隆凸）的关系，导致常常难以成像。磨牙的多根管使牙髓活力测试更复杂，可能存在一些根管内牙髓坏死，而其他根管内牙髓保持活力的情况。磨牙比前牙和前磨牙更常发生牙根纵裂。此外，磨牙经常被大面积修复，使得牙髓测试和影像学结果的解读更加困难。

如前所述，诊断是建立在完善的病史采集和全面临床检查基础上的。当临床医生怀疑可能的牙髓-牙周病变时，必须对患牙的牙髓和牙周状态进行全面评估。评估的主要内容包括：

- 局部和全口的牙周病史（出血、牙齿松动、感染）
- 牙本质、牙髓或根尖周疼痛史
- 牙髓/根尖周疾病的体征和症状
- 牙周检查记录表
- 牙周和根尖周骨质丧失的影像学证据

在临床检查中，收集必要的信息需要使用一系列的方法和技术，包括影像学检查、牙髓活力测试、牙周探诊、窦道探查、光导纤维透照、叩诊和触诊以及牙齿松动度检测。

Harrington强调了细致的诊断性牙周探诊的重要性[39]。他提出牙周来源的病损表现为探诊深度整体逐渐的改变，而与之相反，牙髓来源的病损通常表现为探诊深度的急剧改变或狭窄的牙周袋。牙周病时，牙髓状态准确评估非常重要。在牙髓-牙周病变情况下，正确的诊断离不开对牙髓状态的评估。如果牙髓是健康的，则病损完全来源于牙周；如果牙髓坏死，在进行根管治疗后，牙周组织一般可以恢复至正常状态。

2.12　窦道

一旦窦道存在，则应对窦道示踪检查，特别是当窦道开口远离任何明显的病变时，窦道示踪最简单的方法是使用牙胶尖，通常为30号或以上，以避免牙胶尖在窦道内弯曲变形而使人误判窦道来源（图2.1）。可以在表面麻醉窦道开口后，将涂了表面麻醉剂的牙胶尖插入窦道开口，牙胶尖将通过窦道指向病变区。在绝大多数情况下，涂布表面麻醉剂足以进行窦道示踪，只有少数病例中需要注射麻醉来进行示踪。

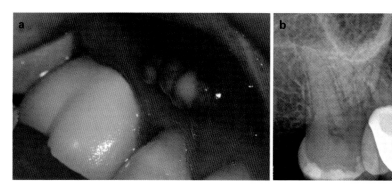

图2.1 （**a**）邻近上颌第二前磨牙窦道的口内照片。（**b**）牙胶尖在窦道内示踪的X线片显示瘘道来源于上颌第一磨牙近中根相关的根尖周透射区。

2.13 诊断性测试

在开始任何特定的诊断测试之前，都需要告知患者测试的性质、测试中可能发生的情况以及如何做出应答。所有诊断测试都应该在先明确患者对检查的反应基线后进行后续步骤。最好先测试"正常的"对侧同名牙，然后测试可疑患牙的两侧邻牙，最后检查可疑患牙。如前所述，牙科医生和患者在测试之前都必须明白应该如何交流测试结果。在温度测试时，明确定义的手势是患者传达其反应最有效的方法。通常，应该如下指导患者：一旦感受到来自牙齿的刺激就举手，在能感受到刺激的期间一直保持举手，当刺激消失时放下手。重要的是使患者能够区分"口腔中温度变化的感觉"和"牙齿感觉（如疼痛）"。笔者认为，不能使用"诊断性备洞"来确定牙齿是否有活力。

2.14 敏感性测试：牙髓测试

敏感性测试（温度和电活力测试）是建立正确牙髓诊断的核心。但必须认识到所有牙髓测试都有其局限性[40]。对温度或电活力等牙髓测试的阳性反应，仅能确认功能性神经组织的存在。传统的牙髓测试不能提示有正常血运的健康牙髓组织的存在。此外，牙髓测试甚至不太可能反映牙髓的健康程度。因此，大多数牙髓测试仅仅是在评价牙髓的敏感性，而不是牙髓活力。组织学研究（特异性银染）已经证明，牙髓神经组织是牙髓中最后坏死的组分。因此，牙髓测试的假阳性和假阴性反应确有可能发生。一般来说，冷诊和电活力测试结果看起来比热诊更为可靠。通常需要采用能诱导患者症状的测试方法，因此，如果进食或喝凉的食物会产生或加剧症状，应该使用冷诊；同样，如果热的食物会产生或加剧症状，则应使用热诊。如前所述，应该在明确了每位患者正常牙齿反应的基线水平后测试可疑患牙。测试每一颗牙齿之间应该有15秒的间隔，这是给予牙齿反应的时间，并且允许被测牙延迟反应的发生。一些情况下，在测试两颗不同牙齿时可能需要更长的间隔时间，来看是否有延迟出现的症状。在给任何待测牙进行牙髓测试前，都应干燥其表面唾液并借助于棉卷或口镜来隔离软组织，并且应该将刺激施加到近中牙尖的颊面或牙颈部。刺激咬合区没有反应的牙齿在其牙颈部被刺激时大约14%有反应[41]。比较同一患者不同牙齿对测试反应的即时性、强度和持续时间非常重要。

2.15 温度测验

牙髓组织含有与血管和淋巴管伴行的神经纤维、胞外基质、细胞间质，以及正常结缔组织所含有的其他组分。这些神经纤维可被分为A类、C类；A类（Aβ或Aδ）是发育良好的有髓神经纤维，信息传导迅速，在正常的牙髓组织中发挥功能；另一方面，C纤维是更为原始、无髓鞘、慢速传导的神经纤维，位于牙髓中心区域，只有在炎性牙髓中趋于活跃。C纤维对刺激的反应慢，但它们一旦开始应答，就会倾向于向更高级的皮质中央持续发送冲动。临床上来说，通过冷或热刺激激发的长时间应答实际上兴奋的是C纤维，表明活性C纤维存在于炎性组织，这也因此决定了不可逆牙髓炎的诊断。此外，温度刺激会引起牙本质小管内液体收缩或膨胀，流体动力作用于Aδ神经纤维的牙髓机械感受器，导致短暂而尖锐的疼痛，表明牙髓处于正常状态。使用温度刺激（冷或热）得到的反应显得尤为重要，因其能诱发患者的主诉症状。温度刺激移除后延迟反应持续时间超过15~20秒，常被认为提示不可逆性牙髓炎的存在。患者对温度刺激没有反应可以被视为牙髓坏死的指征。很显然诊断不应该仅建立在单项测试的基础上，应基于患者的症状来选择冷诊或热诊：自诉热敏感表明应该进行热诊；对无遇热疼痛史的患者，应该首先使用简单可靠的冷诊进行测试。一些不可逆牙髓炎的患牙可能需要重复刺激来达到引起疼痛的阈值。同样很重要的是需要意识到，一旦在牙齿上进行了温度刺激，在第二次温度刺激能引起相同反应之前，这颗牙可能会有一段几分钟的不应期。

2.15.1　冷诊法

就操作而言，冷诊法是最简单易行的牙髓测试方法。有几种不同的冷刺激可供选择，包括冰棒（约0℃）、氯乙烷（约–5℃）、干冰（约–75℃）及一种含有1，1，1，2四氟乙烷或二氯二氟甲烷的加压冷却喷雾（约–26℃）。虽然这些方法都曾被成功应用，但喷有冷却喷雾的棉拭子是方便有效达到预期低温的最好办法，它也远比冰棒和氯乙烷更有效。冷刺激应持续作用于牙面直到患者做出明确反应或不超过15秒。

在某些情况下，冷刺激能够缓解患者的疼痛，通常，这些患者都会携带着装有冰冷液体的容器就诊，并定期小啜一口来缓解疼痛。在这种情况下，对患牙施加冷刺激将会消除疼痛，从而使牙医做出不可逆牙髓炎的诊断。在检测过程中，没有必要担心可能会损伤瓷修复体或釉质[42]。

2.15.2　热诊法

热诊通常不是首选测试方法，但如果患者将热敏感作为主诉的一部分或者其他测验不能够提供足以准确诊断的信息时，则需要进行热诊。用火或携热头将牙胶烤软后进行热诊是最简单实用的方法。在牙齿上施加热刺激的持续时间不应超过5秒，以防止永久性的牙髓损伤。从这个角度来看，使用分离介质，如凡士林是很重要的，这样加热的牙胶就不会粘在被测牙上。此外，也可以用橡皮障隔离待测牙后，用热水包绕牙齿来进行热诊，这样可以对每颗牙齿进行独立检查。

2.16　牙髓电活力测试

牙髓电活力测试（EPT）基于对牙髓内感觉神经纤维的刺激。牙髓电活力测试不会提供任何牙髓的健康或疾病程度的信息。阳性反应仅仅只是提示牙髓内可能存在活性神经纤维，它还需要来自患者的主观评价。牙髓电测试仪的基本原理是产生通过牙齿的高频直流电。和其他牙髓测验一样，电刺激最好施加于牙齿近中颊尖颊面的釉质上。应该在电测仪电极头部涂抹少量的导电介质如牙膏。当电极放置于牙面上时，通过牙齿的电流水平逐渐增加。操作者可以设定电流增加的速率。电测试需要将连接传感器与患者的软组织相接触来形成电流回路，可以将传感器放置在患者的下唇或者让患者用手握住传感器。后者可以让患者通过自主切断电流对测试过程有更多的控制，从而产生可重复性更高的结果。冠修复的牙齿较难使用电活力测试，可能需要一个额外的较小的探头来刺激位于冠边缘根方的牙体组织，这时更要注意不要刺激到软组织。对于老年患者或者髓腔闭塞或矿化的牙齿而言，冷刺激可能不足以兴奋牙齿中剩余的神经纤维，此时EPT就非常有用[43]。

心脏起搏器植入患者的EPT使用一直存在争议。早期的动物研究表明，EPT可能会干扰起搏器[44]。自这项研究以来，起搏器一直在持续发展。20世纪80年代和90年代的体外研究表明，EPT与起搏器之间没有相互影响[45-47]。一项2006年的研究显示，对植入有起搏器或除颤器/复律器的患者使用EPT不会产生任何干扰作用[48]。

2.17 牙髓测试的准确性

在考虑牙髓测试准确性时，重要的是了解一般人群中的疾病发生率。在一般人群中，以根尖周透射影的存在而被定义为患根尖周疾病的非牙髓治疗牙的发生率约为所有牙齿的2%[49]。另外，5.4%的患者因与创伤无关的牙齿疾病寻求急诊处理[50]。在总人群中，5%～14%常出现频繁的口腔疼痛[51]。到牙髓专科治疗面部疼痛的患者中，确诊为牙髓疾病的高达88%。

一直以来，用于描述诊断性测验（牙髓测试）准确性的术语是敏感性和特异性。敏感性（真阳性率）是测验能正确预测疾病状态的概率；即测验显示的患病牙髓数量与被测实际患病牙髓总数的比值。特异性（真阴性率）是测验能正确预测健康状态的概率；即测验显示的健康牙髓数量与被测实际健康牙髓总数的比值。因此，测验会有4种预期结果：①真阳性——患病牙髓被正确诊断为患病牙髓；②真阴性——健康牙髓被正确诊断为健康牙髓；③假阳性——健康牙髓被错误诊断为患病牙髓；④假阴性——患病牙髓被错误诊断为健康牙髓。分析牙髓测试准确性的难点之一在于：相同的测验被用于识别牙髓健康和疾病的几种不同状态。温度测验和EPT以牙髓没有反应作为阳性结果的事实有时也令人困惑，而在文献报道中用于对测试结果进行分类描述的术语为活髓和非活髓或牙髓坏死。因此可能造成的混乱是：一颗牙齿的测试结果可以是处于不可逆牙髓炎这一疾病状态，但牙髓仍为活髓。因此，就敏感性、特异性和预测价值而言，很多情况下牙髓测试结果仅能用于区分牙齿内是否有牙髓存在。

EPT的准确性和价值受到质疑的主要原因是可能出现的高假阳性率。但是，对EPT的阴性反应具有较高的参考价值。EPT能够正确识别71%的坏死牙髓（敏感性）和92%的活髓（特异性）[40]。总的来说，对EPT敏感度和特异性的研究均报道其特异性达90%以上，但敏感度有较大差异，21%～87%不等[40]。另外，重要的是认识到对EPT有反应并不代表牙髓组织处于健康状态。EPT的测试读数不能用来区分正常牙髓、可逆性牙髓炎和不可逆性牙髓炎[52]。

EPT测试的真实价值在于从对冷测试没有反应的牙髓中分辨是否存在的活髓组织。在EPT中假阴性结果极其罕见。

据文献报道，冷诊的特异性（识别活髓的能力）为10%～98%，而敏感性（识别坏死牙髓的能力）通常大于75%[40]。此外，冷诊中出现假阴性的概率随着年龄而增加，据报道，在50岁以上人群中假阴性率为14%，在60岁以上人群中为20%[41]。文献研究表明，热诊的特异性为5%～66%，而敏感性通常高于65%。因此，将热诊单用于活髓测试时，其准确性很低。

总的来说，这些测试都有较高的阴性预测值，通常为0.80～0.90。当被测牙对测试的反应为阴性时，有很大可能确实没有牙髓疾病[53]。一项研究表明冷诊的准确性为86%，热诊为71%，电活力测试为81%[41]。这在区分牙源性和非牙源性疼痛时尤为重要。

对儿童进行牙髓测试是一个复杂的过程，而且结果可能过于主观。儿童语言能力的发展和对结果的预期可能会显著影响他们对各种测试与问题的反应[54-55]。诊断可能被患者的主观症状所误导，不完善的语言能力加上对阴性测试结果的期望会产生不准确的应答[54-55]。对牙髓测试的应答也不如成人有参考价值，且更有可能出现假阴性结果[56-57]。通常，对儿童进行冷刺激能得到最可靠的结果，对根尖孔开放的牙齿进行电活力测试可能会有更高的假阴性率[58]。

2.18　根尖周检查

2.18.1　叩诊

单颗牙齿的叩诊会刺激牙周韧带内的神经组织，如果产生疼痛则反映牙周膜内有炎症存在。作为一个临床试验，叩诊在检测引起疼痛的根尖周炎症方面有较高的灵敏度。值得注意的是，并非所有的牙周组织炎性变化都是由牙髓坏死导致，它也可能是牙周病、咬合失调或非牙髓来源的根尖周病变的结果。以新近修复体导致的创伤性咬合为例，下颌侧方和/或前伸及偏移运动时存在早接触或𬌗干扰，其牙周膜的炎症是由牙齿行使功能时的持续性刺激所引起。因此，诊断时应联合分析叩诊结果与其他检测结果。

叩诊最好以分级方式进行。不应用力叩击疼痛严重的患牙。此外，也不需要强力叩击来辨别患牙。叩诊患者牙齿的最佳方法是从用戴手套的手指轻叩开始，逐渐进展到使用如"牙裂检查器（tooth slooth）"这样的塑料器械相对较重地叩击，如果患牙不能用这样温和的方法鉴别出来，最终则需要使用口镜柄来叩击。最好要求患者以盲法区分牙齿。与牙髓测试类似，应在患者建立正常反应基线后进行后续检查。首先，叩诊相似的对侧牙齿，然后叩诊可疑患牙的两侧邻牙。应在不告知患者具体牙位的情况下，要求患者比较不同被测牙的叩诊反应。例如，将被测牙标记为A、B和C，然后请患者识别哪颗牙最为疼痛或敏感，可以在改变每个字母对应的牙后重复进行，这样可以识别出哪颗牙齿在叩诊过程中一直叩痛最明显或反应最强烈。磨牙的咬合面和颊面都应行叩诊。

2.18.2　咬诊

如果患者反映在咀嚼或咬合时感到疼痛，则应进行咬诊。咬合痛的两个最可能的原因是：

- 牙髓病变扩散到根尖周组织导致根尖周炎症
- 牙尖折裂延伸/未延伸到牙根

区分这两种疼痛的决定因素是使用牙裂检查器将咬合压力引导到单个牙尖时患者的反应。应该依次检查被测牙的每个牙尖。将牙裂检查器的凹面置于牙尖上，然后要求患者咬紧检查器的反面直到咬合压力稳定，之后要求患者保持该咬合压力几秒钟，接着让患者放松咬合，询问患者在加压或放松咬合期间是否产生疼痛。重要的是，要在进行测试之前让患者明白可能出现的感觉变化。放松咬合时产生的疼痛通常与牙齿折裂有关。

2.19　影像学检查

在临床与口腔的所有相关领域中，收集和核对相关信息对建立适宜而准确的诊断都是至关重要的。在牙髓检测手段，例如温度测试、叩诊和触诊仍相对原始时，影像技术已经变得比10年前更加成熟。这些影像学技术的精确使用提高了诊断敏锐度，尤其是在相邻解剖结构可能干扰检查的磨牙牙髓病学中，在患者进行影像学检查之前应当收集其完整的疾病及治疗史。强烈建议临床医生不要将其他地方来源的放射照片作为诊断的唯一参考。

对牙齿进行多张根尖片的拍摄，可以提高医生对患者临床情况的正确认识[59]。长期以来，一直建议在放射学检查中增拍咬翼片。咬翼片可提供从根尖片中不易发现的信息，例如龋损、根分叉穿孔、修复体缺陷（图2.2）。它在确定牙槽嵴骨水平方面非常有用，能使牙周问题得到注意。咬翼片能清晰显示根分叉区的牙槽骨缺损，且提供被检查侧和对侧牙弓相关的一些额外信息，引导医生发现在根尖片中易忽略对颌牙问题。根尖片聚焦在单颗牙齿和其紧邻结构上，应使用平行投照装置，如Rinn XCP来拍摄根尖片。

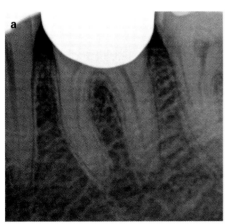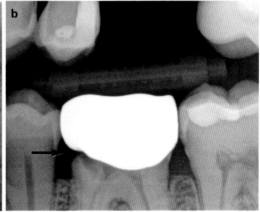

图2.2　（**a**）下颌第一磨牙的根尖片。（**b**）同一牙的咬翼片，注意冠修复体的边缘缺陷和相应的牙齿近中邻面龋（红色箭头）。

近年来，三维成像技术突飞猛进的发展已经极大地改变了临床医生对临床实际情况的看法。数字化成像技术如今被广泛应用，考虑到该技术具有的巨大优势，不再推荐使用传统的胶片成像。与D-速胶片相比，数字化成像技术使患者接触的电离辐射显著降低（80%~90%）。它不再需要暗室处理，从而消除了显色过程中不确定因素的影响，并且不再需要使用那些有害、污染环境的化学药品。数字化处理便于图像的存储和读取。此外，数字化照片可以轻松地在大尺寸显示器上观看，提高了临床医生辨识图像异常情况的能力，同时可以为患者提供特殊的体验。此外，数字化照片也便于与其他医疗专业人士共享。

影像学检查为医生提供关于牙齿周围组织结构状态和牙齿本身解剖细节的相关信息。磨牙成像有其独特的难点，这常使病例分析更加复杂。锥形束计算机断层扫描（CBCT）的使用极大地减少了这些困难。笔者认为，在磨牙牙髓治疗中常规使用小视野CBCT是影像学检查的明智选择。现代CBCT成像技术与ALARA（尽可能低的合理摄入量）理念一致，因其辐射剂量相对较小，而对患者的益处很大。上颌后部CBCT的有效辐射剂量是数字化根尖片的1.4倍，而下颌CBCT的有效辐射剂量是数字化根尖片的5倍[60]。在进行磨牙牙髓治疗时，临床医生能够清楚地看见牙齿形态和周围组织的解剖结构是一个巨大的优势。医生再也不需要或很少再需要通过二维影像来猜想牙齿的三维结构了（图2.3）。现在不仅可以对任一结构与其周围组织的关系进行精确评估，还能对根管进行精确定位，从而减少临床医生为定位根管口所需的"搜索"工作量（图2.4）。

需要进行影像学检查的结构包括但不限于：

- 釉质、牙本质和牙骨质
- 髓腔和髓腔内容物，如髓石
- 牙齿形态（牙根/根管的数量和长度，髓室尺寸）
- 修复体和龋损
- 牙周膜以及其与牙根结构、相邻骨的关系
- 松质骨和皮质骨的情况以及有无变异
- 邻近解剖结构比如上颌窦、下牙槽神经管
- 上述结构的变异以及与正常情况的关系

临床医生有义务仔细检查所有放射图像并做出报告。可以说，应该对在放射图像中能看见的一切进行检查并做出报告。如果有不能确定的情况，则必须寻求牙科影像学医生的帮助。综上，进行牙髓治疗时，临床医生应该使用小视野成像

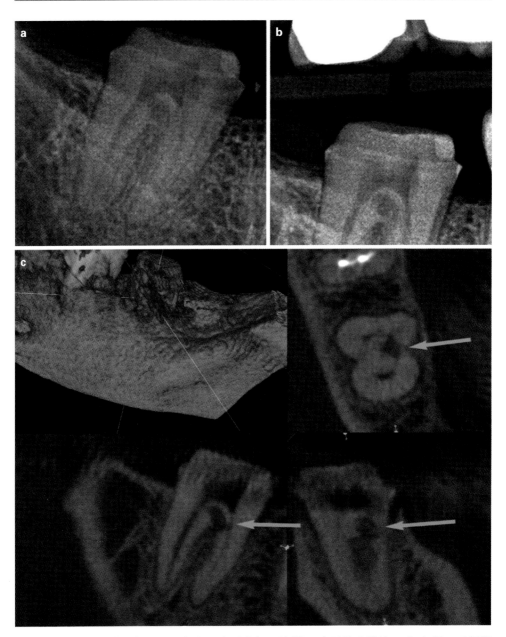

图2.3 （a）下颌第二磨牙的根尖片。（b）同一下颌第二磨牙的咬翼片。（c）同一下颌第二磨牙的CBCT显示根分叉部位牙根吸收的位置（绿色箭头）。

技术对目标部位及相邻组织进行局部放射检查。

　　对磨牙根尖片的解读常有相对较高的不确定性，这些不确定性来自解读本身的错误或者对X线片认识的不同[61~62]。磨牙区照片解读的常见错误包括牙周膜间

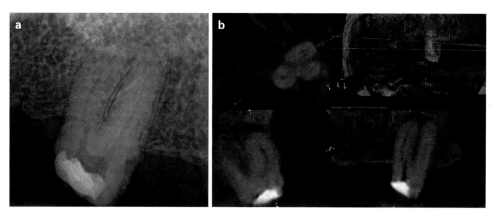

图2.4　（**a**）上颌第二磨牙的根尖片。（**b**）同一上颌第二磨牙的CBCT，提示了近颊根与临床上初预备的近颊根的位置关系（红色箭头）。

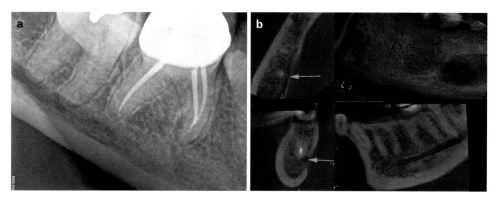

图2.5　（**a**）根管治疗后的下颌第一磨牙根尖片。（**b**）同一下颌第一磨牙的CBCT；注意解剖结构与牙齿的重叠（绿色箭头）。

隙的假增宽和解剖结构与牙齿的重叠（图2.5）。牙周膜间隙的假增宽可能见于牙根尖穿通皮质骨板或与含气腔隙如上颌窦重叠的情况下（图2.6）。其他可能错误的例子包括颏孔与低位下颌牙根尖的重叠以及下牙槽神经管与磨牙根尖的关系。

　　在基于牙髓与根尖周的诊断确定了牙髓治疗的必要性之后，收集到的影像学信息将有助于治疗过程的顺利进行。磨牙牙髓治疗失败的最大原因是临床医生未能对根管系统的所有部分进行定位和治疗[63]，适宜的放射成像技术（根尖片和/或CBCT）将为临床医生提供处理这些缺陷的相关信息（图2.6和图2.7），CBCT在这方面尤其有效（图2.6～图2.8）。

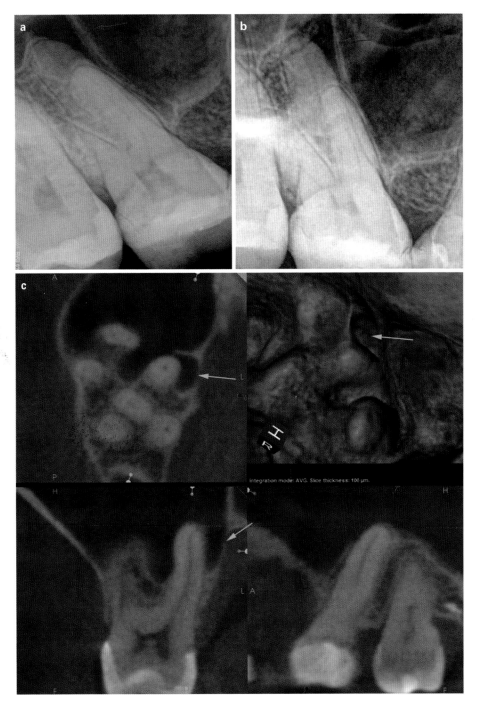

图2.6　（a，b）上颌第一磨牙的根尖片显示出似乎与腭根有关的透射影（红色箭头）。
（c）同一上颌第一磨牙的CBCT清晰地显示出"来源于腭根的透射影"与上颌窦的位置有关
（绿色箭头）。

重要的是，临床医生要能够辨识X线片上的异常结构或改变，并且针对这些异常安排相应检查。X线片中的异常改变现列举如下：

2.19.1　透射性变化

- 牙囊肿
- 始基囊肿
- 残余囊肿
- 鼻腭管囊肿
- 球状上颌囊肿

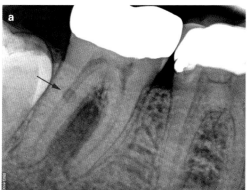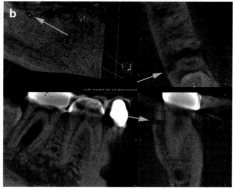

图2.7　（a）下颌第二磨牙的根尖片显示远中根中分有疑似牙根外吸收的透射影（红色箭头）。（b）同一下颌第二磨牙的CBCT显示透射区为下颌骨舌侧皮质板的缺陷（绿色箭头）。

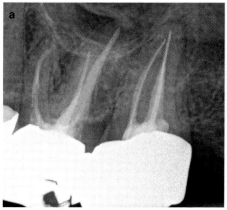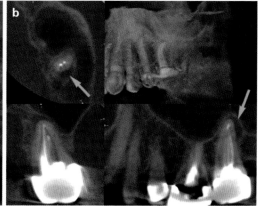

图2.8　（a）上颌第二磨牙的根尖片。（b）同一上颌第二磨牙的CBCT清晰地显示出根尖远中面的透射区。

- 角化囊肿
- 根侧牙周囊肿
- 腭正中囊肿
- 创伤性骨囊肿
- 瘢痕组织
- 成釉细胞瘤
- 成釉细胞纤维瘤
- 中心性巨细胞肉芽肿
- 转移性上皮癌

2.19.2 阻射性变化

- 致密性骨炎
- 纤维性结构不良
- 骨化纤维瘤
- 牙瘤
- 牙骨质瘤
- 成骨细胞瘤
- 骨肉瘤

2.19.3 儿童

在诊断年轻恒牙根尖周疾病的过程中，掌握正常牙根发育过程的影像学表现相关知识非常重要（图2.9）。在年轻恒牙中，根管的颊舌向尺寸通常大于近远中向[64]。近远中壁趋于平行的根管，其颊舌侧的根管壁走行更分散并且间隔宽度更大；而近远中壁呈锥形的根管倾向于具有平行走行、间隔更宽的唇舌向壁。牙根发育时这种不同方向的发育差异通常会在牙齿萌出后存在3年以上[65]，这种发育模式在判断根尖孔是聚合还是敞开方面可能产生误导。在牙根发育过程中，根管的颊舌壁是最后聚合的。因此，可能在X线片上看起来根尖聚合的根管，其根尖颊舌向仍是敞开的[64]。X线片上可能看见牙齿的根尖部分已经发育完全，但实际根尖孔常尚未闭合，这是因为在年轻恒牙的牙根形成过程中，唇舌向的根管壁发育滞后于近远中向的根管壁[66]。然而，随着CBCT的出现，根尖形成评估中遇到的难题已大大减少[67]。

图2.9　根尖孔敞开的下颌第一磨牙根尖片。

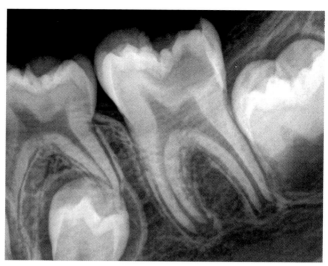

2.20　牙髓诊断分类（表2.5和表2.6）

正常分类

牙本质过敏症：当暴露的牙本质受到温度、机械、化学刺激时，引起短暂、夸张、尖锐的疼痛反应。诊断的关键在于去除刺激后反应的持续时间：一旦刺激去除，疼痛会迅速消失，根尖周组织通常表现正常。这也常与牙龈萎缩、修复体缺失、医源性牙本质小管暴露等有关。

可复性牙髓炎：一个基于主观和客观表现的临床诊断，提示炎症会消退且牙髓会恢复到正常状态。诊断的关键在于去除刺激后感觉的持续时间：一旦刺激去除，疼痛会迅速消失，根尖周组织通常表现正常。这也常与深龋、新的近髓修复治疗有关。

无症状的不可复性牙髓炎：一个基于主观和客观表现的临床诊断，提示尚有活性的炎症牙髓丧失愈合能力。根尖周组织通常表现正常。这个诊断可用于没有临床症状的龋源性露髓。

表2.5　牙髓诊断的详细分类

牙髓诊断	冷诊	热诊	EPT	叩诊	影像学检查	根尖周诊断
正常	有反应 无延迟反应 与对照牙相同	有反应 无延迟反应 与对照牙相同	有反应	反应正常 反应异常 反应正常 反应异常	根尖周围牙周膜间隙保持不变 根尖周围牙周膜间隙保持不变 根尖周围牙周膜间隙增宽 根尖周围牙周膜间隙增宽	正常 有症状的根尖周炎 创伤殆 非牙髓来源的病变 非牙髓来源的病变
牙本质过敏症	有反应 无延迟反应 比对照牙敏感	有反应 无延迟反应 比对照牙敏感	有反应	反应正常	根尖周围牙周膜间隙保持不变	正常
可复性牙髓炎	有反应 无延迟反应 比对照牙敏感	有反应 无延迟反应 比对照牙敏感	有反应	反应正常	根尖周围牙周膜间隙保持不变	正常
不可复性牙髓炎	有反应 有延迟反应 比对照牙敏感	有反应 有延迟反应 比对照牙敏感	有反应	反应正常 反应异常 反应正常 反应异常	根尖周围牙周膜间隙保持不变 根尖周围牙周膜间隙保持不变 根尖周围牙周膜间隙增宽 根尖周围牙周膜间隙增宽	正常 有症状的根尖周炎 无症状的根尖周炎 有症状的根尖周炎

续表

牙髓诊断	冷诊	热诊	EPT	叩诊	影像学检查	根尖周诊断
牙髓坏死	无反应	无反应	无反应	反应正常	根尖周围牙周膜间隙保持不变	正常/不确定
				反应异常	根尖周围牙周膜间隙保持不变	有症状的根尖周炎
				反应正常	根尖周围牙周膜间隙增宽	无症状的根尖周炎
				反应异常	根尖周围牙周膜间隙增宽	有症状的根尖周炎
牙髓治疗后	无反应	无反应	无反应	反应正常	根尖周围牙周膜间隙保持不变	正常
				反应异常	根尖周围牙周膜间隙保持不变	有症状的根尖周炎
				反应正常	根尖周围牙周膜间隙增宽	无症状的根尖周炎
				反应异常	根尖周围牙周膜间隙增宽	有症状的根尖周炎

表2.6　牙髓病诊断分类

牙髓诊断	
正常	无症状，牙髓测试反应正常，没有累及牙髓的病变
牙本质过敏症	当暴露的牙本质受到温度、机械、化学刺激时，引起短暂、夸张、尖锐的疼痛反应 常常与牙龈萎缩有关
可复性牙髓炎	牙髓温度测试反应比对照牙敏感 常常与深龋、新近修复体有关
无症状的不可复性牙髓炎	临床发现提示尚有活性的炎症牙髓丧失愈合能力 牙髓温度测试反应正常 龋源性露髓
有症状的不可复性牙髓炎	临床发现提示尚有活性的炎症牙髓丧失愈合能力 温度敏感 自发痛 冷诊时有延迟痛 也可能有周围结构牵涉痛
牙髓坏死	临床发现提示牙髓死亡 牙髓活力测试无反应
牙髓治疗后	临床发现提示患牙之前已经进行过牙髓治疗 牙髓切断术 牙髓摘除术 非手术根管治疗

有症状的不可复性牙髓炎：一个基于主观和客观表现的临床诊断，提示尚有活性的炎症牙髓丧失愈合能力。通常，患者会有温度敏感和自发痛。诊断标志是对冷诊反应延迟痛。此时也可能有周围结构的牵涉痛。

牙髓坏死：一个提示牙髓死亡的临床诊断类别。此时牙髓通常对牙髓测试没有反应。

牙髓治疗后：一个临床诊断类别，表明患牙之前已经进行过牙髓治疗（如牙髓切断术、牙髓摘除术、非手术根管治疗）。

2.21　根尖周病的诊断分类（表2.7）

正常分类

无症状的根尖周炎：牙髓源性的根尖周炎症和破坏，表现为根尖透射影，但无临床症状。

有症状的根尖周炎：通常为根尖周组织的炎症，产生的临床症状包括咬合痛、叩痛、触痛。根尖区透射影不一定存在。

以下流程图（图2.10和图2.11）构建了决策树来指导临床医生对牙髓测试和影像学检查结果进行整合，以便为大部分需要牙髓治疗的磨牙做出正确诊断。接下来描述几个增大磨牙诊断难度的复杂因素。

2.22　牙隐裂/牙折

诊断磨牙隐裂或牙折非常困难，除非有特别明显的证据。牙折可以只是一条裂纹线，也可以是牙齿完全裂开，或者处于这两者之间的状态。美国牙髓病学协会将这类牙齿分为5种不同类型：釉质裂纹、牙尖折裂、牙隐裂、牙劈裂和牙根纵裂。釉质裂纹局限于牙釉质内。牙尖折裂、牙隐裂、牙劈裂始于𬌗面并且向根方延伸，影响釉质、牙本质，并可能影响牙髓；而真正的牙根纵裂起源于牙根

表2.7　根尖周病的诊断分类

根尖周诊断	
正常	无症状，根尖周组织正常
无症状的根尖周炎	牙髓源性的根尖透射影，无临床症状
有症状的根尖周炎	有临床症状，包括咬合痛、叩痛、触痛 根尖透射影不一定存在
非牙髓来源的病变	非牙髓来源的根尖透射影，不一定存在临床症状

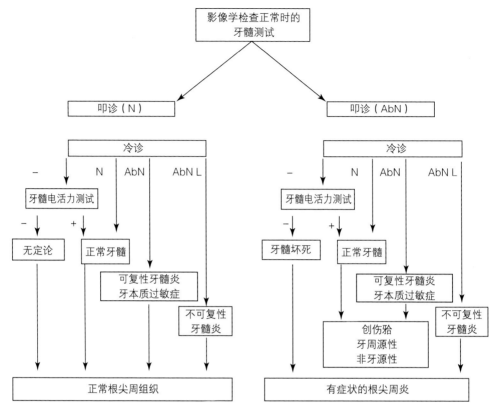

图2.10 当影像学检查正常时的牙髓测试流程图。N–正常，AbN–异常，AbN L–异常和延迟反应。

部。一旦牙折已经延伸到髓腔并引起牙髓暴露，则很可能存在严重的牙髓和/或根尖周病变，此时患牙很可能无法保留。

2.23　釉质裂纹

釉质裂纹存在于牙的釉质结构中。大多数成年人的牙齿都会有釉质裂纹，这是咬合磨耗的"正常"结果。在磨牙，釉质裂纹常出现于边缘嵴并沿颊舌面延伸。这些裂纹是无症状的，不需要治疗。透照是区分釉质裂纹与隐裂的最好办法，有真正釉质裂纹的牙齿在透照时，可以照亮整个牙齿；而在隐裂牙中，光线不会通过隐裂纹进入相邻的部分。

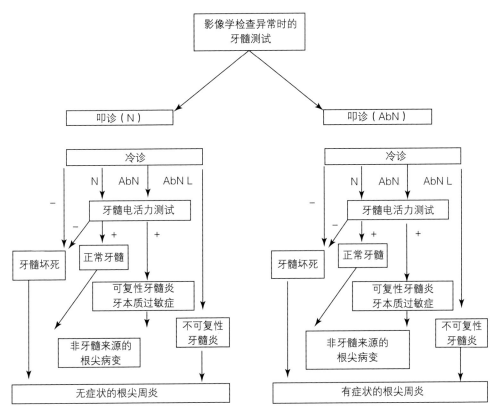

图2.11　当影像学发现异常时的牙髓测试流程图。N–正常，AbN–异常，AbN L–异常和延迟反应。

2.24　牙尖折裂

　　牙尖折裂通常波及牙齿垂直和水平的部分。折裂的延伸程度多变，它可以是从牙冠开始并向龈方倾斜延伸的完全或不完全的折裂。从𬌗面观，折裂的牙尖可能看起来偏离中心，这有助于区分于牙隐裂。通常，如果折裂继续发展，会使牙尖完全断裂，可能会导致牙髓暴露，而折裂也可能继续进展到牙龈附着下方。

　　有牙尖折裂和Ⅱ类修复体的磨牙常常可导致不稳定边缘嵴的存在。通常，折裂可导致咀嚼时不定期出现的尖锐疼痛，当患者对可疑牙尖单独施加压力时可以诱导这种疼痛。对该牙尖的咬诊将引起短暂、尖锐的疼痛，尤其是在放松咬合时。牙髓的温度测试结果常提示牙髓活力正常或可能处于可逆性炎症状态。叩诊结果也常为正常，除非叩诊方向会引起牙尖移动。同样，影像学检查结果也常为正常或无定论。

2.25　牙隐裂

牙隐裂是从牙齿冠部开始的，沿冠根方向向牙龈进展的不完全的折裂。通常，隐裂纹会位于近远中方向，并可能涉及一侧或两侧的边缘嵴和邻面。鉴别此类患牙的关键在于折裂完全局限于牙齿冠部。下颌磨牙中可能出现少见的颊舌向隐裂纹，在上颌磨牙，裂缝可能会表现为远中舌沟的延伸。需要牙髓治疗的磨牙隐裂发生率约为11%，分布如下：上颌磨牙8.5%、下颌第二磨牙17.5%、下颌第一磨牙11%[68]。在一般人群中的患病率应比在专科门诊中的统计结果更低。没有进展到牙髓和牙周组织的隐裂牙有时很难与牙尖折裂进行区分。与牙尖折裂相似，患者常反映咀嚼时有不定期出现的尖锐疼痛，当患者施加压力造成牙隐裂时可以诱导这种疼痛。对隐裂纹相邻牙尖进行咬诊时会引起短暂、尖锐的疼痛，尤其是在放松咬合时。叩诊结果也常为正常，除非叩诊方向可以引起隐裂纹相邻牙尖的移动。同样，影像学检查结果也常为正常或无定论。区分牙尖折裂与牙隐裂的关键在于后者的预后不如前者，随着隐裂纹的进展，牙髓被波及，患者会开始出现不可复性牙髓炎的症状和体征，最终发展至牙髓坏死、根尖周炎症。

2.26　牙劈裂

沿着牙根向下进展的隐裂纹最终会导致牙齿劈裂。因此，牙劈裂是由牙隐裂发展到一定程度产生的，此时牙体组织中被隐裂纹分隔的部分已经完全分离。牙劈裂的症状和体征与劈裂发生的快慢有关。突然裂开的牙齿通常表现出不可逆牙髓炎的症状，且影像学改变较小，这在前磨牙中更常见。由隐裂纹经过一段时间进展导致的牙劈裂通常会产生牙髓坏死和有/无症状的根尖周炎的症状及体征，并且影像学上也会有改变。

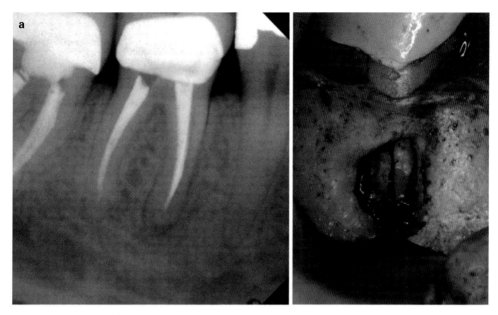

图2.12　（**a**）下颌第一磨牙的根尖片。（**b**）显微根尖外科手术中见，同一下颌第一磨牙颊侧亚甲蓝染色的根尖折裂。

2.27　牙根纵裂

　　真正的牙根纵裂（VRF）是指开始于牙根任何水平面的、完全或不完全的折裂，常为颊舌向（图2.12）。理解这个定义的关键在于折裂始于牙根结构内或在根尖或在牙根体部。通常，它是一个牙根从牙周膜延伸到根管内的纵向折裂。它可能波及牙根的全长，或仅一部分，这与劈裂牙不同，后者是以近远中方向从冠方向根方延伸。虽然从学术观点来讲，这两者是完全不同的亚分类，但在牙髓病学文献中，它们常被互换使用。

2.28　牙根纵裂与晚期牙隐裂

　　当牙隐裂的裂缝向根尖进展到牙根时，其许多症状与体征和牙根纵裂有相似性。因此，为了后续讨论，两者被统一称为根折。有两个要点可以帮助医生在磨牙中鉴别这两种患牙，包括牙周探诊和影像学检查（表2.8）。牙根纵裂和晚期牙隐裂均可见于不同程度修复治疗后的患牙，包括无修复体到牙髓治疗后全冠修

表2.8 根折

窄角深袋探诊

角形透射区影

J形透射区影

异常钙化的髓室

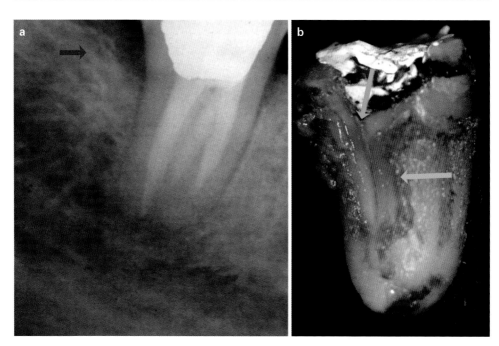

图2.13 （**a**）下颌第二磨牙的根尖片显示邻近远中根的角形骨缺损（红色箭头）。（**b**）该牙拔出后显示出远中根折裂线（绿色箭头）和邻近折裂线的牙周膜位置（蓝色箭头）。

复的牙齿。下颌磨牙是未经牙髓治疗而出现牙根纵裂最常见的牙齿。然而，大部分折裂还是发生于修复后的患牙上，仅有约30%的折裂发生于无修复治疗史的完整牙齿上，常见于40岁以上的人群中。纵裂发生最多的是近远中方向。一项对牙根纵裂的人口学分析显示，仅有12%的病例为活髓牙，39%的病例牙髓无活力，49%的病例已进行牙髓治疗[27]。通常只有30%的根折患牙能在X线片中直接观察到折裂。在牙髓治疗后的患牙中，牙根纵裂最常见的体征是在牙齿的颊侧出现窄而深的骨缺损（图2.13）。各项研究显示这种骨缺损的发生率为65%～95%。也有35%～45%的病例中出现了远离根尖、位于近龈缘部位的窦道，且窦道通常与下颌磨牙的近中根相关。

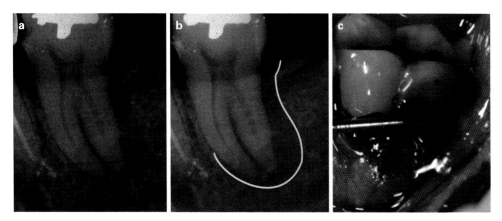

图2.14 （**a**）下颌第二磨牙的根尖片。（**b**）同一牙齿的根尖片：黄线标出J形透射区。（**c**）同一牙齿的口内照片显示窄而深的探诊。

磨牙根折最常见的影像学特点是J形透射区影的出现（图2.14）[70]，由从牙槽嵴顶到牙根侧面的角形透射区影与根尖周透射影组合而成。角形透射区影可以表现为宽度多变的弥散性邻间线性放射影，沿牙根部表面从牙槽嵴顶向根尖延伸。透射区在形状上通常是阶梯状的，在最根方呈角形而非圆形外观。这通常单发于单个牙面，并不代表广泛牙周病变的存在。此外，该区域中的牙槽嵴轮廓常不清晰。随着骨质缺损向根尖进展和牙髓逐渐坏死，就可能形成J形病损。辨别这是牙折的关键在于与窄角探诊的关联。窄角探诊的定义是窄而深的长形牙周袋，而紧邻该袋的龈沟深度趋于正常。这种类型的牙周袋会出现在纵裂牙体结构的附近。通常，在J形透射区会存在窄角探诊。在下颌磨牙中，折裂病例常伴有根分叉区域的透射影像[69]。折裂可能导致的另一个影像学改变是，在未修复或极小程度修复患牙的髓室中有非典型程度的矿化，这在下颌第二磨牙中最为常见，其次是下颌第一磨牙，然后是上颌第一磨牙。在牙髓专科门诊，就诊患牙中磨牙折裂的发生率约为10%[68]。

2.29 牙吸收

牙吸收是一种与生理或病理过程相关的疾病情况，可导致牙本质、牙骨质和/或骨的丧失[71]。可根据其发生的位置、性质和吸收的进展模式进行分类，一般可分为内吸收和外吸收。在同一颗牙齿上偶尔可同时出现内吸收和外吸收。在很大程度上，对各种类型牙吸收的诊断都是建立在对患牙进行影像学分析的基础之上的。

2.29.1　内吸收

内吸收在恒牙中非常少见，它通常与外伤有关，因而在磨牙中并不常见。在回顾性病例中，2%的牙脱位出现了内吸收。内吸收通常无症状，大多在常规影像学评估时发现，并且常常被误诊为外吸收。在所有内吸收患牙中，发生于后牙的牙根内吸收比例为：25%见于上颌后牙，18%见于下颌后牙，且前磨牙和磨牙的发生率没有区别[72]。内吸收分为两种类型：根管替代性吸收和炎性内吸收[73]。这两种形式的疾病过程都似乎是由对根管系统内某处牙髓组织的轻度刺激所引起的。根管替代性吸收包括牙本质的吸收和随后硬组织的替代性沉积，这种硬组织类似于骨或牙骨质，但并非牙本质。炎性内吸收是牙根内组织的进行性丧失，且在吸收凹中没有硬组织沉积。通常，两种形式的内吸收均无症状，且常在常规影像学检查中被发现。受累患牙对牙髓温度和电活力测试的反应可能正常[74]，然而，在炎性内吸收中，因冠部牙髓坏死，牙髓测试可能呈阴性反应[75]。如果内吸收进展到穿透牙根或牙冠的程度时，则会产生症状。若内吸收发生于牙冠，则患牙可能呈现出粉红或微红色调（粉红色斑点）。在影像学上，替代性内吸收通常表现为正常根管腔的扩大，这个空间随后会被透射密度稍低的物质占据，表现为部分管腔闭塞。炎性内吸收则表现为沿根管壁出现的卵圆形透射影。

2.29.2　外吸收

牙根外吸收有许多不同的分类方法[71]。就本次讨论的目的而言，可根据临床和组织学特征将外吸收分为4类：表面吸收、炎性外吸收、骨牙粘连/置换吸收、牙根吸收。这些分类区分了外吸收与其他病例中那些与牙齿无关但会吸收牙根的病变。除了这4个类别，还可根据外吸收在牙齿上出现的位置进行分类，如牙颈部、体部或牙根尖部。在诊断牙根吸收时，必须具备能够识别那些可以导致根外吸收的牙源性和非牙源性颌骨病变的能力。识别这些病变类型对于避免进行不必要的口腔治疗或延误治疗时机很重要。这些病变包括牙源性角化囊肿、根侧囊肿、成釉细胞瘤、巨细胞修复性肉芽肿、骨化纤维瘤、成牙骨质细胞瘤、成骨细胞瘤、骨肉瘤、软骨肉瘤和转移癌[76-81]。通常，由这些类型的疾病引起吸收的患牙对牙髓温度和电活力测试反应正常。然而，如果病变侵及支持牙髓的神经组织，则牙髓可能对测试无反应或反应不确定。如果怀疑有这类病变，对病损的活检是确立最终诊断的关键。一些系统性疾病也可能与多发的牙根外吸收有关，包括Paget's骨病、甲状旁腺功能亢进、Gaucher's病、低磷酸酯酶症、掌跖角化–牙周破坏综合征、单侧颜面萎缩症、肝肾疾病、局灶性皮肤发育不全综合征（Goltz综合征）、家族性扩张性骨溶解、成骨不全症。更多内容可以参考口腔病理学著作中对上述情况的完整讨论，在这里我们仅讨论与牙齿直接相关的疾病状况。

2.29.2.1　牙齿外表面吸收

牙齿外表面吸收是短暂的偶然事件，此时牙根表面会出现自发的破坏和修复。它以不同程度存在于所有牙齿中，可能是正常的生理反应[82]。它是外吸收中破坏性最小的形式，具有自限性，不需要任何治疗[83]。

2.29.2.2　炎性外吸收

炎性吸收是外吸收中最普遍的形式，目前研究者已经发现了几种导致牙根炎性外吸收的病因。一般来说，对牙周组织的任何损伤或刺激都可引发吸收反应。这些刺激包括创伤、牙周感染、牙髓感染、正畸治疗以及阻生牙。通常，这种形式的吸收呈现为穿透牙本质的椭圆形透射影。它可以发生在牙根任何部位，常常根据累及的牙齿部位进行细分，例如牙颈部、根尖部。一般来说，与牙髓病变或正畸治疗无关的外吸收会出现于远离根尖的位置，并且可以通过其影像学表现与内吸收区分开：吸收所致透射影会叠加在根管影像上。在根尖区发生的炎性外吸收病例中，在牙根吸收部位相邻区域常可发现一个持续存在且不断扩大的透射影像（图2.15）[74]。磨牙颈部外吸收流行性的相关研究很少（图2.16），它经常作为前牙外伤的后遗症被研究。Heithersay报道，上、下颌第一磨牙的颈部炎性外吸收约占报告病例的8%[83]。在有根尖周炎的患牙中，使用影像学分析发现根尖外吸收的患病率为19%~50%（图2.17）[84-85]。一项对根尖周炎离体牙的组织学分析显示，根尖外吸收发生率为81%~100%[85-88]。此外，一项中东地区牙根吸收患病率的人口调查显示，被调查牙齿中有28.8%显示出外吸收的影像学迹象。与牙髓感染相关的根尖吸收最为常见，占所有根吸收病例的71.2%，占被调查患者的20.5%，另外，所有观察到的病例其牙髓治疗均不完善，且有根尖周炎的影像学表现（图2.18）。正畸压力和阻生牙压迫是第二常见的外吸收病因，约占所

图2.15 下颌第一磨牙近中根尖炎性外吸收和邻近吸收区的透射影。

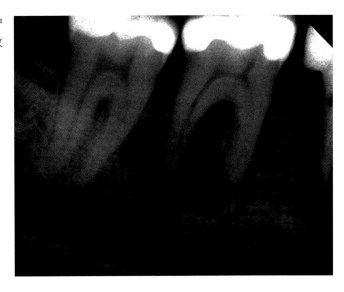

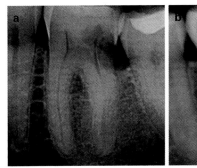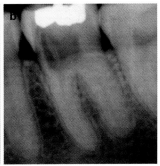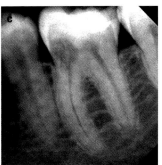

图2.16 （**a ~ c**）下颌第一磨牙的3种颈部外吸收。

有病例的7%[89]。遗憾的是，该研究并没有对牙齿类型加以区分，因此当仅讨论磨牙时，其外吸收发生率可能不同。

多发性特发性牙根外吸收或多发性特发性根尖外吸收（Multiple idiopathic external apical root resorption，MIEARR）是可能发生在牙颈部或根尖区的特殊情况。MIEARR患者的年龄分布广，男性受累多于女性，好发于磨牙和前磨牙且呈对称分布。目前，对患者的主要管理仍然是长期监测。现阶段研究表明，患者尚不需要进行牙髓治疗，此外，MIEARR的病因仍然未知[90]。

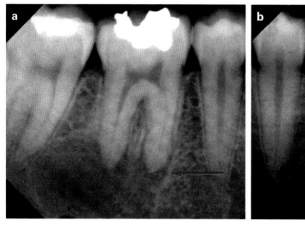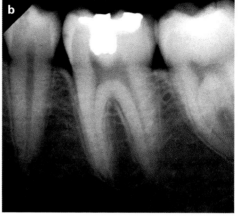

图2.17 （a）下颌第一磨牙根尖周炎引起的根尖外吸收；注意根尖变钝（红色箭头）。（b）同一患者、无根尖周炎的对侧同名牙。

图2.18 根管治疗不完善的下颌第一磨牙远中根炎性外吸收和根尖周炎的影像学表现。

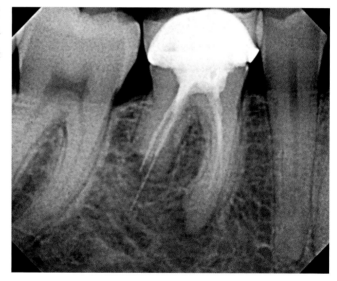

2.29.3 骨牙粘连

骨牙粘连是置换吸收的最终结果，此时由于牙根表面与骨融合，牙齿丧失正常的生理动度[71]。骨牙粘连主要与牙脱位史有关，尤其是撕脱伤，因此在磨牙中并不常见。由包括骨牙粘连在内的所有原因导致的第一和第二恒磨牙的萌出失败都是非常罕见的。但有几个病例报告描述了发生于磨牙的骨牙粘连[91-93]。在普通人群中，第一恒磨牙的骨牙粘连患病率为0.01%，第二恒磨牙为0.06%[94]。通常，一旦发生粘连，牙齿将无法移动，因此，叩诊是重要的诊断手段。粘连牙的叩诊会产生高音或金属调，这与邻牙明显不同。其他可能存在的临床体征包括低咬合、年轻患者中发育不全的牙槽突、缺乏正常的牙齿近中向偏移。由于结构重叠和骨髓腔的存在，难以在X线片上发现骨牙粘连[95]，然而，在检查这类病例的X线片时，常可见到牙周膜间隙的完全消失和不规则的牙根表面轮廓[96]。

（邹玲 译）

参考文献

[1] Klausen B, Helbo M, Dabelsteen E. A differential diagnostic approach to the symptomatology of acute dental pain. Oral Surg Oral Med Oral Pathol. 1985;59:297–301.

[2] Fenlon MR, McCartan BE. Validity of a patient self-completed health questionnaire in a primary care dental practice. Community Dent Oral Epidemiol. 1992;20:130–2.

[3] Balasubramaniam R, Turner LN, Fischer D, Klasser GD, Okeson JP. Non-odontogenic toothache revisited. Open J Stomatol. 2011;1:92–102.

[4] Okeson JP, Bell WE. Bell's orofacial pains: the clinical management of orofacial pain. 6th ed. Chicago: Quintessence Publ.; 2005.

[5] Vargas CM, Macek MD, Marcus SE. Sociodemographic correlates of tooth pain among adults: United States, 1989. Pain. 2000;85:87–92.

[6] Cuffari L, Tesseroli de Siqueira JT, Nemr K, Rapaport A. Pain complaint as the fi rst symptom of oral cancer: a descriptive study. Oral Surg Oral Med Oral Pathol Oral Radiol Endod. 2006;102:56–61.

[7] Linn J, Trantor I, Teo N, Thanigaivel R, Goss AN. The differential diagnosis of toothache from other orofacial pains in clinical practice. Aust Dent J. 2007;52:S100–4.

[8] Gawande A. The checklist manifesto: how to get things right. New York: Metropolitan Books; 2010.

[9] Okeson JP. Management of temporomandibular disorders and occlusion. 7th ed. St. Louis: Elsevier/Mosby; 2013.

[10] American Academy of Orofacial Pain; de Leeuw R, Klasser GD. Orofacial pain: guidelines for assessment, diagnosis, and management. 5th ed. Chicago: Quintessence Publ.; 2013.

[11] Zakrzewska JM. Multi-dimensionality of chronic pain of the oral cavity and face. J Headache Pain. 2013;14:37.

[12] Ehrmann EH. The diagnosis of referred orofacial dental pain. Aust Endod J. 2002;28:75–81.

[13] Mehra P, Murad H. Maxillary sinus disease of odontogenic origin. Otolaryngol Clin North Am. 2004;37:347–64.

[14] Penarrocha M, Bandres A, Penarrocha M, Bagan JV. Lower-half facial migraine: a report of 11 cases. J Oral Maxillofac Surg. 2004;62:1453–6.

[15] Sarlani E, Schwartz AH, Greenspan JD, Grace EG. Chronic paroxysmal hemicrania: a case report and review of the literature. J Orofac Pain. 2003;17:74–8.

[16] 16. Pascon FM, Kantovitz KR, Sacramento PA, Nobre-dos-Santos M, Puppin-Rontani RM. Effect of sodium hypochlorite on dentine mechanical properties: a review. J Dent. 2009;37:903–8.

[17] Kreiner M, Falace D, Michelis V, Okeson JP, Isberg A. Quality difference in craniofacial pain of cardiac vs. dental origin. J Dent Res. 2010;89:965–9.

[18] Kreiner M, Okeson JP, Michelis V, Lujambio M, Isberg A. Craniofacial pain as the sole symptom of cardiac ischemia: a prospective multicenter study. J Am Dent Assoc. 2007;138:74–9.

[19] National Institute of Dental and Craniofacial Research. Oral Cancer Incidence (New Cases) by Age, Race, and Gender. 2013 [cited 2013 November 3, 2013]; Available from: http://www. nidcr. nih.gov/DataStatistics/FindDataByTopic/OralCancer/OralCancerIncidence.htm .

[20] Gorsky M, Epstein JB, Oakley C, Le ND, Hay J, Stevenson-Moore P. Carcinoma of the tongue: a case series analysis of clinical presentation, risk factors, staging, and outcome. Oral Surg Oral Med Oral Pathol Oral Radiol Endod. 2004;98:546–52.

[21] Kumar G, Manjunatha B. Metastatic tumors to the jaws and oral cavity. J Oral Maxillofac Pathol. 2013;17:71–5.

[22] Epstein JB, Voss NJ, Stevenson-Moore P. Maxillofacial manifestations of multiple myeloma. An unusual case and review of the literature. Oral Surg Oral Med Oral Pathol. 1984;57:267–71.

[23] Hirshberg A, Leibovich P, Buchner A. Metastatic tumors to the jawbones: analysis of 390 cases. J Oral Pathol Med. 1994;23:337–41.

[24] D'Silva NJ, Summerlin DJ, Cordell KG, Abdelsayed RA, Tomich CE, Hanks CT, et al. Metastatic tumors in the jaws: a retrospective study of 114 cases. J Am Dent Assoc. 2006;137:1667–72.

[25] Ray HA, Trope M. Periapical status of endodontically treated teeth in relation to the technical quality of the root fi lling and the coronal restoration. Int Endod J. 1995;28:12–8.

[26] Madison S, Swanson K, Chiles SA. An evaluation of coronal microleakage in endodontically treated teeth. Part II Sealer types. J Endod. 1987;13:109–12.

[27] Berman LH, Kuttler S. Fracture necrosis: diagnosis, prognosis assessment, and treatment recommendations. J Endod. 2010;36:442–6.

[28] Sathorn C, Palamara JE, Palamara D, Messer HH. Effect of root canal size and external root surface morphology on fracture susceptibility and pattern: a fi nite element analysis. J Endod. 2005;31:288–92.

[29] Kishen A. Mechanisms and risk factors for fracture predilection in endodontically treated teeth. Endod Topics. 2006;13:57–83.

[30] Sedgley CM, Messer HH. Are endodontically treated teeth more brittle? J Endod. 1992;18:332–5.

[31] Papa J, Cain C, Messer HH. Moisture content of vital vs endodontically treated teeth. Endod Dent Traumatol. 1994;10:91–3.

[32] Belli S, Cobankara FK, Eraslan O, Eskitascioglu G, Karbhari V. The effect of fi ber insertion on fracture resistance of endodontically treated molars with MOD cavity and reattached fractured lingual cusps. J Biomed Mater Res B Appl Biomater. 2006;79:35–41.

[33] Iqbal MK, Johansson AA, Akeel RF, Bergenholtz A, Omar R. A retrospective analysis of factors associated with the periapical status of restored, endodontically treated teeth. Int J Prosthod. 2003;16:31–8.

[34] Sorensen JA, Engelman MJ. Ferrule design and fracture resistance of endodontically treated teeth. J Prosth Dent. 1990;63:529–36.

[35] Gulabivala K, Ng Y-L. Endodontics. 4th ed: Mosby; 2014.

[36] Simring M, Goldberg M. The pulpal pocket approach: retrograde periodontitis. J Periodontol. 1964;35:22–48.

[37] Simon JH, Glick DH, Frank AL. The relationship of endodontic-periodontic lesions. J

Periodontol. 1972;43:202–8.

[38] Belk CE, Gutmann JL. Perspectives, controversies and directives on pulpal-periodontal relationships. J Can Dent Assoc. 1990;56:1013–7.

[39] Harrington GW. The perio-endo question: differential diagnosis. Dent Clin N Am. 1979;23:673–90.

[40] Mejare IA, Axelsson S, Davidson T, Frisk F, Hakeberg M, Kvist T, et al. Diagnosis of the condition of the dental pulp: a systematic review. Int Endod J. 2012;45:597–613.

[41] Petersson K, Soderstrom C, Kiani-Anaraki M, Levy G. Evaluation of the ability of thermal and electrical tests to register pulp vitality. Endod Dent Traumatol. 1999;15:127–31.

[42] Peters DD, Lorton L, Mader CL, Augsburger RA, Ingram TA. Evaluation of the effects of carbon dioxide used as a pulpal test. 1. In vitro effect on human enamel. J Endod. 1983;9:219–27.

[43] Farac RV, Morgental RD, Lima RK, Tiberio D, dos Santos MT. Pulp sensibility test in elderly patients. Gerodontology. 2012;29:135–9.

[44] Woolley LH, Woodworth J, Dobbs JL. A preliminary evaluation of the effects of electrical pulp testers on dogs with artifi cial pacemakers. J Am Dent Assoc. 1974;89:1099–101.

[45] Adams D, Fulford N, Beechy J, MacCarthy J, Stephens M. The cardiac pacemaker and ultrasonic scalers. Br Dent J. 1982;152:171–3.

[46] Luker J. The pacemaker patient in the dental surgery. J Dent. 1982;10:326–32.

[47] Miller CS, Leonelli FM, Latham E. Selective interference with pacemaker activity by electrical dental devices. Oral Surg Oral Med Oral Pathol Oral Radiol Endod. 1998;85:33–6.

[48] Wilson BL, Broberg C, Baumgartner JC, Harris C, Kron J. Safety of electronic apex locators and pulp testers in patients with implanted cardiac pacemakers or cardioverter/defi brillators. J Endod. 2006;32:847–52.

[49] Pak JG, Fayazi S, White SN. Prevalence of periapical radiolucency and root canal treatment: a systematic review of cross-sectional studies. J Endod. 2012;38:1170–6.

[50] Quinonez C. Self-reported emergency room visits for dental problems. Int J Dent Hyg. 2011;9:17–20.

[51] Sanders AE, Slade GD, Lim S, Reisine ST. Impact of oral disease on quality of life in the US and Australian populations. Community Dent Oral Epidemiol. 2009;37:171–81.

[52] Levin LG. Pulp and periradicular testing. J Endod. 2013;39:S13–9.

[53] Hyman JJ, Cohen ME. The predictive value of endodontic diagnostic tests. Oral Surg Oral Med Oral Pathol. 1984;58:343–6.

[54] Harman K, Lindsay S, Adewami A, Smith P. An investigation of language used by children to describe discomfort expected and experienced during dental treatment. Int J Paediatr Dent. 2005;15:319–26.

[55] Toole RJ, Lindsay SJ, Johnstone S, Smith P. An investigation of language used by children to describe discomfort during dental pulp-testing. Int J Paediatr Dent. 2000;10:221–8.

[56] Fulling HJ, Andreasen JO. Infl uence of maturation status and tooth type of permanent teeth upon electrometric and thermal pulp testing. Scand J Dent Res. 1976;84:286–90.

[57] Fuss Z, Trowbridge H, Bender IB, Rickoff B, Sorin S. Assessment of reliability of electrical and thermal pulp testing agents. J Endod. 1986;12:301–5.

[58] Klein H. Pulp responses to an electric pulp stimulator in the developing permanent anterior dentition. J Dent Child. 1978;45:199–202.

[59] Byström A, Happonen RP, Sjögren U, Sundqvist G. Healing of periapical lesions of pulpless teeth after endodontic treatment with controlled asepsis. Endod Dent Traumatol. 1987;3:58–63.

[60] Barnett F. Cone beam-computed tomography in endodontics. Endodontics: Colleagues for

Excellence. Chicago: American Association of Endodontists. 2011. p. 1–7.

[61] Goldman M, Pearson AH, Darzenta N. Endodontic success–who's reading the radiograph? Oral Surg Oral Med Oral Pathol. 1972;33:432–7.

[62] Goldman M, Pearson AH, Darzenta N. Reliability of radiographic interpretations. Oral Surg Oral Med Oral Pathol. 1974;38:287–93.

[63] Witherspoon DE, Small JC, Regan JD. Missed canal systems are the most likely basis for endodontic retreatment of molars. Tex Dent J. 2013;130:127–39.

[64] Camp JH. Pedodontic endodontic treatment. In: Cohen S, Burns RC, editors. Pathways of the pulp. 2nd ed. St. Louis: Mosby; 1980. p. 622–56.

[65] Duell RC. Conservative endodontic treatment of the open apex in three dimensions. Dent Clin N Am. 1973;17:125–34.

[66] Gutmann JL, Heaton JF. Management of the open (immature) apex. 2. Non-vital teeth. Int Endod J. 1981;14:173–8.

[67] Patel S. The use of cone beam computed tomography in the conservative management of dens invaginatus: a case report. Int Endod J. 2010;43:707–13.

[68] Krell KV, Rivera EM. A six year evaluation of cracked teeth diagnosed with reversible pulpitis: treatment and prognosis. J Endod. 2007;33:1405–7.

[69] Tsesis I, Rosen E, Tamse A, Taschieri S, Kfi r A. Diagnosis of vertical root fractures in endodontically treated teeth based on clinical and radiographic indices: a systematic review. J Endod. 2010;36:1455–8.

[70] Hargreaves KM, Cohen S, Berman LH. Pathways of the pulp. 10th ed. St. Louis: Mosby Elsevier; 2011.

[71] Amercian Association of Endodontists. Glossary of Endodontic Terms 2015 [accessed 2/27/ 2016]; Available from: http://www.nxtbook.com/nxtbooks/aae/endodonticglossary2015/ .

[72] Caliskan MK, Turkun M. Prognosis of permanent teeth with internal resorption: a clinical review. Endod Dent Traumatol. 1997;13:75–81.

[73] Andreasen JO, Andreasen FM, Andersson L, Andreasen JO. Textbook and color atlas of traumatic injuries to the teeth. 4th ed. Oxford, UK. 4th ed. Oxford/Ames/Iowa: Blackwell Munksgaard; 2007.

[74] Benenati FW. Root resorption: types and treatment. Gen Dent. 1997;45:42–5.

[75] Trope M. Root resorption of dental and traumatic origin: classifi cation based on etiology. Pract Periodontol Aesth Dent. 1998;10:515–22.

[76] Dunfee BL, Sakai O, Pistey R, Gohel A. Radiologic and pathologic characteristics of benign and malignant lesions of the mandible. Radiographics. 2006;26:1751–68.

[77] Struthers P, Shear M. Root resorption by ameloblastomas and cysts of the jaws. Int J Oral Surg. 1976;5:128–32.

[78] Kendell RL. Permanent molar impactions and an odontogenic keratocyst: report of case. ASDC J Dent Child. 1990;57:452–3.

[79] Ozturk M, Ozec I, Aker H, Muslehiddinoglu A. Osteoblastoma of the mandible with root resorption: a case report. Quintessence Int. 2003;34:135–8.

[80] Bhadage CJ, Vaishampayan S, Kolhe S, Umarji H. Osteosarcoma of the mandible mimicking an odontogenic abscess: a case report and review of the literature. Dent Update. 2013;40:216–8. 21.

[81] Kawai N, Wakasa T, Asaumi J-I, Kishi K. A radiographic study on resorption of tooth root associated with malignant tumors. Oral Radiol. 2000;16:55–65.

[82] Malueg LA, Wilcox LR, Johnson W. Examination of external apical root resorption with scanning electron microscopy. Oral Surg Oral Med Oral Pathol Oral Radiol Endod. 1996;82:89–93.

[83] Heithersay GS. Invasive cervical resorption: an analysis of potential predisposing factors. Quintessence Int. 1999;30:83–95.

[84] Kaffe I, Tamse A, Littner MM, Schwartz I. A radiographic survey of apical root resorption in pulpless permanent teeth. Oral Surg Oral Med Oral Pathol. 1984;58:109–12.

[85] Laux M, Abbott PV, Pajarola G, Nair PN. Apical infl ammatory root resorption: a correlative radiographic and histological assessment. Int Endod J. 2000;33:483–93.

[86] Vier FV, Figueiredo JA. Prevalence of different periapical lesions associated with human teeth and their correlation with the presence and extension of apical external root resorption. Int Endod J. 2002;35:710–9.

[87] Vier FV, Figueiredo JA. Internal apical resorption and its correlation with the type of apical lesion. Int Endod J. 2004;37:730–7.

[88] Leonardo MR, Rossi MA, Silva LA, Ito IY, Bonifacio KC. EM evaluation of bacterial biofi lm and microorganisms on the apical external root surface of human teeth. J Endod. 2002;28:815–8.

[89] Tsesis I, Fuss Z, Rosenberg E, Taicher S. Radiographic evaluation of the prevalence of root resorption in a Middle Eastern population. Quintessence Int. 2008;39:e40–4.

[90] Cholia SS, Wilson PH, Makdissi J. Multiple idiopathic external apical root resorption: report of four cases. Dentomaxillofac Radiol. 2005;34:240–6.

[91] Skolnick IM. Ankylosis of maxillary permanent fi rst molar. J Am Dent Assoc. 1980;100:558–60.

[92] Lim WH, Kim HJ, Chun YS. Treatment of ankylosed mandibular fi rst permanent molar. Am J Orthod Dentofacial Orthop. 2008;133:95–101.

[93] Paleczny G. Treatment of the ankylosed mandibular permanent fi rst molar: a case study. J Can Dent Assoc. 1991;57:717–9.

[94] Baccetti T. Tooth anomalies associated with failure of eruption of fi rst and second permanent molars. Am J Orthod Dentofacial Orthop. 2000;118:608–10.

[95] Barrett EJ, Kenny DJ. Avulsed permanent teeth: a review of the literature and treatment guidelines. Endod Dent Traumatol. 1997;13:153–63.

[96] Andreasen JO, Andreasen FM. Textbook and color atlas of traumatic injuries to the teeth. 3rd ed. St. Louis: Mosby; 1994.

第3章 局部麻醉

Local Anesthesia

John M. Nusstein

摘要

牙髓神经局部麻醉是实施牙髓治疗的基础。良好的牙髓麻醉既能让医生为患者提供安全、无痛的治疗，还能提高患者的依从性和满意度。牙医的首要操作就是做好局部麻醉的管理。这一章将阐述主要的局麻方法和技术，有效地提供无痛牙科治疗。内容包括上、下颌注射技术，牙髓麻醉的检查，新技术和药物剂型，以及一些针对不同的操作者和患者的补充麻醉技巧。

指导性参考文献

Wallace JA, Michanowicz AE, Mundell RD, Wilson EG. A pilot study of the clinical problem of regionally anesthetizing the pulp of an acutely inflamed mandibular molar. Oral Surg Oral Med Oral Pathol. 1985;59(5):517-21.

该研究明确指出了当下颌牙牙髓神经处于炎症时的麻醉难点，以及解释了即使下牙槽神经阻滞麻醉成功后，治疗时患者仍感到疼痛的原因。

J. M. Nusstein , DDS, MS
Division of Endodontics , The Ohio State University College of Dentistry ,
305 W 12th Ave , Columbus , OH 43210 , USA
e-mail: nusstein.1@osu.edu

© Springer-Verlag Berlin Heidelberg 2017
O.A. Peters (ed.), *The Guidebook to Molar Endodontics*,
DOI 10.1007/978-3-662-52901-0_3

3.1　简介

在牙髓治疗中，深度、持久的牙髓麻醉十分重要。这不仅有益于患者，更利于医生在操作时避免患者突然活动。临床医生如果要获得深度牙髓麻醉，必须克服一系列问题。因此，判断牙髓和根尖周组织状态将影响局麻方案的选择。

当龋坏近髓时，牙髓可能出现慢性炎症反应。随着中性粒细胞的游出并聚集，炎性介质如前列腺素、白细胞介素，以及神经肽，如P物质、缓释肽、降钙素基因相关肽（CGRP）的释放，进一步加重炎症反应。这些炎性介质反过来作用于根尖疼痛感受器，提高神经元兴奋感，产生痛感。这些反应将导致患者中度至重度疼痛，影响牙医所需要的深度麻醉效果。

感染、慢性炎症导致的根尖周组织病变也会影响麻醉效果。化脓性细菌从根管入侵到根尖周组织引起的急性根尖周脓肿，刺激宿主组织产生强烈的免疫反应，在炎症早期，中性粒细胞是主要的细胞成分。中性粒细胞内含有大量溶酶体酶，能够分解死亡的以及新生的细胞成分。随着以中性粒细胞为主的免疫反应的持续，死亡的和新生的中性粒细胞、被分解的组织细胞、被降解的胞外基质以及溶酶体酶的积聚，产生大量脓性渗出物，形成脓液。若致病菌毒力强，宿主防御能力也强，将形成急性根尖周脓肿。严重的叩诊疼痛或者肿胀表明骨内存在急性炎症，将会影响局部麻醉方法的选择。

一旦做出牙髓诊断并制订治疗计划（包括牙髓治疗）。牙髓治疗的首要步骤便是局部麻醉。了解患者药物史有助于选择合适的局部麻醉方法。对于难以控制的高血压及对血管收缩剂敏感的患者，可能需要使用3%甲哌卡因或者4%丙胺卡因。服用非选择性β受体阻滞剂药物的患者，不能注射含左旋异肾上腺素的麻药。因此，了解患者的药物史和用药情况可以指导选择合适的麻醉方法。

3.2　表面麻醉

在局部麻醉注射前，使用表面麻醉剂可以减轻注射时的疼痛。常用的表面麻醉药物有20%苯佐卡因、EMLA（局部麻醉剂共溶性合剂——2.5%利多卡因和2.5%丙胺卡因的混合物）以及5%利多卡因（表3.1）。

表3.1 表面麻醉药物

20%苯佐卡因

EMLA（2.5%利多卡因 +2.5%丙胺卡因的混合物）

5%利多卡因

这些药物多为凝胶、软膏或者喷雾形式，易于涂抹在注射部位。用棉签蘸少量表面麻醉药（大约0.2mL）涂抹在注射点，等待60秒的渗透时间。喷雾可以喷在棉签上使用，也可以直接喷在注射点。

一些临床研究表明，注射前使用表面麻醉药物能有效减轻疼痛。也有研究显示，在上颌侧切牙浸润麻醉前使用20%苯佐卡因和安慰剂，效果无差异，而且，在下牙槽神经阻滞麻醉及上颌后牙颊侧浸润麻醉前使用20%苯佐卡因也无效果。但是，研究也表明，表面麻醉药物能减轻上颌前牙浸润麻醉时进针的疼痛。从药理学和心理学的角度评估表面麻醉的效果，当使用安慰剂和20%苯佐卡因时，若受试者认为自己使用的是表面麻醉药，其痛感明显低于自认为使用的是安慰剂的受试者。因此，注射前用表面麻醉药物还是用安慰剂对受试者痛感影响不大。在行腭前神经阻滞麻醉前使用20%苯佐卡因和安慰剂，痛感无明显差异。Gill和Orr发现行上颌浸润麻醉前，表面麻醉1分钟能有效缓解疼痛，但是与安慰剂相比，其对下牙槽阻滞麻醉效果不大[1]。这些研究均表明让患者在注射前知道自己使用了表面麻醉药物，能减轻注射时痛感。一项针对3051位儿童牙医的研究显示，在私人诊所大多数牙医在局部麻醉前先使用表面麻醉。

由于安慰效应，并且多数患者和医生认为表面麻醉能够降低进针时的疼痛，那么应该使用表面麻醉。这样，会使患者在治疗中尽可能感到舒适。

3.3 下颌麻醉

多数牙医认为，下颌牙的局部麻醉是难点。要麻醉下颌牙牙髓神经，必须将精准地进行下牙槽神经阻滞麻醉（IANB）（包括软组织和嘴唇麻木）。不彻底的下牙槽神经阻滞麻醉（嘴唇不麻木）常占5%，需要牙医在治疗前重新麻醉。通过查阅文献，牙医决定选择何种注射方式或者麻醉药物时，需要了解麻醉成功的定义。下牙槽神经阻滞麻醉成功的表现之一是在注射15分钟内，连续两次电活力测试（EPT）达80，并且，该数值至少能持续60分钟。这就意味着在临床中，下牙槽神经阻滞麻醉后15分钟便可以治疗，并且牙髓麻醉时间达1小时。临床试验表明，使用含1：100000肾上腺素的2%利多卡因，成功进行下牙槽神经阻滞麻醉后（下唇麻木），53%下颌第一磨牙在15分钟内得以麻醉，在相同时间内61%的下颌第一前磨牙及35%的下颌侧切牙得以麻醉。在下颌第一磨牙、第一前磨牙、侧切牙麻醉失败率（在60分钟内，患牙EPT值未能连续两次达到80）分别为17%、11%及32%。可能麻醉时间比较缓慢。这些患者的牙髓在下牙槽神经阻滞麻醉后的16分钟才得以麻醉。报道显示这种情况在下颌牙的发生率为19%~27%，一些患者（8%）在30分钟后才得以麻醉。有麻醉延缓史的患者，在正式治疗前应先预约，以便医生能够更好地实施下牙槽神经阻滞麻醉。

3.3.1 阻滞麻醉

下颌麻醉最常见的方法即下牙槽神经阻滞麻醉（表3.2）。

下牙槽神经（IAN）和舌神经是三叉神经下颌神经后干（V3）的分支。舌神经支配舌前2/3黏膜、口底黏膜以及下颌同侧舌侧牙龈的感觉。下牙槽神经从下颌升支中份进入下颌孔，在颏孔处分为两个终支，即颏神经支和切牙支。下牙槽神经支配下颌后牙及颊侧软组织感觉。在进入下颌孔前，还发出下颌舌骨肌神经，该神经沿下颌骨内侧边缘向前下走行，支配下颌骨下方和前方的软组织，也可能支配下颌磨牙牙髓。

表3.2　下颌阻滞麻醉方法

下牙槽神经阻滞麻醉

Gow-Gates法神经阻滞麻醉

Vazirani-Akinosi法（闭嘴）神经阻滞麻醉

下牙槽神经阻滞麻醉（IANB）通常使用27号1.5英寸（1英寸=25.4毫米）的标准注射器。注射点位于下颌升支内侧、翼突下颌缝外侧及下颌支前缘的切迹对应的软组织。患者大张口，非注射手的拇指置于翼下颌三角上向外侧牵拉，直至摸到下颌支前缘。然后，该手食指或中指轻轻按压下颌支后缘。那么，拇指与食指或中指的连线与注射点垂直。将注射器放在对侧前磨牙位置，平行于下颌𬌗平面[2]。进针抵到骨面，回退1mm，注射麻药进入翼下颌间隙。

注射速度应该缓慢；研究表明注射速度越慢，患者感觉越舒服（1.8mL注射速度不快于60秒），麻醉成功的概率也越大。标准的下牙槽神经阻滞麻醉将麻醉下牙槽神经、颏神经以及舌神经。麻醉区域包括同侧下颌牙牙髓以及其周围相应的下颌骨、牙周膜，也包括同侧的颊舌侧软组织和颏部。为了放置橡皮障夹，在磨牙颊侧牙龈应注射麻药。牙髓麻醉出现在5～19分钟，而且比嘴唇麻木（4～6分钟）出现得慢。

IANB还有其他的注射技术。报道显示Gow-Gates法神经阻滞麻醉[3]比传统的下牙槽神经阻滞麻醉成功率更高，但没有可控的临床研究支持这一点。同样，也没有研究表明Vazirani-Akinosi法（闭嘴）神经阻滞麻醉[4-5]优于传统下牙槽神经阻滞麻醉。因此，在下颌牙牙髓麻醉中，这些方法不太可能比传统下牙槽神经阻滞麻醉成功率高。

研究认为，不精确的下牙槽神经阻滞麻醉注射会使下颌牙牙髓麻醉失败。Hannan等[6]认为可用医用超声引导IANB的进针点，这样可以获得准确的注射点，但牙髓麻醉的成功率并没有因此提高。Simon等[7]为了研究下牙槽神经阻滞麻醉的效果，采用外周神经刺激器来定位下牙槽神经的注射点。但该方法也没有比传统下牙槽神经阻滞麻醉成功率高。因此，注射（针头摆放位置）的准确性不是下牙槽神经阻滞麻醉失败的首要因素。针头斜面的方向（朝向或者远离下颌支）对下牙槽神经阻滞麻醉的成功率也没有影响。

侧副神经分支也被认为是影响下牙槽神经阻滞麻醉成功的因素。在颏孔行切牙神经阻滞麻醉能提高第一磨牙和前磨牙下牙槽神经阻滞麻醉的成功率，但是成功率不及其他补充的麻醉技术（后面讨论）。下颌舌骨肌神经被认为是引起下颌神经麻醉失败的主要侧副神经。但是，Clark等[8]发现当使用外周神经刺激器定位下颌舌骨肌神经，并同时麻醉它和下牙槽神经时，并不能提高下颌牙麻醉的效果。

3.3.2 下颌麻醉的局部麻醉药物

在所有局部麻醉药中，含肾上腺素的利多卡因仍然是标准药物。在许多国家，4%阿替卡因的出现降低了利多卡因的使用率。回顾文献发现，没有某种局部麻醉药物能明显提高IANB的成功率。有研究通过比较不同的局部麻醉药，如普通3%的甲哌卡因（卡波卡因，普鲁卡因，斯康杜尼），4%丙胺卡因（普通），含1：200000肾上腺素的4%丙胺卡因（加强），含1：20000左旋异肾上腺素的2%甲哌卡因（含新异肾上腺素的卡波卡因），含1：100000肾上腺素的4%阿替卡因以及含1：100000肾上腺素的2%利多卡因，对牙髓正常的患者行下牙槽神经阻滞麻醉，结果显示成功率没有显著差异。因此，在牙髓治疗中改变局部麻醉药物意义不大。缓冲液的使用，比如碳酸氢钠能增加麻药pH，临床中也未能改变牙髓局部麻醉的成功率[9]。

在下牙槽神经阻滞麻醉时增大局部麻醉药物的剂量，增加进入翼下颌间隙的药量，有可能使更多麻药渗入神经，都不能增加无症状患者或有症状不可复性牙髓炎患者的局部麻醉成功率。增加肾上腺素的浓度（1：50000），使其在注射点持续更长时间，对下牙槽神经阻滞麻醉效果也不好。

使用1.8mL含1：100000肾上腺素的2%利多卡因和含1：200000肾上腺素的0.5%丁哌卡因行牙髓麻醉持续的时间分别为2.5小时以及3~4小时。因此，医生在牙髓治疗时有充足的时间。还没有研究显示麻醉药物持续的准确时间。

因此，局部麻醉药物的选择可以根据不同的药物、患者的用药情况以及希望的持续时间进行选择。3.6mL（两支）药物能提高下牙槽神经阻滞麻醉的成功率（嘴唇麻木），但不能提高牙髓麻醉的成功率。

3.4 上颌麻醉

骨膜上（浸润）麻醉常用于上颌牙的牙髓麻醉。上颌浸润麻醉（骨膜上或区域阻滞）的成功率达95%（表3.3）。

临床研究表明，使用牙髓电活力测试可以检测上颌浸润麻醉是否成功。使用1.8mL或更少的麻药，牙髓麻醉的成功率（电活力值达最大输出值）达到87%～100%。利多卡因实施牙髓麻醉的持续时间为31～100分钟，多数研究显示时间不超过60分钟。当治疗时间长达45分钟时，医生应特别注意。随着麻醉的失效，为了确保患者的舒适度，应再次注射麻药。

3.4.1　上颌麻醉方法

在行上颌磨牙的牙髓治疗时，应选择上颌浸润麻醉。三叉神经的上颌支（V2）分为4段在翼腭窝段发出颧神经、翼腭神经和上牙槽后神经（PSA）。上牙槽后神经常有两个分支：第二支分布于上颌磨牙（除20%分布在上颌第一磨牙近中颊根）牙髓及其牙周膜、牙槽骨。上颌支还进入眶下管，发出上牙槽中神经（MSA）和上牙槽前神经（ASA）。上牙槽中神经分布于上颌前磨牙和部分上颌第一磨牙近颊根及其牙周膜、颊侧牙龈以及前磨牙区的牙槽骨。在治疗上颌后牙时，医生应十分注意这些神经分布情况。

在学校学习的浸润麻醉的基本方法是较简单的。采用27号小针头，牵开嘴唇或颊部，使前庭沟紧张。在黏膜转折处，平行牙齿注射进入牙齿根尖区。针尖斜面的方向并不重要，研究表明其方向对麻醉没有影响，并且局部麻醉药物可以从针尖的各个方向渗透。回吸后，注射速度应缓慢——一支药（1.8mL）约1分钟推完，以降低溶液沉积物可能引起的疼痛。在上颌前磨牙和磨牙，牙髓麻醉的起效时间为2～5分钟。

表3.3　上颌麻醉注射方法

浸润麻醉

上牙槽后神经（PSA）阻滞麻醉

V2分支阻滞麻醉

　　腭侧组织也需要麻醉，这可以降低治疗时橡皮障夹引起的疼痛，尤其在牙齿失去固位时，橡皮樟夹会夹在腭侧的牙龈。采用表面麻醉和/或压力麻醉，能降低腭侧进针时的疼痛。用较硬的器械手柄放在局部麻醉进针处约30秒，并在进针时保持压力，快速进针，即为压力麻醉。进针点应邻近治疗的牙齿，距离游离龈约10mm，针尖对准骨面。小剂量的麻药（0.3~0.5mL）缓慢注射，直至组织变白。

　　其他上颌后神经麻醉的方法有上牙槽后神经阻滞麻醉和第二分支阻滞麻醉。这些方法也可以成功麻醉，但是可能会有血肿、疼痛以及难于操作。

　　上牙槽后神经（PSA）阻滞麻醉用于第二和第三磨牙以及80%的第一磨牙。通常，第一磨牙还需要颊侧浸润麻醉。上颌第二磨牙，注射范围是上牙槽后神经，也应考虑到上牙槽前神经和中神经。上颌第二分支阻滞麻醉有两种口内法。第一种，从腭侧进针，从腭管至翼腭窝。第二种，从上颌结节进针，将针头绕过上颌结节进入翼腭窝。用这两种方法麻醉第二磨牙的成功率为95%~100%。但是，寻找腭管的困难及产生的疼痛，限制了在临床的使用。

3.4.2　上颌麻醉的局部麻醉药物

　　含1：100000肾上腺素的2%利多卡因在牙髓麻醉中效果很好。多数临床研究显示，在磨牙中使用的成功率为87%。

　　另一些局部麻醉药物在临床上也有应用。普通局部麻醉药物，如3%甲哌卡因和4%普鲁卡因能达到较高的成功率（70%~73%），但是局部麻醉时间大大降低——25分钟。这种短时间麻醉阻碍了其在牙髓治疗中的使用，除非患者的条件允许重复注射这些药物。在麻醉上颌第一磨牙时，使用含1：100000肾上腺素的4%阿替卡因，含1：20000左旋异肾上腺素的2%甲哌卡因，以及含1：200000肾上腺素的4%普鲁卡因的效果，同使用含1：100000肾上腺素的2%利多卡因的麻醉效果是一样的。因此，使用这些麻药并没有临床意义。研究发现，含1：200000肾上腺素的0.5%丁哌卡因在麻醉上颌第一磨牙时，麻醉缓慢（近8分钟），且成功率低（64%，利多卡因是82%）。使用丁哌卡因局部麻醉持续时间也不长。与含1：100000肾上腺素的利多卡因相比，使用含1：50000肾上腺素的2%利多卡因局部麻醉持续时间更长，但也在60分钟以内。两者成功率一样。目前还没有文献报道缓冲剂对上颌磨牙牙髓麻醉的影响。

关于使用剂量，Mikesell等[10]比较了1.8mL和3.6mL含1：100000肾上腺素的2%利多卡因进行上颌浸润麻醉（第一磨牙）的程度。成功率（连续两次电活力测试值达80）为97%～100%。两种麻醉剂量没有统计学差异。但是，3.6mL的利多卡因在侧切牙、第一前磨牙以及第一磨牙的麻醉时间更长。

在行上颌后牙牙髓麻醉前，不用做麻醉前准备。上颌浸润麻醉的选择可以依据患者的健康情况、期望的局部麻醉持续时间以及操作者的喜好来决定。

3.5 治疗前确定牙髓已经麻醉

在治疗前，确定局部麻醉是否有效非常重要（表3.4）。

检查通过下牙槽神经阻滞麻醉（IANB）获得下颌麻醉的传统方法是询问患者嘴唇是否麻木，探诊待治疗下颌牙周围的牙龈或者开始治疗观察患者反应。但这些方法都不能有效确定牙髓是否已经麻醉。对于上颌牙，也可以评估唇和/或颊的麻木感。客观指标可以更好地对所有牙的牙髓麻醉进行评估。在治疗前，利用牙髓电活力测试（EPT）和/或冰棒冷诊可以准确地确定正常的牙髓是否麻醉。如果患者对刺激（冷或电）反应呈阴性，说明已经获得牙髓麻醉，患者在治疗时不会疼痛。但是，如果是不可复性牙髓炎的患牙，对上述刺激没有反应并不能确定牙髓已被麻醉[11]。治疗时患者可能出现疼痛。显然，冠髓坏死、根管内牙髓还有活力的牙齿，上述检测方法都没用。这种情况下，检测邻牙的麻醉情况可以说明患牙的麻醉情况。

表3.4 确诊牙髓麻醉成功的方法

温度测试——冷诊

电活力测试——最大值

3.6   补充麻醉技术

有疼痛症状的不可复性牙髓炎患者常很难获得牙髓麻醉。其中一个理论解释是由于炎症组织pH降低，这将降低渗透进入神经鞘和神经膜浓度。因此，只有很少电离形式的局麻药作用神经产生麻醉。显然，这种理论只能解释炎症对神经的局部影响，却不能解释下牙槽神经阻滞麻醉在离炎症区域（痛牙）一定距离注射时成功率也很低的现象。另一个理论是源于炎症组织的神经，其静息电位发生改变，兴奋阈值降低。电生理学研究发现，由于炎性神经兴奋阈值降低，局部麻醉药物不能阻止其神经冲动的传递。还有理论指出，原因可能是抗麻醉的钠通道的存在，在不可复性牙髓炎的牙髓中，一种叫作抗河豚毒素的钠通道上调是可能的原因。

对无症状和有症状的患者实施传统下牙槽神经阻滞麻醉失败后，临床医生急需能获得良好牙髓麻醉的方法。这一点特别重要，尤其对"hot"牙（有症状的不可复性牙髓炎）牙髓治疗时，患者抱怨疼痛很明显。为了试图提高下牙槽神经阻滞麻醉注射的成功率。对有症状的不可复性牙髓炎的患牙治疗前使用多种口服药物。有一些补充麻醉方法（表3.5）可以帮助医生解决这个问题。最好在下牙槽神经阻滞麻醉成功后（嘴唇麻木），再使用这些补充麻醉方法。

3.7   提高下牙槽神经阻滞麻醉注射成功的策略

近来研究发现，对有症状的不可复性牙髓炎的患牙治疗前使用多种口服药物，以试图提高下牙槽神经阻滞麻醉注射的成功率。对于该患者使用对乙酰氨基酚和布洛芬（不同强度），及乙酰氨基酚和布洛芬的混合物，甲泼尼龙，酮咯

表3.5   补充麻醉注射方法

阿替卡因下颌颊侧浸润麻醉

牙周膜注射法（PDL）

骨内注射（IO）

牙髓腔内注射

酸，三唑仑，均不能提高下牙槽神经阻滞麻醉注射的成功率。但是，Stanley等[12]发现使用30%～50%的氧化亚氮，能提高阻滞麻醉的成功率。

3.8 阿替卡因下颌颊侧浸润麻醉

研究发现，采用含1∶100000肾上腺素的4%阿替卡因行下颌颊侧浸润麻醉作为补充麻醉时，能提高下牙槽神经阻滞麻醉注射的成功率（表3.6）。对于没有症状的患者，阿替卡因效果优于利多卡因（分别是88%和71%）。但是，若其在有症状的不可复性牙髓炎患者中，作为下牙槽神经阻滞麻醉补充注射行颊侧浸润时，成功率只有58%。这个结果远低于使用骨内和牙周膜注射法。

采用4%阿替卡因在靠近下颌后牙颊侧前庭沟处注射是一项简单的补充麻醉方法。但是，研究发现只能采用阿替卡因行这种补充麻醉。采用其他麻药（利多卡因或普鲁卡因）或者不同浓度的麻药（2%和4%）均不能获得同阿替卡因相当的成功率。含1∶100000和1∶200000肾上腺素的4%阿替卡因，成功率相同，但持续时间不一样（前者较低）。对下颌前牙，不采用下牙槽神经阻滞麻醉注射，

表3.6 阿替卡因下颌颊侧黏膜浸润麻醉*

操作方法

- 使用27号短针和4%阿替卡因溶液
- 在需要麻醉的牙齿颊侧黏膜附近直接进针
- 针尖靠近根尖处
- 注射1支阿替卡因溶液不少于1～2分钟
- （可选）在前牙，可在治疗牙的舌侧追加注射1针阿替卡因
- 等待5分钟开始治疗
- 检查牙齿有无麻木
- 开始治疗

* 注意：如果已经采用了补充麻醉，在确定IANB成功（嘴唇或软组织麻木）前不需要再麻醉

主要使用颊侧浸润麻醉可以达到相同的成功率。在前牙舌侧追加阿替卡因可以提高成功率。不过，这种注射方法只能持续约45分钟。

3.9 牙周膜（PDL）注射法

牙周膜补充注射仍是一种被广泛学习和使用的补充麻醉方法（表3.7）。研究显示通过牙周膜补充注射为牙髓治疗所获得的麻醉有50%～96%。成功实施牙周膜注射的关键是维持注射时的阻力。

牙周膜注射常常使用标准牙科麻醉针头或者高压针头。30号超短针或者27号或25号短针均可以。针头的大小不会影响其效果。将针头进入近中牙周膜中，针头斜面背对牙齿。可以在牙周膜中获得最大穿透力。采用普通注射器，缓慢、加压注射20秒。使用高压注射针头，触发器缓慢挤压直到咔嗒1次或者2次。如前所述，应感到阻力再注射。若没有阻力，常导致麻醉失败。在远中牙周膜同样进行

表3.7 牙周膜注射法（牙周韧带浸润麻醉）

操作方法

- 准备注射用的针头及麻醉剂
- 确定需要注射
- 使针头安放在近中龈沟内
  - 针头斜面朝向牙槽骨骨面
- 向针头施压，使其到达软组织最深处
- 用中等到较重的力度缓慢注射
  - 注射时间大约20秒
  - 向注射器施压两次
  - 用计算机控制局部麻醉注射仪器注射0.7mL
- 远中龈沟内重复1次
- 检查牙齿有无麻醉
- 开始治疗

注射。两处注射麻药约0.2mL。

随着计算机控制局部麻醉注射系统（简称CCLAD）的发展，Wand/CompuDent和Single Tooth麻醉系统（均为Milestone Scientific, Livingston, NJ）也能行牙周膜内注射。这两个系统通过两个注射器可以注射1.4mL的麻药。使用Wand/CompuDent系统，麻药持续时间是标准或加压注射的3倍（第一磨牙平均麻醉时间是31～34分钟，标准或加压注射时间为10分钟）。目前，还没关于STA设备的研究。

牙周膜注射后麻醉立即起效。牙医不必在治疗前就注射。注射后，若患牙牙髓测试无反应，则可开始治疗。如果第一次注射剂量不能维持麻醉时，需要再次注射。

牙周膜注射是使局部麻醉药物通过筛状板浸入患牙周围松质骨。从某种意义上说，是一种骨内注射。麻醉持续时间与注射剂量、方式有关。使用不含任何血管收缩剂的麻药（3%甲哌卡因）持续时间低于使用含有肾上腺素的麻药。麻醉的成功率也与血管收缩剂有关，不含血管收缩剂的麻药效果差一些。

应告知患者，治疗后的患牙有轻微疼痛。这常常与针头对软组织造成的损伤有关，而与推注压力无关。

3.10 骨内注射（IO）

牙医采用骨内注射（IO）是将麻药直接注入需要麻醉牙齿邻近的松质骨（表3.8）。以下是几种市场上使用的骨内注射系统：Stabident系统（Fairfax Dental, Wimbledon, UK）、X–Tip系统（Dentsply Maillefer, Tulsa, OK），以及Dental Hi Tec（Cholet, France）的QuickSleeper。Stabident系统是一根坚固的尖端倾斜的27号穿孔器连接低速手机，直接在皮质骨上打孔。在穿孔器上连接27号超短针头注射器，注射麻药进入松质骨。X–Tip系统是由穿孔器和引导套构成一个组件，连接低速手机。穿孔器戴着引导套穿过皮质骨，将引导套留在里面。引导套可容纳27号针头，以注射麻药。在注射麻醉剂之后，必须用止血钳取出导套。骨内麻醉注射机QuickSleeper是电动机头，包括穿孔针头和麻醉弹筒。一旦获得穿孔，机头立即启动电子注射系统注射，完成局部麻醉。

表3.8　骨内注射麻醉

操作方法

- 准备注射针和麻醉药
- 确定是否需要注射
- 告知患者副作用（短暂心动过速）
- 选择穿孔位置（若可行，常位于牙齿的远中）
  - 在健康附着龈上
  - 在黏膜牙龈转折线上
    - 除了X-Tip和QuickSleeper系统
  - 等距于牙根附近
- 麻醉穿孔区（如有必要）
  - 0.5mL麻醉药
- 垂直骨面放置穿孔器
- 皮质骨开孔，5~7秒
  - 直至感到落空感
- 立即插入针头注射麻药
  - 注射0.9~1.8mL麻药不低于1分钟
- 再次检测牙齿麻醉效果
- 开始治疗

　　骨内注射的优点之一是麻醉立即起效（表3.8）。在需要麻醉牙的远中进行注射，麻醉成功率大。而上、下颌第二磨牙，该牙在近中注射。骨内注射时打孔的位置应该在牙齿和其附着龈的中间位置，该位置是打孔穿过黏膜和皮质骨最薄的地方，可以防止损害牙根。在使用Stabident系统时，在附着龈处打孔更容易定位打孔的位置。使用X-Tip和QuickSleeper系统时，应在更靠近根尖区的膜龈转折处打孔，因为这两种系统在定位打孔位置上难度不大。当需要麻醉的牙齿没有附着龈时也建议在根尖区注射，因为相邻牙根缺乏邻间距离，采用Stabident系统注射不能获得良好麻醉效果。

　　应缓慢注射麻醉药——约1分钟注射1.8mL麻醉药。麻醉剂量为0.9~1.8mL。多数临床研究采用这个剂量。研究显示，对无症状或不可复性牙髓炎患者实施补充的骨内注射均能获得很好效果。在下颌第一磨牙的成功率是75%~93%。在骨内注射中使用不同麻药效果类似。但是，持续时间与是否存在血管收缩剂有关（类似牙周膜注射）。Stabident系统和X-Tip系统在行麻醉时无明显差异。目前没有研究显示QuickSleeper的麻醉效果。骨内注射失败常与在穿孔处麻药的回吸有关。回吸常预示穿孔不完全或者引导套被阻塞。有报道显示骨内注射作为不可复性牙髓炎的补充麻醉，其持续时间约45分钟。采用3%甲哌卡因持续时间将缩短。

使用Stabident系统和X-Tip系统（QuickSleeper系统也可能）行骨内注射，采用含有肾上腺素和左旋肾上腺素的麻药，应注意会产生短暂心动过速。Replogle等[13]认为当使用1.8mL含1：100000肾上腺素的2%利多卡因时，67%的受试者心电图显示心率加快。每分钟心率加快为12～32次不等。使用3%甲哌卡因则不会引起明显心率加快[13]，若患者禁用肾上腺素和左旋肾上腺素时，最好使用3%甲哌卡因。在注射含血管收缩剂的麻药前，应告知患者药物的副作用，并再次确认心率加快是暂时的（2～3分钟），不具危险性。

3.11 牙髓腔内注射

5%～10%的不可复性牙髓炎下颌牙在开髓时，尽管使用补充麻醉（牙周膜内注射麻醉和骨内注射麻醉），麻醉效果也不佳。这意味有必要采用牙髓腔内注射（表3.9）。

表3.9 牙髓腔内注射

操作方法

- 髓腔暴露
- 选择合适的注射针头，恰好能进入根管口
- 告知患者副作用（短时的剧烈疼痛）
- 将针头插入根管口，严格加压获得最大渗透力
- 加压缓慢注射（20～30秒）
- 让患者告知疼痛有无缓解
- 重新摘除冠髓或者根髓（麻醉持续约10分钟）
- 若有必要，在每个根管内注射

　　在压力下行牙髓腔内注射效果较好，立即生效。操作方法各有不同，但重点是保持强大的压力进行注射。没有压力进行髓腔内注射，麻醉效果不佳。

　　牙髓内注射的缺点是麻醉持续时间较短（15～20分钟）。一旦产生麻醉，术者应快速清除髓腔和根管内的牙髓。牙髓内注射还需要牙髓暴露，才能得以注射。对患者而言，这一步很痛苦，因为从开始暴露牙本质就开始疼痛。最后，注射本身也会疼痛。因此，在治疗时，应告知患者可能出现中度到重度的疼痛。

　　注射时，需要暴露牙髓。仅有一个小暴露点，便可以使用30号注射针头。若暴露点过大，可能需要使用大一点的注射针头。可以将任何类型的局部麻醉药物放在普通注射器内使用。必须告知患者，才开始注射，将针头插入穿髓点，进入髓腔。感到强有力的阻力时开始注射。如果注射时无阻力，可能导致牙髓麻醉的失败。若是穿髓点过大，抑或可以看到或是探查到根管口，那么将30号大小的注射针尽可能插得深一些，再注射麻药。询问患者有无以及何时感到疼痛。这可以提示该根管内牙髓麻醉的程度。需要及时清理注射麻药的根管。麻醉持续时间只有10分钟，每个根管都这样做。

3.12　牙髓治疗中麻醉要点

- 询问过敏史，了解术前用药，选择恰当的局部麻醉方法
- 根据临床诊断和牙位，选择合适的注射方法
- 治疗前需检验麻醉是否成功
- 若麻醉不充分，可以采用补充麻醉方法增强麻醉效果
- 治疗前再次检验麻醉是否成功
- 若麻醉还不充分，重复前一次的补充麻醉，或者选择另外的方法
- 一旦麻醉成功，便开始治疗

（钱雨嫣　译）

参考文献

[1] Gill CJ, Orr DL. A double-blind crossover comparison of topical anesthetics. J Am Dent Assoc. 1979;98(2):213–4.

[2] Jorgensen NB, Hayden Jr J. Local and general anesthesia in dentistry. 2nd ed. Philadelphia: Lea & Febiger; 1967.

[3] Gow-Gates GA. Mandibular conduction anesthesia: a new technique using extraoral landmarks. Oral Surg Oral Med Oral Pathol. 1973;36(3):321–8.

[4] Vazirani S. Closed mouth mandibular nerve block: a new technique. Dent Dig. 1960;66:10–3.

[5] Akinosi J. A new approach to the mandibular block. Br J Oral Surg. 1977;15:83–7.

[6] Hannan L, Reader A, Nist R, et al. The use of ultrasound for guiding needle placement for inferior alveolar nerve blocks. Oral Surg Oral Med Oral Pathol Oral Radiol Endod. 1999;87(6):658–65.

[7] Simon F, Reader A, Drum M, Nusstein J, Beck M. A prospective, randomized single-blind study of the anesthetic effi cacy of the inferior alveolar nerve block administered with a peripheral nerve stimulator. J Endod. 2010;36(3):429–33.

[8] Clark S, Reader A, Beck M, Meyers WJ. Anesthetic effi cacy of the mylohyoid nerve block and combination inferior alveolar nerve block/mylohyoid nerve block. Oral Surg Oral Med Oral Pathol Oral Radiol Endod. 1999;87(5):557–63.

[9] Whitcomb M, Drum M, Reader A, Nusstein J, Beck M. A prospective, randomized, doubleblind study of the anesthetic effi cacy of sodium bicarbonate buffered 2% lidocaine with 1:100,000 epinephrine in inferior alveolar nerve blocks. Anesth Prog. 2010;57(2):59–66.

[10] Mikesell A, Drum M, Reader A, Beck M. Anesthetic effi cacy of 1.8 mL and 3.6 mL of 2% lidocaine with 1:100,000 epinephrine for maxillary infi ltrations. J Endod. 2008;34(2):121–5.

[11] Dreven LJ, Reader A, Beck M, et al. An evaluation of an electric pulp tester as a measure of analgesia in human vital teeth. J Endod. 1987;13(5):233–8.

[12] Stanley W, Drum M, Nusstein J, Reader A, Beck M. Effect of nitrous oxide on the effi cacy of the inferior alveolar nerve block in patients with symptomatic irreversible pulpitis. J Endod. 2012;38(5):565–9.

[13] Replogle K, Reader A, Nist R, Beck M, Weaver J, Meyers WJ. Cardiovascular effects of intraosseous injections of 2% lidocaine with 1:100,000 epinephrine and 3% mepivacaine. J Am Dent Assoc. 1999;130(5):649–57.

第4章 恒磨牙的活髓治疗

Vital Pulp Therapy for Permanent Molars

Lars Bjørndal

摘要

本文是基于现有最佳的证据撰写的磨牙活髓治疗指南。通常活髓治疗的主要原因是龋齿，但很少有文献提到龋坏的深度，这可能影响治疗后的预后评估。此外，在活髓治疗中，临床上缺乏能客观监测牙髓发展程度的设备。因此牙齿适应证的选择很重要。在本章中，我们分别定义了深龋和极深的龋坏，并制订专门的处理方案，其包括直接盖髓和间接盖髓。特地针对两种情况对盖髓进行了分类。第一种，盖髓基于意外穿髓；而第二种，盖髓是预期和必然的，过程中包括手术显微镜的使用。

指导性参考文献

Bjørndal L, Thylstrup A. A practice-based study on stepwise excavation of deep carious lesions in permanent teeth: a 1-year follow-up study. Comm Dent Oral Epidemiol. 1998;26:122–8.

这是一篇对恒牙深龋实践性的研究，很多临床医生在治疗前都会怀疑有无牙髓暴露。经过1年的观察，没有牙髓暴露的牙齿经过完善的治疗后存活率

L. Bjørndal , PhD
Section of Cariology and Endodontics, Department of Odontology, Faculty of Health and Medical Sciences , University of Copenhagen , Nørre Allé 20 , 2200 Copenhagen , Denmark
e-mail: labj@sund.ku.dk

© Springer-Verlag Berlin Heidelberg 2017
O.A. Peters (ed.), *The Guidebook to Molar Endodontics*,
DOI 10.1007/978-3-662-52901-0_4

高，表明牙医可以在实践中掌控深龋病变的治疗方法，从而与传统牙髓治疗技术相比延长牙齿的存活寿命。

4.1　前言

深龋的治疗是牙体牙髓治疗中常见的问题。高质量的文献数据表明，在近髓的牙本质深龋中，相比一次性完全去龋，逐步去龋的露髓概率显著减少。

在进行磨牙活髓治疗之前，临床医生必须回答两个问题：（1）需要采取怎样的侵入性治疗来实现保存和维持牙髓组织处于健康的临床状态？（2）选择永久的还是临时的治疗方案？两个问题都取决于损伤的原因和时间：牙髓暴露是外伤还是龋源性？活髓治疗的目的是什么？何时为了避免龋齿露髓改成间接盖髓治疗？

关于龋齿和牙髓的争论并确定正确牙科治疗的方案可追溯到1个世纪前[1-2]。G.V.Black 在教科书中写道："……去净所有覆盖于牙髓的龋坏牙本质后是否露髓……牙齿的牙髓暴露好过让它被软坏的牙本质覆盖"[1]，而John Tomes先生在数十年前写到[2]："……应该留有一层染色的牙本质保护牙髓而不是冒着露髓风险，从而牺牲牙齿。"

即使在今天，深龋也可能被临床医生不同地理解和对待[3-5]。龋齿和牙髓的两难困境，部分是由于缺乏一种非侵入性的诊断设备来监测牙髓的炎症程度[6]，以及低级别的科学证据指导治疗[7-9]。最终，报道活髓治疗的结果时，深龋的定义往往不清楚。在本章，我们从影像学上将深龋定义为涉及牙本质近牙髓侧1/4；如果穿透整个牙本质，则是极深的深龋（图4.1）。

广义上来讲，牙髓暴露是指由龋源性、机械性或创伤性因素引起的牙体硬组织的病理性改变[10]。两种直接盖髓的分类为：直接盖髓Ⅰ类（意外穿髓）和直接盖髓Ⅱ类（意向性穿髓，显微镜指导下去除龋坏）。本章旨在罗列关于磨牙活髓治疗最佳临床证据，包括间接盖髓治疗的最新指南。

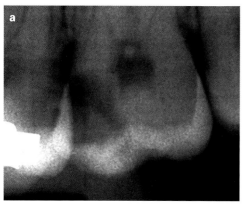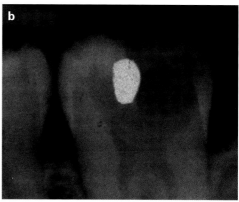

图4.1　影像学显示为深龋病变与极深的龋坏对比。（**a**）深龋涉及牙本质牙髓部分的1/4，具有分隔的半透明密度区域。（**b**）极深的龋坏定义为涉及整个原发/继发牙本质的穿通，没有高密度影像区分矿化的牙本质和牙髓或者在牙髓腔内没有第三期牙本质的高密度影像。

4.2　活髓保存的优势

4.2.1　牙根发育

对根尖未完全形成的牙齿，保存活髓对于牙根复合体的最终形成（即牙根发育）十分必要。这个话题在过去已有很多关注[11]，因为如果牙根发育成熟，牙齿将有更好的预后。在表4.1中，简单罗列了牙髓坏死后，由牙根形成不完全所导致的问题。这些问题也将在本书第7章讨论。

表4.1　在牙根发育的活髓治疗可预防以下问题

- 开放的根尖孔（很难创建止点并建立良好的根尖封闭）
- 薄的牙质壁（更容易断裂）
- 不完全的根尖发育（通常使预备和封闭更困难）
- 根折

4.2.2　第三期牙本质生成

刺激生成第三期牙本质是活髓治疗的主要目标。第三期牙本质过去有不同的分类和定义[12-13]；在这里，描述为牙本质生成（表4.2）。第三期牙本质定义了一种与内部创伤相关的新的硬组织形成[14]。将第三期牙本质细分成反应性牙本质生成和修复性牙本质生成[15-16]，引进了生物学平台，更加强调细胞起源以及成熟的成牙本质细胞基因表达上调的原因[17-19]。反应性牙本质是指形成与早期龋病相关的牙本质[20]。牙本质早期龋坏脱矿，分泌牙本质基质蛋白，刺激成牙本质细胞形成牙本质[21-22]。这些高表达的原发性成牙本质细胞[18]直接参与其形成，但在自然发展的龋坏中也可以观察到含有初始的次生成牙本质细胞样细胞的混合物[23]。在牙髓暴露的情况下，完整的新牙本质重建出的牙本质桥，定义为修复性牙本质（表4.2）。最初，它由一层非管状矿化基质组成，描述为纤维蛋白[14]，接着推测是由新的次生成牙本质细胞样细胞铺平形成一种管状牙本质。

对新形成的硬组织屏障以及活髓治疗后的牙髓状态的研究一直是牙科文献的重要组成部分。一个用于检测新的牙髓保护剂的简单参数已经用来确定活髓治疗后是否存在第三期牙本质。最近，一篇系统回顾的综述认为[24]显微镜可以用来分析组织切片，以观察新形成的牙体硬组织，尽管这是一种可靠的方法，然而，

表4.2　牙本质生成的分类

原发性牙本质生成：牙齿萌出前形成的牙本质

继发性牙本质生成：牙齿萌出后生理性形成的牙本质，最终减小髓腔的尺寸

第三期牙本质生成：牙本质产生作为对外部刺激的反应，可进一步分为：

反应性牙本质（新管状牙本质）：

由上调的成牙本质细胞或这些成牙本质细胞和新的次生成牙本质细胞样细胞的混合物

修复性牙本质（两层硬组织=牙本质桥）：

（a）最初一层非管状牙本质=纤维蛋白（非成牙本质细胞起源）

（b）随后由新的次生成牙本质细胞样细胞产生的管状牙质层

该方法在临床上却难以应用。未来关于活髓治疗后硬组织的研究应该更详细地分析，新形成的第三期牙本质如何表现为良好的屏障以避免微生物的晚期侵入，以及新形成硬组织的完整结构是什么。

与初级管状牙本质的结构相反，由于非管状界面存在，修复牙本质的形成可能有利于阻塞潜在的细菌而侵入髓腔。但是，修复牙本质比起原发牙本质本身可能含有更多的有机物、更少的矿化物。牙本质包含的有机物越多，渗透性越强，因此修复性牙本质与原发性牙本质相比，表现为次等的牙本质[12]。还有一点很重要，具有或不具有所谓的小管缺陷的牙本质，都不能阻挡细菌从未治疗的进展性龋和/或渗漏的冠状修复体侵入。用于评估活髓治疗的最佳终极指标将决定牙髓的长期临床效果，即功能、健康状态和对继发感染的预防能力[24]。

4.2.3　炎症和第三期牙本质

关于盖髓剂和保护剂的大多数试验研究是在健康的牙齿中进行，这与暴露的牙髓常常伴有不同程度的牙髓炎症不同。牙髓炎症的严重程度可能会影响第三期牙本质生成。在极端情况下，炎症会导致牙髓坏死，从而暂停或甚至不存在任何第三期牙本质生成。相比之下，轻微的牙髓炎症，似乎对牙本质生成有益[25]。综上，活髓治疗促进根尖形成和第三期牙本质生成的一般原则见表4.3。

表4.3　活髓治疗的一般原则

- 去除（ⅰ）细菌感染的牙本质和（ⅱ）对牙髓组织炎症的临床判断
- 应用牙髓保护剂刺激修复牙本质生成
- 保存活的根尖牙髓组织确保根尖形成
- 冠方封闭，以防修复性牙本质的二次感染，受感染的牙髓坏死，发展为根尖周炎

4.3 炎症的临床评估

在制订活髓治疗原则之前，对牙髓炎症程度的精确临床诊断是不可能的[3]。组织学上，牙髓病变和临床症状之间很少或者没有相关性[26-28]。此外，临床上的诊断设备尚不可用于客观地测量可复性的牙髓炎对于第三期牙本质生成是否有益。诊断基于来自预处理检查、临床检查以及放射学检查的数据[29]，而不是组织病理学结果。用于病例选择的临床数据将牙髓状态分成所谓的可复性牙髓炎和不可复性牙髓炎（表4.4）。

图4.2显示了极深龋坏的临床实例，去龋前牙髓直接暴露。患者来到牙科诊所，伴随着延迟痛、夜间痛。由开髓后深红的血液使临床诊断"不可复性牙髓炎"得到了进一步证实。在这种情况下脓液与牙髓空腔液化明显相关，无法止血，开始根管治疗。

表4.4 可复性和不可复性牙髓炎

可复性牙髓炎

- 临床诊断——基于主观、临床和影像学检查评估
- 如果外部刺激被去除，牙髓将恢复到无症状和长期评估后的活髓状态
- 热刺激（空气、液体）可能产生尖锐的一过性疼痛
- 牙髓暴露，可止血
- 诊断不代表确切的牙髓组织学状态

不可复性牙髓炎

- 它是与主观和客观发现相关的临床诊断，存在疼痛（自发痛或延迟痛或夜间痛）
- 温度变化可能会导致长时间的疼痛
- 牙髓暴露，不能止血
- 诊断不代表确切的牙髓组织学状态

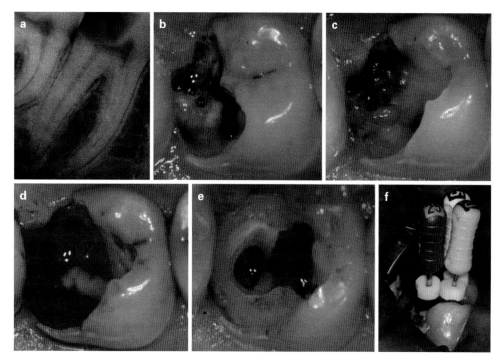

图4.2　（**a**）操作前的根尖放射学片显示：下颌第二磨牙极深的龋坏病变和根尖周炎。（**b**）治疗前的牙齿。临床上牙齿是活髓，合并的诊断为"不可复性牙髓炎"和根尖周炎。（**c**）接下来去龋，露髓，溢脓。（**d**）进一步建立髓腔直线通路，局部溢脓，伴随着炎症牙髓的出血。（**e**）在建立"牙髓治疗工作区域"时放置充填物和准备无菌工作区域之前，完整地去龋。（**f**）开始根管治疗，确定工作长度。

4.4　活髓治疗的适应证和治疗理念

　　活髓治疗的主要适应证是龋齿，机械性医源性损伤和创伤。最常见的导致磨牙进行包括活髓治疗在内的牙髓治疗的原因是龋坏[30]。因此，对应的治疗指南是在龋坏的牙髓暴露的"情景"中描述。文献中，通常不清楚临床医生是意外穿髓还是故意穿髓；而且龋坏的牙髓暴露的深度在临床研究中很少定义[31]。下面的活髓治疗指南将包括这些方面。

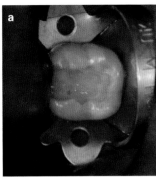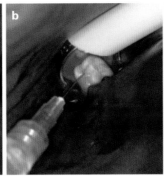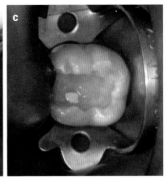

图4.3 （a）直接盖髓Ⅰ类：备牙时意外穿髓。不进行扩大。（b）髓腔内用盐水冲洗。（c）在永久充填之前放置氢氧化钙盖髓剂。

4.4.1 直接盖髓Ⅰ类（意外穿髓）

不用扩大穿髓孔。通常，暴露正好发生在创伤或意外穿孔期间（图4.3）。牙髓健康是先决条件。临床上，这意味着牙髓是活髓，患者在治疗之前没有主观疼痛，且可以达到良好的止血。穿髓孔直径<1mm，应该是位于冠1/3，最好仅有髓角暴露。牙髓保护剂可以直接放置在牙髓暴露处，髓腔可以被有效地密封。意外穿髓也可以发生在去龋期间，但是出现在与龋坏牙本质不直接相关的区域，因为穿髓是意外造成的。

4.4.2 直接盖髓Ⅱ类（意向性穿髓）

这种情况必须使用手术显微镜去龋[32]。使用放大系统，可以在去龋时更好地减少龋坏牙本质侵入髓腔的机会。如果可以止血，该牙髓则是一个可接受和可治疗的牙髓，但是目前牙髓炎症的确切程度是不可能客观地在临床确定的。对此，全球没有共识。应当通过间接牙髓治疗，利用较小侵入性的去龋程序（见下文）来避免牙髓暴露。

深龋或极深的龋坏的病例显示，如果细菌侵入区渗透接近修复牙本质的牙髓，下方的牙髓则严重感染[33]，无法实施活髓治疗和间接牙髓治疗。当牙髓存在不可复的炎症时，通常不能止血；因此，严禁在深龋或极深的龋坏中盖髓。当止血可以控制时，这种深度的病损可能被成功的治愈（图4.4）。深龋病变治疗后根尖形成的结果如图4.5所示。

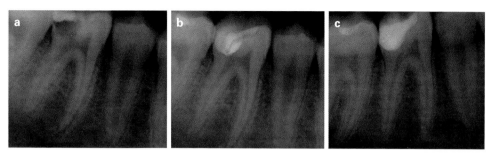

图4.4 （a）一个12岁儿童的术前X线片，显示下颌第一磨牙有极深的龋坏。（b）去龋后，应用MTA。（c）术后1年随访。牙齿活力存在和根尖区良好的硬骨膜形成。 注意到有第三期牙本质的形成（由Dr.G.Bogen提供）。

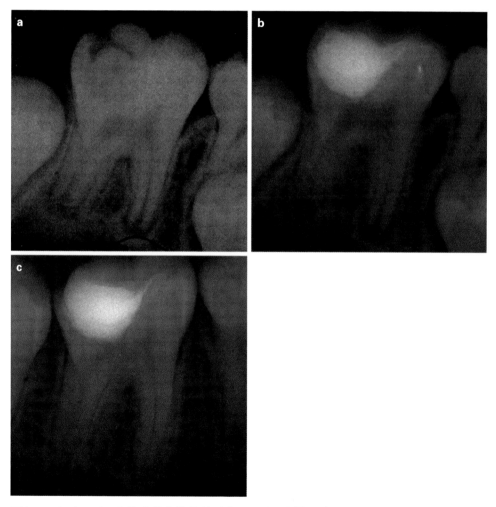

图4.5 （a）一名7岁儿童的术前放射照片，显示下颌第一磨牙深龋。（b）去龋后，应用MTA。（c）术后3年随访。牙齿活力存在且牙根发育完成（由Dr.G.Bogen提供）。

4.4.3 "部分"牙髓切断术

与直接盖髓相反，额外去除可疑的炎性牙髓组织，并且提供牙髓保护剂更好的封闭，这可能解决一个复杂的冠部龋损露髓问题[34]。在直接盖髓Ⅱ类和部分牙髓切除术之间的定义在龋源性露髓中出现了重叠。特别是在治疗"可复性牙髓炎"[35-37]时，与直接盖髓Ⅱ类原则相同，首先要避免牙髓的暴露。相比之下，"几天创伤"的牙齿合并暴露的牙髓，是这种治疗方式的经典适应证，其中，表浅的牙髓组织是感染的。在这种情况下，牙髓组织表面的去除是非常有益的[34]。部分牙髓切断术后，未闭合的牙根形成发育完善的牙根（图4.6）。

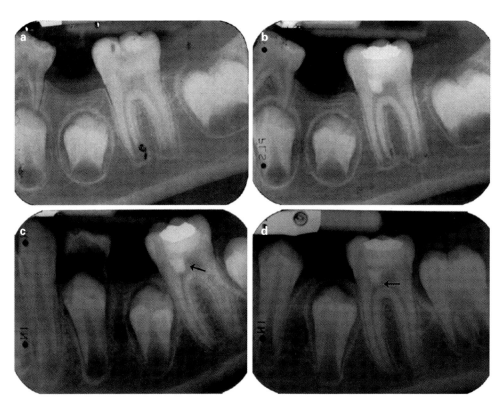

图4.6　（**a**）术前根尖片显示下颌第一磨牙深龋。（**b**）活髓切断术和MTA治疗后立即拍术后片。（**c**）治疗后16个月。可见牙本质桥在牙齿近中侧形成（箭头）。（**d**）治疗后26个月。注意形成良好的牙本质桥（箭头）和根尖形成的生理延续（转载自Barrieshi-Nusair和Qudeimat[37]；经许可）。

4.4.4 "全部"牙髓切断术

在单根牙中,是指切除暴露的冠部牙髓,而在磨牙中,则是去除全部髓室牙髓组织到根管口(进入根管1~2mm)。这是为了完全去除发炎的牙髓组织。活髓切断术的成功率非常高(见第8章),为什么要尝试一个"全部"的活髓切断术?

对于儿童,建议尝试保守的牙髓保存程序,甚至在深龋的恒磨牙具有"不可复的牙髓炎"症状时,理想条件也是可以再建的。正如已经讨论的活髓丧失对于根尖未发育成熟的牙齿是毁灭性的(表4.1)。如果失败了,根尖屏障或再生技术仍然可以选择。据推测,全部的牙髓切断术可能是对"不可复性牙髓炎"更彻底的治疗选择,但目前只有一系列病例和病例报告[38-39]。

4.4.5 "紧急"牙髓切断术

"紧急"治疗往往与缺乏时间密切相关,因为患者是无预约地到达牙科诊所并伴随急性疼痛。因此,首先迫切需要简单的治疗以减少疼痛,然后在适当的时间进行序列治疗,以完成牙髓摘除术。"紧急"牙髓切断术已经表明能够减轻与急性"不可复性牙髓炎"相关的疼痛,不需要其他药物[40]。它是一种临时的治疗,除了是暂封以外,与"完全"牙髓切断术相同。

4.5 盖髓剂的简要说明

几十年来,促进愈合和维持剩余牙髓组织活力的盖髓剂是一种含氢氧化钙的材料,应用于垫底或者洞衬。在过去20年内,含硅酸钙的材料获得越来越多的关注。特别地,MTA(三氧化物聚合物,Dentsply Tulsa Dental,OK,USA)被发现且广泛使用。最近,已经引入了其他生物陶瓷材料,例如Biodentine(Septodont,Saint Maur des Fosses,France)或iRoot BP(Innovative BioCeramix,Vancouver,BC,Canada)。然而,研究其潜在的临床差异的资料有限。选择硅酸盐的原因是因为实验室研究表明这些材料可以产生更好的硬组织沉积,没有所谓的小管缺陷。最近的一项随机临床试验[41]显示两种经典盖髓剂,即含氢氧化钙的洞衬Dycal(DeTrey Dentsply,Skarpnäck,Sweden)和MTA之间没有差异。这也可以提示,其他变量,例如患者年龄和不可复牙髓炎症可能决定预后成功或失败。最后，关于最佳盖髓剂的选择可能需要更多的研究来显示其实际差异。

4.6 磨牙活髓治疗指南

4.6.1 直接盖髓Ⅰ类

术前准备

- 患者信息：通过询问患者疼痛的位置、强度、持续时间、刺激因素、缓解因素和自发性因素等，进行当前症状的主观评估。"不可复性牙髓炎"不能直接盖髓（图4.4）
- 客观口外检查以及口内软硬组织检查
- 临床检查显示牙齿温度测试后没有延迟痛和持续痛。其他检查，如触诊、叩诊和松动度结果为阴性
- 影像学检查：显示患牙、根分叉、根尖周区域和周围骨。不存在根尖病变

诊断

- 可复性牙髓炎

治疗方案

- 橡皮障隔离牙齿（各种活髓治疗都必须使用）
- 髓腔和牙髓暴露区域用盐水轻轻冲洗，以便去除碎屑并形成清洁、不出血的牙髓断面
- 应避免在暴露区暴力冲洗
- 使用棉球时应避免用力挤压，因为移开棉球时可能重新刺激出血
- 应在5分钟内止血
- 穿孔的位置应该记录在患者病历中以便于以后充填
- 将牙髓盖髓剂直接接触暴露的牙髓。〔例如，含有氢氧化钙的垫底材料或三氧化物聚合物（MTA）〕，随后垫一层玻璃离子（Ketac Molar；3M ESPE，Glostrup，Demark）
- 立即或几天后永久充填修复预防继发性细菌感染
- 6个月后，根据主观症状检查牙齿活力；在没有任何反应的情况下，影像

学检查以诊断潜在的根尖病变

禁忌证

- 如果不能止血，则不能直接覆盖，应行牙髓摘除术（见第6章）
- 直接盖髓（Ⅰ类）禁用于成人患牙深龋或极深的龋坏（图4.1）

4.6.2　直接盖髓"Ⅱ类"和"部分牙髓切断术"

术前准备

- 患者信息：无"不可复性牙髓炎"的症状（表4.4）
- 客观口外检查以及口内软硬组织检查
- 活髓（例如从露髓点观察到出血），温度测试后没有延迟痛和持续痛（这可能在儿童中难以确定）
- 影像学检查：显示患牙、根分叉、根尖周区域和周围骨。无根尖和根分叉的病变

诊断

- 可复性牙髓炎

治疗方案

所有的步骤都是针对成人的。但是，在极深龋坏时，其他详细信息对于活髓治疗是必需的[32]：

- 在手术显微镜下进行去龋，配合使用龋显示剂
- 在5分钟内止血，接着使用5.25%次氯酸钠
- 没有关于穿孔大小的具体要求，这意味着它不是一个选择"直接盖髓"，"部分"牙髓切断或甚至"完全"牙髓切断的决定因素；它与是否可以止血有关
- 如果不能止血，则应用"部分"牙髓切断术，这意味着用高速手机，在喷水的情况下，用无菌球钻制成深1.5~2mm洞型
  - 当能止血时，用厚度为4~5mm的MTA覆盖（根据制造商的规定混合；尽可能干燥）。
  - 将湿润的棉球放在MTA上，然后进行临时充填修复［复合材料或玻璃离

子，例如Ketac Molar（3M ESPE，Glostrup，Demark）〕。

- 1周（或至少2天）后，去除临时充填材料和棉球，保证盖髓剂的适当硬化，随后永久充填修复
- 值得注意的是，治疗主要是针对儿童，甚至检查发现龋齿已经非常深，临床诊断为"可复性牙髓炎"[32]

禁忌证

- 如果不能止血，则不能直接盖髓并进行牙髓摘除（见第6章）
- 不使用手术显微镜，不是所谓的Ⅱ类直接盖髓疗法

4.6.3　儿童和青少年"全部"牙髓切断术

术前准备

- 患者信息：没有"不可复性牙髓炎"的症状是首选；然而在牙根未完全形成，有"不可复性牙髓炎"的症状也可以选择"全部"牙髓切断术
- 客观口外检查以及口内软硬组织检查
- 临床检查：活髓（出血点来自暴露的牙髓/牙折线）在温度测试后没有延迟痛和持续痛。这在儿童中可能是非常困难的。如果出现"不可复性牙髓炎"的症状，需要临床判断是否能止血
- 影像学检查：显示患牙、根分叉、根尖周区域和周围骨。无根尖或根分叉的病变

诊断

- 可复性牙髓炎

或者

- 不可复性牙髓炎，仔细选择病例

治疗方案

- 去除髓室内所有牙髓组织
- 使用高速无菌球钻伴随喷水，去除牙髓，截断面位于根管内（距根管口1.5～2mm处）

- 检查根髓组织的止血情况
- 放置盖髓材料，通常为氢氧化钙（DeTrey Dentsply，Skarpnäck，Sweden）或MTA
- 纸尖的钝端可用于确保盖髓材料适当放置。用厚度4~5mm的MTA密封整个髓腔
- 1周（或至少2天）后，去除临时修复体和棉球确保盖髓剂的适当硬化，随后永久恢复
- 事实上可以立即进行永久性充填
- 如果患者出现"不可复性牙髓炎"的症状，但可以成功止血，MTA牙髓切断术是一种可选择的治疗方法[39-40]。在这种情况下，建议患者在随后的2天内接受相对较短时间的随访，以评估主观症状。同时，MTA是否固化，可以在永久充填之前评估

禁忌证
- 如果不能止血，则行牙髓摘除术（第6章）

4.6.4 间接盖髓治疗的适应证

关于深龋，可以考虑间接盖髓治疗。间接盖髓治疗适用于去除深层龋坏牙本质，避免牙髓暴露。治疗可能要一次或者两次。

在过去几十年的许多研究改变了间接盖髓治疗期间靠近牙髓去龋的最初概念[42]。例如，Kerkhove等[43]将其描述为仅留下仅剩的残余龋坏，这意味着，进一步去龋即将露髓。其他研究已经介绍了较少侵入性和局部去龋，永久地留下更多的龋坏牙本质具有明显良好的预后，主要在儿童中[44-46]；因此原始的间接盖髓术的侵入性概念已经过时。

4.6.5 逐步去龋（两步法）

两步法的概念也被称作逐步去龋法。第一次去龋的重心不是到达残留龋接近髓腔，因为去龋越深，露髓风险越大[47-48]。相比之下，第一次治疗的目的是改变活跃性龋齿环境。暂时留下龋坏的牙本质，充填后龋坏的牙本质将缓慢进展或静止[49-50]。临床上认为，活跃的深龋环境是软的、变色的和湿性的组织，其可以变成更黑、更硬和更干燥的牙本质龋。临床上，二次去龋和最终去龋时更容易去尽

这类龋坏牙本质，且没有露髓风险。

高级别的证据表明，相比完全去龋法，逐步去龋法使得露髓数量显著减少[51-52]。该方法基于实际情况进行，甚至需要两次就诊[53]。在社区，难以预约患者的再一次就诊，一步法部分去龋可能是治疗的选择；然而后者的证据级别更低[47]。

4.6.6　间接盖髓治疗的详细处理指南

逐步去龋和部分去龋

这两个方案是高级别证据支持的方法。第一个方案考虑到成人，旨在逐步去龋防止髓腔的暴露；后一个方案是一步法部分去龋，防止对于儿童（<18岁）中过度去龋。注意两方案的限制：

术前准备（逐步去龋）

- 患者信息：通过询问患者疼痛的位置、强度、持续时间、刺激因素、缓解因素和自发性因素，对症状主观评估。必须无"不可复性牙髓炎"症状（没有无法忍受的夜间痛）
- 客观口外检查以及口内软硬组织检查
- 临床检查：活髓，温度测试后无延迟和持续痛。其他测试，如触诊、叩诊和松动度检查为阴性
- 影像学检查：显示患牙、根分叉、根尖周区域和周围骨。无根尖周病变。龋坏的深度在近髓腔侧的1/4，并且髓腔和龋坏间有明显的阻射影，在这里定义为深龋（图4.1）

处理方案（逐步去龋）[49]

- 去除尽可能多的表面坏死和脱矿的牙本质，使临时充填体可放在髓腔内
- 去龋不靠近牙髓
- 放置氢氧化钙垫底材料和玻璃离子
- 治疗间隔3~9个月
- 最后使手用挖器去龋
- 放置氢氧化钙垫底材料，永久性充填修复（图4.7）

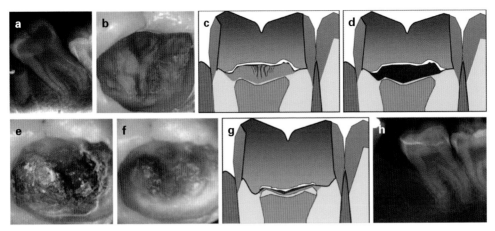

图4.7 磨牙逐步去龋方法的原理演示。（**a**）影像学显示为第二磨牙深龋。（**b**）去除龋坏的表面菌斑和已破坏的釉质，使龋坏的牙本质可视化。（**c**）一步治疗保留活动的龋坏牙本质后暂时的示意图。（**d**）治疗间隔后残留的龋坏牙本质将变得更黑、更硬和更干燥。（**e**）去除临时充填材料后的残留龋坏牙本质。（**f**）完全去龋，永久充填，降低龋活跃性。（**g**）放了永久性充填材料的示意图。（**h**）4年随访，无根尖病变。然而，并没完全控制龋的活跃性；第三磨牙出现龋坏。

术前准备（部分去龋法）

- 患者信息：与逐步法相同
- 客观口外检查以及口内软硬组织检查
- 临床检查：与逐步法相同
- 影像学检查：显示患牙、根分叉、根尖周区域和周围骨。无根尖周病变。龋齿病变的深度在牙本质近牙髓的1/4处，并从牙本质的一半厚度开始进入髓腔

处理方案（部分去龋法）[44]

- 去除尽可能多的表面坏死和脱矿的牙本质，确保可永久充填
- 最后的去龋使用手用挖器完成
- 放置氢氧化钙垫底材料和最终永久性修复体（图4.8）
- 成人的部分去龋法未系统检查

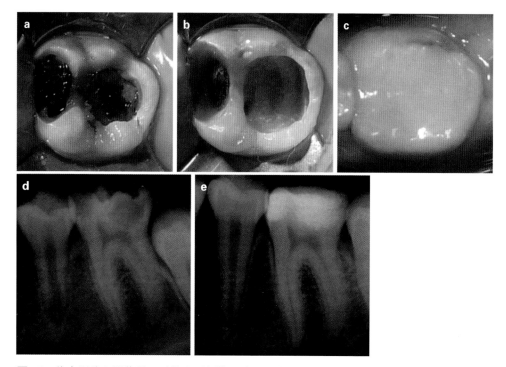

图4.8　临床照片和影像学显示的左下颌第一磨牙一次就诊的间接牙髓治疗。（**a**）具有较大面积的深龋病变和大量堆积的致龋菌。（**b**）髓腔预备后的临床照片（靠近牙髓的区域的龋坏未完全去除），最后充填。（**c**）1年随访，临床观察后。（**d**）治疗前，影像学显示无根尖病变，但有深龋病变。（**e**）1年后，放射片显示成功治疗，无根尖影像学病变（转载自Orhan等[51]；经许可）。

4.7　影响预后的因素

　　龋齿的活髓治疗[9]和间接牙髓治疗[47,52]有一些影响预后的因素值得讨论。经对比数据，预后与方法有关，由于缺乏前瞻性试验，以下的结论需要谨慎看待。

　　基于所收集的数据，超过3年的回顾研究，直接盖髓法（不区分Ⅰ类和Ⅱ类）（患者：6 ~ 10岁；n=231）成功率为72.9%，部分牙髓切断术（患者：6 ~ 27岁；n=23）成功率为99.4%和全部牙髓切断术（患者：6 ~ 70岁；n=37）成功率为99.3%[9]。总之，这些数据表明活髓治疗是有效的，结果可行且需选择适当的病例进行专门治疗。

最近的一项回顾性观察研究[54]表明，盖髓术2年存活率为56.2%（患者：平均年龄41岁，n=51）。相对较低的成功率表明盖髓术的预后可能与年龄有关[9,55]。最近的随机临床多中心试验，对比检查了成人龋源性穿髓后盖髓术和部分牙髓切断术[52]，结果显示直接盖髓（Ⅰ类）和部分牙髓切断术的疗效都较差，18个月后的牙髓存活率只有33.2%。结果表明，位于成人牙本质髓腔侧内1/4的龋坏病变，可能会显现出完全盖髓术和未使用放大系统治疗（Ⅰ类）的成功极限。简单总结，患者的年龄和龋齿的深度是影响预后的重要因素。

在表4.5中列出了影响预后的因素。

表4.5　影响活髓治疗成功的潜在因素

- 无菌工作场所与橡皮障隔离——强制性
- 年轻——更好的预后
- 立即充填——以确保和防止继发感染
- 机械/意外露髓对比龋源性露髓——在龋源性露髓的病例中，无论选择Ⅰ类或Ⅱ类方案都能获得较好的预后，但合适的病例选择是必需的
- 牙髓暴露的大小？如果能止血，则这不影响预后——重要的是在盖髓剂和牙髓之间能直接接触没有血凝块
- 牙髓保护剂——没有高级别的证据数据支持某种材料，但MTA和氢氧化钙是最常使用的，前者是近年来常选择的材料
- 判断为可复性牙髓炎（见下文）

处理前必须评估牙髓状态

- 患者的症状和病史是不够的
- 影像学资料是不够的
- 使用客观的牙髓检查，完成对牙髓和根尖周的诊断
- 止血

4.8　活髓治疗的适应证可能随时间改变

毫无疑问，活髓治疗已经建立和发展起来，有一定的时间和传统的背景。完全牙髓切断术保留有活力的根髓是为了确保年轻恒牙牙根复合体的发育完成（根尖形成），特别是避免坏死物和细菌感染未完全形成的牙根复合体。

　　大约50年前，全世界龋齿的发生率和进展速度高于今天[56]。如果"深龋"或"极深的龋坏"在牙根复合体完全完成之前存在，龋齿的进展速度显然非常高。因此，可以推测，"在20世纪60年代龋源性露髓"的炎症程度经常比现在可以观察到的更严重，更加不可逆。换句话说，随着龋齿进展的速度减慢，使用"完全"牙髓切断术的基本原则和范围在今天可能已经改变。

　　然而，随着牙髓再生研究领域迅猛发展，作为一个矛盾点，"完全"牙髓切断术已经开始被重新评估[57]，它可能是牙髓摘除术的替代疗法。在本章中，"完全"牙髓切断术已经提出了（Ⅰ）确保根尖形成和（Ⅱ）是磨牙"不可复性牙髓炎"的急诊治疗方法。

　　然而，牙髓切断术对于未来的血运重建手术，是一种高度综合性的治疗方法，尤其是在有着不完全牙根复合体的牙髓坏死的牙齿中[58-59]。血运重建方案被推崇，但目前正在进行改良和检测[60-61]。与单根管牙相反，关于磨牙，只有有限的病例报告证据表明再生治疗的潜力（表4.6）。

表4.6　血运重建方案

- 患者/父母能遵从多次预约治疗，这是病例选择重要一点
- 消毒根管，但不进行预备
- 用次氯酸钠冲洗
- 干燥根管
- 三联抗生素——（甲硝唑、环丙沙星、米诺环素）小心米诺环素对牙齿的染色
- 最近建议，经典的氢氧化钙封药可能优于三联药，但没有在随机对照实验测试
- 临时充填修复

2~3周后

- 用次氯酸钠冲洗除去药物
- 刺激根尖组织出血（当试图诱导出血时，使用无血管收缩剂的麻醉剂）
- 用压力控制根管内出血在釉牙本质界以下
- 将MTA置于血凝块上，在釉牙本质界平面（胶原基质可用于控制MTA放到预期的最佳水平）
- 永久充填恢复

4.9　总结

- 龋源性穿髓是磨牙活髓治疗最常见的原因
- 病例的选择应注意患者的年龄和龋坏的深度
- 活髓治疗和间接盖髓治疗应被看作永久性治疗
- 直接盖髓法 I 类应避免在牙本质近髓腔侧1/4
- 直接盖髓法 II 类应必须显微放大系统，治疗深龋和极深的龋齿
- 高证据数据表明，两步法间接治疗应该是成人龋坏扩展到牙本质近髓腔侧1/4时选择
- 成人，直接盖髓术和部分牙髓切断术疗效无差异
- 即使是不可复性牙髓炎的病例，牙髓切断术也可能是未来的技术方向，但必须是在能止血的情况下
- 没有系统的临床证据可适用于磨牙牙髓再生。尤其针对牙髓坏死的根管

（宋颖　译）

参考文献

[1] Black GV. A work on operative dentistry in two volumes. Vol. II the technical procedures in filling teeth. 2nd ed. Chigaco: Medico-Dental Publishing; 1908.

[2] Tomes J. A system of dental surgery. London: John Churchill; 1859. p. 336.

[3] Dumsha T, Hovland E. Considerations and treatment of direct and indirect pulp-capping. Dent Clin North Am. 1985;29:251–9.

[4] Seale NS. Indirect pulp therapy: an alternative to pulpotomy in primary teeth. Tex Dent J. 2010;127:1175–83.

[5] Seal NS, Glickman GN. Contemporary perspective on vital pulp therapy: views from the endodontists and pediatric dentists. J Endod. 2008;34:S57–61.

[6] Mejáre IA, Axelsson S, Davidson T, Frisk F, Hakeberg M, Kvist T, Norlund A, Petersson A, Portenier I, Sandberg H, Trænæus S, Bergenholtz G. Diagnosis of the condition of the dental pulpa: a systematic review. Int Endod J. 2012;45:597–613.

[7] Nadin G, Goel BR, Yeung CA, Glenny AM. Pulp treatment for extensive decay in primary teeth. Cochrane Database Syst Rev. 2003;(1):CD003220. doi: 10.1002/14651858 . CD003220.

[8] Miyashita H, Worthington HV, Qualtrough A. Plasschaert A. Pulp management for caries in adults: maintaining pulp vitality. Cochrane Database Syst Rev. 2007;(2):CD004484. doi: 10.1002/14651858.CD004484.pub2 .

[9] Aguilar P, Linsuwanont P. Vital pulp therapy in vital permanent teeth with cariously exposed

pulp: a systematic review. J Endod. 2011;37:581–7.

[10] MESH defi nition. Accessed 11 Feb 2016 from http://www.ncbi.nlm.nih.gov/mesh/?term= pulp+exposure .

[11] Webber RT. Apexogenesis versus apexifi cation. Dent Clin North Am. 1984;28:669–97.

[12] Mjör IA. Human coronal dentine: structure and reactions. Oral Surg. 1972;33:810–23.

[13] Trowbridge HO. Pathogenesis of pulpitis resulting from dental caries. J Endod. 1981;7:52–60.

[14] Baume LJ. The biology of pulp and dentine. A historic, terminologic-taxonomic, histologic-biochemical, embryonic and clinical survey. Monogr Oral Sci. 1980;8:1–220.

[15] Lesot H, Béque-Kirn C, Kubler MD, Meyer JM, Smith AJ, Cassidy N, Ruch JV. Experimental induction of odontoblast differentiation and stimulation during reparative processes. Cells Mat. 1993;33:201–17.

[16] Smith AJ, Tobias RS, Plant CG, Browne RM, Lesot H. Odontoblast stimulation in ferrets by dentine matrix components. Arch Oral Biol. 1994;39:13–22.

[17] Simon S, Smith AJ, Berdal A, Lumley PJ, Cooper PR. The MAP kinase pathway is involved in odontoblast stimulation via p38 phosphorylation. J Endod. 2010;36:256–9.

[18] Simon SRJ, Berdal A, Cooper PR, Lumley PJ, Tomson PL, Smith AJ. Dentin-pulp complex regeneration: from lab to clinic. Adv Dent Res. 2011;23:340–5.

[19] Couve E, Osorio R, Schmachtenberg O. The amazing odontoblast: activity, autophagy, and aging. J Dent Res. 2013;92(9):765–72.

[20] Bjørndal L, Darvann T, Thylstrup A. A quantitative light microscopic study of the odontoblastic and subodontoblastic reactions to active and arrested enamel caries without cavitation. Caries Res. 1998;32:59–69.

[21] Magloire H, Bouvier M, Joffre A. Odontoblast response under carious lesions. Proc Finn Dent Soc. 1992;88:257–74.

[22] Smith AJ, Scheven BA, Takahashi Y, Ferracane JL, Shelton RM, Cooper PR. Dentine as a bioactive extracellular matrix. Arch Oral Biol. 2012;57:109–21.

[23] Bjørndal L, Darvann T. A light microscopic study of odontoblastic and non-odonotoblastic cells involved in the tertiary dentinogenesis in well-defi ned cavitated carious lesions. Caries Res. 1999;33:50–60.

[24] Olsson H, Petersson K, Rohlin M. Formation of a hard tissue barrier after pulp capping in humans. A systematic review. Int Endod J. 2006;39:429–42.

[25] Cooper PR, Takahashi Y, Graham LW, Simon S, Imazato S, Smith AJ. Infl ammationregeneration interplay in the dentine-pulp complex. J Dent. 2010;38:687–97.

[26] Seltzer S, Bender IB, Ziontz M. The dynamics of pulp infl ammation: correlations between diagnostic data and actual histologic fi ndings in the pulp. Oral Surg Oral Med Oral Pathol. 1963;16:846–71.

[27] Seltzer S, Bender IB, Ziontz M. The dynamics of pulp infl ammation: correlations between diagnostic data and actual histologic fi ndings in the pulp. Oral Surg Oral Med Oral Pathol. 1963;16:969–77.

[28] Dummer PM, Hicks R, Huws D. Clinical signs and symptoms in pulp disease. Int Endod J. 1980;13:27–35.

[29] Reit C. Värdering av information. Tandläkertidningen. 1995;87:67–77.

[30] Bjørndal L, Reit C. The annual frequency of root fi llings, tooth extractions and pulp-related procedures in Danish adults during 1977–2003. Int Endod J. 2004;37:782–8.

[31] Bjørndal L, Demant S, Dabelsteen S. Depth and activity of carious lesions as indicators for the regenerative potential of dental pulp after intervention. J Endod. 2014;40:S76–81.

[32] Bogen G, Kim JS, Bakland LK. Direct pulp capping with mineral trioxide aggregate: an observational study. J Am Dent Assoc. 2008;139:305–15.

[33] Reeves R, Stanley HR. The relationship of bacteria penetration and pulpal pathosis in carious teeth. Oral Surg Oral Med Oral Pat. 1966;22:59–65.

[34] Cvek M. A clinical report on partial pulpotomy and capping with calcium hydroxide in permanent incisors with complicated crown fracture. J Endod. 1978;4:232–7.

[35] Mejáre I, Cvek M. Partial pulpotomy in young permanent teeth with deep carious lesions. Endod Dent Traumatol. 1993;9:238–42.

[36] Mass E, Zilberman U. Clinical and radiographic evaluation of partial pulpotomy in carious exposure of permanent molars. Pediatr Dent. 1993;15:257–9.

[37] Barrieshi-Nusair KM, Qudeimat MA. A prospective clinical study of mineral trioxide aggregate for partial pulpotomy in cariously exposed permanent teeth. J Endod. 2006;32:731–5.

[38] Witherspoon DE, Small JC, Haris GZ. Mineral trioxide aggregate pulpotomies: a case series outcome assessment. J Am Dent Assoc. 2006;137:610–8.

[39] Eghbal MJ, Asgary S, Baglue RA, Parirokh M, Ghoddusi J. MTA pulpotomy of human permanent molars with irreversible pulpitis. Aust Endod J. 2009;35:4–8.

[40] Hasselgren G, Reit C. Emergency pulpotomy: pain relieving effect with and without the use of sedative dressings. J Endod. 1989;15:254–6.

[41] Chailertvanitkul P, Paphangkorakit J, Sooksantisakoonchai N, Pumas N, Pairojamornyoot W, Leela-Apiradee N, Abbott PV. Randomized control trial comparing calcium hydroxide and mineral trioxide aggregate for partial pulpotomies in cariously exposed pulps of permanent molars. Int Endod J. 2014;47:835–42.

[42] Bjørndal L, Mjör IA. Dental caries: characteristics of lesions and pulpal reactions. In: Mjör IA, editor. Pulp-dentin biology in restorative dentistry. Chicago: Quintessence; 2002. p. 55–75.

[43] Kerkhove Jr BC, Herman SC, Klein AI, McDonald RE. A clinical and television densitometric evaluation of the indirect pulp capping technique. J Dent Child. 1967;34:192–201.

[44] Maltz M, de Oliveira EF, Fontanella V, Bianchi R. A clinical microbiological, and radiographic study of deep caries lesions after incomplete caries removal. Quint Int. 2002;33:151–9.

[45] Gruythuysen R, van Strijp G, Wu M-K. Long-term survival of indirect pulp treatment performed in primary and permanent teeth with clinically diagnosed deep carious lesions. J Endod. 2010;36:1490–3.

[46] Maltz M, Garcia R, Jardim JJ, et al. Randomized trial of partial vs. stepwise caries removal: 3-year follow-up. J Dent Res. 2012;91:1026–31.

[47] Ricketts D, Lamont T, Innes NP, Kidd E, Clarkson JE. Operative caries management in adults and children. Cochrane Database Syst Rev. 2013;(3):CD003808. doi: 10.1002/14651858 . CD003808. pub3. Review.

[48] Schwendicke F, Meyer-Lueckel H, Dörfer C, Paris S. Failure of incompletely excavated teeth – a systematic review. J Dent. 2013;41:569–80.

[49] Bjørndal L, Larsen T, Thylstrup A. A clinical and microbiological study of deep carious lesions during stepwise excavation using long treatment intervals. Caries Res. 1997;31:411–7.

[50] Orhan AI, Oz FT, Ozcelik B, Orhan K. A clinical and microbial comparative study of deep carious lesion treatment in deciduous and young permanent molars. Clin Oral Invest. 2008;12:369–78.

[51] Orhan AI, Firdevs TO, Orhan K. Pulp exposure occurrence and outcomes after 1- or 2-visit indirect pulp therapy vs complete caries removal in primary and permanent molars. Pediatric Dent. 2010;32:347–55.

[52] Bjørndal L, Reit C, Bruun G, et al. Treatment of deep caries lesions in adults: randomized clinical

trials comparing stepwise vs. direct complete excavation, and direct pulp capping vs. partial pulpotomy. Eur J Oral Sci. 2010;118:290–7.

[53] Bjørndal L, Thylstrup A. A practice-based study on stepwise excavation of deep carious lesions in permanent teeth: a 1-year follow-up study. Community Dent Oral Epidemiol. 1998;26:122–8.

[54] Miles JP, Gluskin AH, Chambers D, Peters OA. Pulp capping with mineral trioxide aggregate (MTA): a retrospective analysis of carious pulp exposures treated by undergraduate dental students. Oper Dent. 2010;35:20–8.

[55] Hørsted P, Søndergaard B, Thylstrup A, EL Attar K, Fejerskov O. A retrospective study of direct pulp capping with calcium hydroxide compounds. Endod Dent Traumatol. 1985;1:29–34.

[56] Marthaler TM. Changes in dental caries 1953–2003. Caries Res. 2004;38:173–81.

[57] Simon S, Perard M, Zanini M, Smith AJ, Charpinter E, Djole SX, Lumley PJ. Should pulp champer pulpotomy be seen as a permanent treatment? Some preliminary thoughts. Int Endod J. 2013;46:79–87.

[58] Banchs F, Trope M. Revascularization of immature permanent teeth with apical periodontitis: new treatment protocol? J Endod. 2004;30:196–200.

[59] Lovelace TW, Henry MA, Hargreaves KM, Diogenes A. Evaluation of the delivery of mesenchymal stem cells into the root canal space of necrotic immature teeth after clinical regenerative endodontic procedure. J Endod. 2011;37:133–8.

[60] Petrino JA, Boda KK, Shambarger S, Bowles WR, McClanahan SB. Challenges in regenerative endodontics: a case series. J Endod. 2010;36:536–41.

[61] Torabinejad M, Turman M. Revitalization of tooth with necrotic pulp and open apex by using platelet-rich plasma: a case report. J Endod. 2011;37:265–8.

第5章　磨牙开髓

Molar Access

Frank C. Setzer, Helmut Walsch

摘要

髓腔入口的制备是根管治疗中的关键步骤，尤其是磨牙。本章主要描述磨牙髓腔入口的设计和制备以便于根管治疗的成功，鉴别、避免并克服治疗过程中可能出现的并发症。开髓过程中出现的操作错误会显著降低根管治疗的预期结果。所以在磨牙开髓的过程中，需要详细了解根管和牙齿的解剖形态，并且设计好严谨的器械预备策略。

指导性参考文献

Abbott PV. Assessing restored teeth with pulp and periapical diseases for the presence of cracks, caries and marginal breakdown. Aust Dent J. 2004;49:33–9.

当开髓进行根管治疗时，保存牙体组织至关重要。然而也不能忽略去除牙髓和根尖周病的常见致病因素，以评估牙齿的预后和未来治疗的需要。

F. C. Setzer , DMD, PhD, MS (✉)
Department of Endodontics , Penn Dental Medicine ,
240 South 40th Street , Philadelphia , PA 19104 , USA
e-mail: fsetzer@upenn.edu

H. Walsch , DMD, PhD, MS
Department of Endodontics , Penn Dental Medicine , Philadelphia , PA 19104 , USA

Private Practice , Baierbrunnerstr. 25 , 81379 Munich , Germany
e-mail: hewalsch@hotmail.com

© Springer-Verlag Berlin Heidelberg 2017
O.A. Peters (ed.), *The Guidebook to Molar Endodontics*,
DOI 10.1007/978-3-662-52901-0_5

5.1　前言

髓腔入路的制备是根管治疗的关键一步，对于磨牙更是如此。当遇到典型的张口受限或者复杂的根管解剖，根管系统的通路制备应该作为预防临床并发症和提高长期成功疗效的中心任务。理论上，应该按照牙齿个体类型进行理想的髓腔预备。但在临床上，很难遇到理想状况。髓腔入路和牙齿治疗的难度水平取决于各种因素，包括牙齿特定因素和患者特定因素。

患者相关因素包括：

- 全身健康，口腔前庭解剖，颅面部环境，包括开口度
- 颞下颌关节紊乱，牙弓和咬合解剖，相关的口腔病变

牙齿相关因素包括：

- 牙周和牙内状态，包括牙髓和根尖周诊断
- 修复预后，包括牙齿结构的缺失范围
- 具有牙齿修复所需要的充足的箍效应和生物学宽度
- 髓室，牙根，根管系统的解剖，包括髓室、根管口、个别根管因钙化而发生的结构、大小的变化

此外，如果有根管治疗史，根管系统的医源性改变，例如穿孔、偏移、器械分离，会造成一些挑战。总体来说，清理和消毒根管系统，阻止或者消除根尖周的炎症，很大程度上依赖于临床医生获得根管系统入路的能力。

此章节将会描述磨牙髓腔入路的评估、预备、完成，以鉴别、避免和克服治疗过程中的潜在并发症，建立进入根管系统的实用通路。

基于平行投照技术的诊断X线片是获得正确牙髓病诊断的先决条件。然而，涉及磨牙的牙髓治疗计划，一张X线片对于治疗来说可能无法提供足够的信息。这种情况下，必须在近远中方向进行偏位拍摄，以完整鉴别根管形态、龋坏范围、存在的修复体、固有髓腔和髓角的范围、髓室和根管的钙化、如内吸收和外

吸收等异常情况[1-4]。附加的咬翼片可评估剩余牙体结构和髓室的尺寸、方向。磨牙开髓前，应从术前片仔细演绎髓腔入口的精确位置和大小，应该转换放射图像为临床状况。要注意到牙齿可能存在的轴向偏移，特别是模拟原有天然牙冠方向进行的冠修复。在非手术再治疗的情况下，如果根尖片不能顺利推断初次治疗失败的原因，可考虑拍摄小视野CBCT[5]。

5.2 磨牙开髓前的一般考虑

仔细解读临床和影像学检查后，在进入牙齿以前，临床医生头脑里必须形成一个有关合适入口、潜在并发症、防范避免任何医源性错误的完整图像。包括评估任何已有修复体和/或龋坏的大小和位置，牙齿的倾角和扭转，髓室相对于冠或根的方向，钙化和髓石，根分叉的位置和根干的范围，牙齿咬合面到达釉牙骨质界的距离，牙根的弯曲度，根管口的位置。这些考虑不仅使实际髓腔制备的成功率最大化，并且帮助简化整个治疗过程（表5.1）。

合适的麻醉和橡皮障隔离以后，应对橡皮障进行消毒，以防橡皮障或者夹子被口腔细菌污染。消毒剂可采用2%氯己定、碘酊或者次氯酸钠。千万要注意橡皮障隔离时，双向都不能有渗漏，防止唾液污染，也要防止次氯酸钠溶液渗过橡皮障发生意外。如果单独使用橡皮障和夹子不能进行完全隔离，应该使用树脂或封闭剂进行封闭。

一般而言，真正的开髓应该在去除龋坏组织以后进行，以免初次或者进一步污染根管系统，尤其对于不可复性牙髓炎，炎性起源的疾病尚未感染到深层牙髓。近远中广泛龋坏的牙齿，需要将橡皮障扩展到单侧或双侧的邻牙，使得去除邻面龋或者修复体时，不降低橡皮障的封闭性。通常，除了本章后面要讨论的某些冠桥的例外情况，已有的修复体和腐质都要去除。这样不仅能够识别出隐裂线或折裂等问题，同时能够提供进入髓腔和根管的便利入口[6]。

表5.1　理想的髓腔入路

理想的磨牙髓腔入路能够提供良好的视野，便于识别所有的根管口，以达到完全清理和成形所有的冠髓空间和根管系统，同时又不会过度削弱牙齿结构。作为一般指南，应该去除尽可能少的牙齿结构，但是应去除的牙齿结构也必须去除。

　　根据龋坏的范围和少量的余留牙齿结构是否能够提供充分的隔离，或许有必要在开髓前对牙齿进行加强。或者，在最初不加强牙齿结构的条件下，能够提供充分的隔离，牙齿可以在根管治疗以后进行完整的堆塑。然而，这必须建立在多次复诊之间能够提供一个稳定、封闭良好的临时修复体的基础上。

　　一经开髓，医生应该在心里想象髓腔的轮廓、形状和范围。按照一般的经验法则，髓腔水平方向的轮廓应该遵循釉牙骨质界平面的牙齿轮廓[7]。临床医生应该使车针长轴与牙齿长轴的方向保持一致，最初目标为牙齿的中心。开髓针的选择取决于冠部修复体和髓室的范围。对于任何金属修复体，应该使用钨钢车针。开始进入全冠（适应证见下文）的烤瓷部分时，应该使用金刚砂的车针，以免出现修复体的碎屑或裂纹。冠的金属部分应该使用钨钢车针穿透。进入髓腔的实际入口应该使用直的圆锥形金刚砂车针。这些金刚砂车针可能是尖部有砂或者非切削设计，后者可以提供免于破坏髓室底解剖的附加安全保护。直的金刚砂车针比球钻更容易确定方向，并且产生的倒凹更少。

　　对于青少年或成年人，如果没有第三期牙本质或者髓腔钙化，临床医生到达髓室时会有明显的落空感。一般来说，年轻患者的根管会大一些[8]。对于老年患者或者长期轻微的炎症存在时，由于钙化的出现或者第三期牙本质的沉积，可能不会出现落空感[9-11]。髓室可能会显著地变小变浅。为了避免医源性的破坏髓室底，如果X线片指示髓室内出现硬组织结构时，临床医生应该格外小心。对于老年患者，牙髓可能已经经受营养障碍性改变，类似于牙髓坏死，进入髓腔时可能并无出血[12]。进入髓室后，临床医生应该通过揭髓室顶小心地扩展髓腔入口，以便严密观察髓室底和寻找根管口[13]（表5.2）。

表5.2 根管口定位

开髓以前，应该设想釉牙骨质界处牙齿的外部轮廓。该轮廓能够提供髓室水平尺寸的近似概念。一经进入，应该观察髓室定位根管，一些解剖标志能帮助根管口定位。髓室底的发育沟连接所有的根管口。另外，依靠颜色差别能够区分出明亮、不透明的牙本质壁和较暗、透明的髓室底。当一些根管口容易定位，这些解剖学标志在寻找钙化根管口时尤为重要。MB2就是一个常见例子。当寻找MB2去除牙本质时，MB1和MB2之间的峡区本身就是终止于MB2根管口的发育线。

最近，关于开髓是否应该遵循已建立起来的指导方针，或者成为微创治疗过程的一部分这一问题有所争论。已建立的指导方针要求完全去除整个髓室顶，以便直线进入所有根管，包括髓角的去除和冠部扩大（表5.3）[14-15]。任何健康的硬组织结构都应该保护和保留；然而，这一点只能以允许充分预备和消毒根管系统为前提。合适的髓腔制备指导方针是去除牙体组织尽可能少，但又必须满足临床需要。

表5.3 直线入路

通过减少弯曲度和根管障碍，直线入路使得预备和清理根管系统更加容易。通过髓腔拐角处再定位根管口，冠部直线入路减少冠方的弯曲度。使用镍钛成形锉（例如，ProTaper S1/Sx或BioRace 0）或者GG钻，能够改变根管口的位置。对于一些严重钙化的根管口，在旋转器械之前，建议使用不锈钢K锉或者H锉扩大一些。使用任何器械，成形冠方牙本质时都应该远离根分叉，朝着与各自根管相关的牙尖方向向外部做切割运动（上颌磨牙：MB向近颊，DB向远颊，PAL向腭侧；下颌磨牙：MB向近颊，ML向近舌，DB向远颊，DL向远舌，但可能存在的单个D需要向远颊和远舌。）这个操作过程使得根管的直线部分深入到牙根中部。此过程中应该去除所有的髓角。应该将锉子直立以后容易证实的解剖标志选为参照点。这不一定是对应的牙尖，也可能是相对的牙尖或者边缘峰。冠部直线入路使得进入根尖1/3更加容易。根管变直将导致测量长度变短。最后的长度测量，不管是根管长度电测还是X线片，都应该在建立直线通路以后获得，防止可能的根尖穿孔。

极致的概念要求尽可能保存牙本质，比如牙髓治疗的优先目标是从髓角开髓，在组织和碎屑残留方面，充分的生物学预备，使用活化的冲洗液进行清理，仅仅是治疗的随后目标[16]。相对于传统的髓腔设计，微创开髓在牙齿未修复的条件下，对静载荷的抗折能力更强[17]。然而，结构强度的降低依赖于多个因素，开髓、根管预备的类型以及修复[18]。最终产生的不去除髓顶的简约的髓腔入路与进入冠方和根管的直线入路相矛盾。结果，使得根尖预备至有利于去除组织残留、感染牙本质或者细菌生物膜所需的器械型号受限（见第6章）。

只有完全去除髓室顶，才能严密观察髓室底的所有表面，包括发育线和其他可以预测识别根管口的解剖标志。极端保留硬组织的策略会存在一些风险。第一，因为不能够直视髓室和髓室底，所以无法确认所有活的或者坏死组织残留，或者碎屑能够从诸如凹槽和髓角等关键"隐蔽区"被去除。微创牙髓病学的支持者声称，使用次氯酸钠、EDTA或其他冲洗液，外加附属设备的冲洗策略可以去除所有这些结构内的碎屑和组织残留。然而，到目前为止，没有能够证实极端的微创开髓过程获得更高或者相当的治疗成功率的临床研究。此外，有限的入路使得预备下颌磨牙远中根管的远颊侧和远舌侧以及清晰定位额外根管时十分困难。临床医生会在多方面偏离规范，也会导致根管并不位于它们"经常"被怀疑的位置。获得冠部入路时不完全去除牙齿结构，会误导临床医生认为按照"常规"已经找到了所有的根管。这样会导致没有定位到特殊位置的根管。

5.2.1　上颌第一磨牙开髓

多数上颌第一磨牙具有三根和四根管（见第1章）。通常，包括一个远颊根、一个近颊根和一个腭根。多数情况下，腭根和远颊根是单根管，而近颊根是双根管。然而，在形态上会有很大的变异[19-24]。远颊或近颊根可能分别与腭根融合或者相互融合[25]。另外，在牙根数目、根管数目、根管系统方面存在很多变异，包括管间峡区、管内鳍部，以及主根管之间的其他交通支[26]。

对于上颌第一磨牙，髓腔入口应该遵照长斜方形，并且位于牙齿的近中一侧（图5.1）。理想状态下，如果不涉及龋坏，开髓孔不应该侵犯斜嵴并且保留1.5～2.0mm的完整近中边缘嵴。腭侧根管口最粗大，一般开髓后最容易找到。它

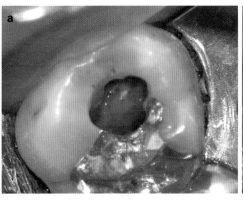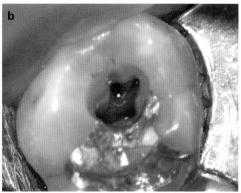

图5.1　上颌第一磨牙开髓。（**a**）保守开髓，允许沿直线进入主根管。注意为寻找MB2进行的髓腔扩展。（**b**）髓腔和根管口充满次氯酸钠。注意，因为光线经过液体产生折射和透明橡皮障隔离，根管变得可见（H. W.的病例）。

位于牙齿腭侧的中心、从近中到远中距离的1/3 ~ 1/2。定位腭侧根管口以后，找到近颊和远颊根管口并不难。很多情况下，临床医生可参照髓室底的发育沟。

　　找到根管口和建立直线入路以后，临床医生必须意识到，不只是颊根弯曲，腭根经常会出现在正位或偏角投照的X线片上不能发现或者很难发现的颊向弯曲。远颊根管经常出现泪滴状的根管口，位于颊沟的稍远中。由于近颊根管系统变异很大，根管口也是形态各异。作为一般指南，近颊第一根管口（MB1）比远颊根管稍偏颊侧且仅仅比近中颊尖偏腭侧。近颊第二根管口（MB2）一般被认为比连接MB1和腭侧根管口的假想线稍偏近中，距离MB1根管口1.5 ~ 2.0mm。然而很多种组合都有可能出现，例如包含两个完全独立的根管，单根管，两个相互连接的根管具有双根管口，一个根管口分成两个根管，分开又结合，第三根管分别靠近MB1、MB2或者远中腭侧的独立三根管[27-32]。

　　基于不同的研究方法、操作者经验、钙化程度、分类方法，报道MB2发生率为19% ~ 96%[28]。根据公开发表的研究，使用放大和照明设备，尤其是牙科显微镜，同时随着使用者经验的积累，发现MB2的可能性增加[29,33-37]。

典型的根管入口隐藏在牙本质下面。去除牙本质凸起才能探查到根管口，开髓孔向近中扩展以便进入根管。在很多临床情况下MB2在跟随近颊根向远中弯曲以前，冠部1~2mm的部分会在很浅的部位从远中向近中走行（图5.2）。

在不发生阻塞或者偏移等医源性并发症的条件下，有多种方法可以到达根管中部或尖部1/3。使用2号长柄球钻或者LN钻，可以直接尝试从冠方定位主根管。或者可以联合使用一些器械对根管通路进行修整，诸如8号、10号不锈钢H锉和K锉或者能够往侧方刷的旋转器械，例如ProTaper S1和Sx或者TRUShape根管口修整锉。Micro-openers #10/0.04、通路锉或者探查锉有时能够帮助清除阻塞。建议频繁冲洗以清理碎屑防止根管口和冠部堵塞。临床医生预备MB2时要格外小心，不仅因为它是上颌第一磨牙中最细的根管，而且因为它会弯曲，经常是急弯，当它和MB1汇合时，会朝向后者弯曲。突然的弯曲造成很大的器械折断的风险。通常建议在进入MB2之前首先完成MB1的预备，以便更好地了解牙根的形态，获得最佳的临床效果（图5.3）。

另外，还有一些有价值的关于根管数目的报道，包括5个、6个、7个、8个主根管，诸如腭侧根管分成3个独立根管的变异。

5.2.2　上颌第二磨牙

上颌第二磨牙一般情况下比上颌第一磨牙要小。发现四根管的概率也低于上颌第一磨牙。虽然开髓应该遵从与上颌第一磨牙同样的指南，但可以预期的是所有根管口彼此靠得更近。如果存在4个根管口，经常会排列成菱形，甚至是一条线连接近颊和腭侧根管。上颌第二磨牙融合根常见，实际上在这些牙齿中根管口极其靠近的占一定比例。

5.2.3　下颌第一磨牙

大多数下颌第一磨牙有2个牙根，其中包含3个或者4个根管。通常，近中根包含2个根管，远中根包含1个或者2个根管。为了不遗漏远中根管，开髓孔不应该是三角形，而应是梯形或者矩形，并且多数情况下位于𬌗面的近中"2/3"（图5.4）。近颊和近舌根管相对于近颊和近舌牙尖稍靠中心一些。远中根管位于根分叉的远中，也在颊侧发育沟的远中。由于远中根弯曲，通常足以限制开髓孔向远中方向扩展。依然有可能建立直线入路。如果只有一个远中根管，会位于颊舌向的中央，通常为颊舌径长的长椭圆形。

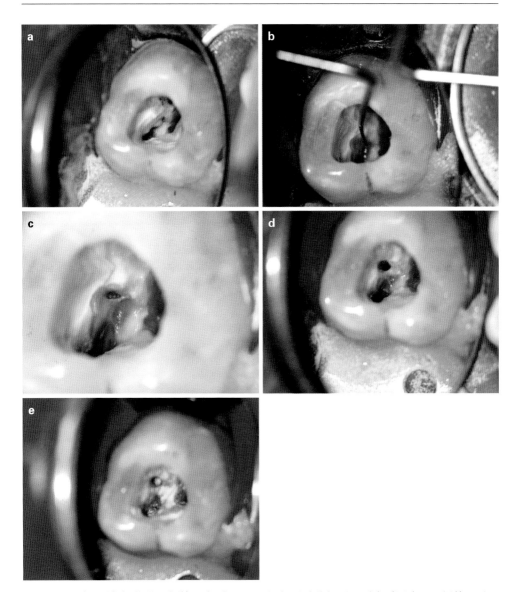

图5.2 识别和预备钙化的上颌第一磨牙MB2。（**a**）开髓孔概观：牙本质阻塞MB2根管口（10倍放大）。（**b**）超声去除牙本质后找到根管（10倍放大）。（**c**）初步预备MB2以获得直线入路（16倍放大）。（**d**）根充前完全预备MB2（10倍放大）。（**e**）近颊根管里的充填物（10倍放大）（图a、图b、图d来自 Setzer and Kim [38]；经许可）。

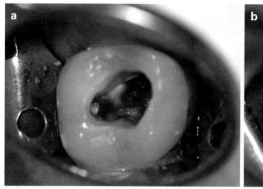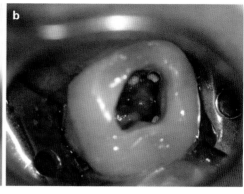

图5.3   根管充填以后的情况。直线入路允许直接预备所有的根管；然而，这并不意味着所有根管能在口镜中直视。注意髓底（深色）和髓壁（浅色）之间的颜色差别，同时还有连接主根管的发育线。（**a**）腭侧根管。（**b**）远颊和近颊根管。注意使用的是透明橡皮障隔离。

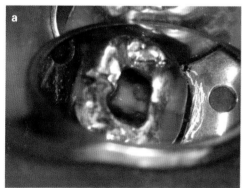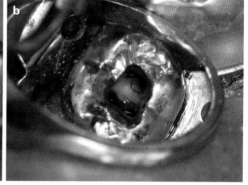

图5.4   下颌第一磨牙通过已存在的冠部修复体进行的保守开髓。（**a**）干燥的开髓孔和根管口。（**b**）充满次氯酸钠的开髓孔和根管口。注意经过液体时光折射产生的根管可见度改变。

　　仔细检查舌侧和颊侧根管壁，有时候会发现从卵圆根管口平面以下分开的远中第二根管。如果远中根为双根管，最可能处于近远中轴颊舌向居中的位置。根据文献报道，下颌第一磨牙远中根单根管发生率接近60%，双根管发生率接近40%。无论如何，必须考虑到双根管的出现（见第1章）。通常，发育沟帮助识别根管口。近颊和近舌根管通常有发育沟相连，有时候发育沟会扩展到部分或完全的根管间峡区。有报道说在接近5%的临床病例中，在近颊和近舌根管之间，存在近中第三根管或者近中中间根管。应该仔细预备近中根管之间的峡区结构，以便去除活髓或坏死组织残留，消毒这些分支区域。打开和清理这些峡区有助于寻找近中中间根管，它有时候存在于比较深的位置。近中根很少出现四根管。

在东亚和东南亚人群中，下颌第一磨牙三根形态尤为常见。报道称远中第二牙根（远舌根）病例在临床中所占比例为5%～15%[30-37,39-41]。在这种情况下，远颊根内的主根管靠近近远中向中线，而远舌根管口在靠近远舌尖的特定位置。为此，髓腔入口应该往远舌根管方向扩展以便基本垂直方向进入根管。必须这样做是因为单独的远舌根经常会出现颊向急弯合并特殊的根尖蜷缩。在正向投影上经常看不到这个弯曲。第三根，远舌根经常明显短于近中根和远颊根。

5.2.4　下颌第二磨牙

在解剖学上与下颌第一磨牙相似，下颌第二磨牙通常具有2个牙根、3个或4个根管，3个根管大约占80%，4个根管大约占20%。但是，在牙根和根管形态方面的变异要大于下颌第一磨牙。髓室和根管口小于下颌第一磨牙。牙根融合更常见。近颊和近舌根管口可能极为靠近，有时候，表现为一个大的居中的卵圆形根管口。临床医生必须仔细检查这样的根管口。一些病例中，近中根管会在刚离开髓底时分成近颊和近舌双根管。必须按照近颊根管朝向颊/近颊方向、近舌根管朝向舌/近舌方向的原则建立直线入路。该技术类似于再定位和预备彼此靠近的上颌第二磨牙的近颊和远颊根管。

一种复杂的形态变异是C形牙根和根管系统结构[42-43]。经过单个C形牙根的水平面进行横切，牙根表现为字母"C"的形状，开口部分通常朝向舌侧。

X线片上经常发生的误解是在预判粗大中央根管的单根还是融合的双根时。然而，表现出来的单"根管"是折叠进入C形的牙根表面的影像学表现。C形牙根内的根管可能非常细，在放射影像上可能被硬组织结构掩盖。虽然放射学上C形牙可能表现为粗大中央根管的单根，但经常看到"根管"的近中和远中两个根尖。单根和真正中央单根管的下颌第二磨牙，在放射学上表现为单个根尖。C形磨牙的解剖变异是多种多样的。可以是单个C形呈网状连接的根管系统或者是主根管被峡区完全或者局部连接的部分C形根管形态。这些分型被称为分号形，在近舌方向有独立的根管。

一经进入这些牙齿，临床医生必须格外小心，避免在C形结构之外穿孔。根管C形区域的范围和主根管的存在，需要多种技术获得入路和预备根管系统。如果主根管存在，建议首先对其进行机械预备，清理连接的峡区应该作为第二步。这样更加容易掌控，并且降低医源性并发症的风险。如果只存在薄的峡区结构并且是完整的C形，则需要从冠方至根尖进行仔细的预备。可以这样做：首先使用长柄球钻，然后是LN钻和超声设备。需要对所预备的区域进行直视以防穿孔或偏移。

5.2.5　第三磨牙

上颌和下颌第三磨牙可能在牙根和根管解剖方面出现很大变异，无法给出简单的一般准则。牙根可能全部或部分融合，数目为1~4个或者更多。牙根长度可以变化很大，甚至是在同一颗牙。第三磨牙的治疗可能受到牙齿入路的限制，不仅是因为近远中或颊舌向的倾斜，还有牙齿的旋转、软组织阻生、患者开口度的限制。由于根管大小或者急弯导致疏通困难。当遇到开口受限时，头部型号较小的儿童手机头或者根管手机能够提供更好的入路且便于调整钻头方向。由控制记忆镍钛丝制成的可预弯的旋转镍钛锉可能是另一个便于进入这些根管的帮手。

5.3　通过全覆盖修复体的开髓

某些情况下并不允许去除冠方原有的修复体，包括：

- 新近粘接牙冠或局部固定修复体基牙发生的不可复性牙髓炎
- 用于可摘局部义齿固位的冠部修复体，诸如预置冠或者套筒冠
- 如果需要牙髓治疗牙齿上的修复体被去除，大的修复体必须完全替换
- 冠部修复体去除后，牙齿不确定能否再次修复的

但是对于新近粘接的修复体残留的龋坏不应该是问题，医生和患者必须意识到任何存在的修复体都会妨碍对下方硬组织结构的全面检查。在通过冠部修复体开髓以前，必须通过咬翼片和临床检查确认边缘完整性。如果有龋坏不能在牙髓治疗前和治疗中去除，应该去除修复体以免影响治疗效果。牙科显微镜的放大和照明作用，使通过全覆盖修复体的开髓变得容易（图5.4）。但临床医生还是要加倍小心，因为一些外形标志，例如牙尖、沟、嵴等被全覆盖修复去除了。严密

检查术前X线片和冠边缘的牙根，以便更好地了解可能存在的牙齿扭转或倾斜，防止诸如穿孔等医源性并发症的出现（表5.4）。

表5.4 磨牙开髓步骤

- 建立适宜的诊断，包括充足的X线片。不要跳过此程序
- 用一切可用的信息，在大脑里形成清晰的临床景象，包括开髓入口所需步骤，可能发生的并发症以及相关的预防措施
- 提供适当的麻醉和橡皮障隔离，开髓以前消毒工作区域
- 去除所有龋坏组织。如果可能，不要遗留原有修复体。避免医源性污染
- 证实釉牙骨质界的范围。典型的髓室轮廓与之相似
- 小心地进入髓腔。为了避免医源性错误，在没有确定髓室位置的情况下，避免深钻
- 向周围扩大髓腔直到获得良好的视野和暴露所有的髓室内容物。避免不必要地减弱牙齿结构
- 利用先进的放大和照明方法，观察一切可用的标志，定位根管口，预料不寻常的解剖。不能依赖于常规
- 根管定位以后，提供各个根管的直线入路，然后再确立工作长度
- 避免强推器械进入根管以防医源性错误

（苑士良 译）

参考文献

[1] Nattress BR, Martin DM. Predictability of radiographic diagnosis of variations in root canal anatomy in mandibular incisor and premolar teeth. Int Endod J. 1991;24:58–62.

[2] Pineda F, Kuttler Y. Mesiodistal and buccolingual roentgenograhic investigation of 7,275 root canals. Oral Surg Oral Med Oral Pathol Oral Radiol Endod. 1972;33:101–10.

[3] Schäch E, Diez C, Hoppe W, Tepel J. Roentgenographic investigation of frequency and degree of canal curvatures in human permanent teeth. J Endod. 2002;28:211–6.

[4] Slowey RR. Radiographic aids in the detection of extra root canals. Oral Surg Oral Med Oral Pathol. 1974;37:762–72.

[5] Benye B. Identifi cation of dental root canals and their medial line from micro-CT and cone-beam CT records. Biomed Eng Online. 2012;11:81.

[6] Abbott PV. Assessing restored teeth with pulp and periapical diseases for the presence of cracks, caries and marginal breakdown. Aust Dent J. 2004;49:33–9.

[7] Pecora JD, Woelfel JB, Sousa Neto MD. Morphologic study of the maxillary molars. 1. External anatomy. Braz Dent J. 1991;2:45–50.

[8] Gani O, Visvisian C. Apical canal diameter in the fi rst upper molar at various ages. J Endod.

1999;25:689–91:68.

[9] Foreman PC, Soames JV. Structure and composition of tubular and non-tubular deposits in root canal systems of human permanent teeth. Int Endod J. 1988;21:27–36.

[10] Le May O, Kaqueler JC. Scanning electron microscopic study of pulp stones in human permanent teeth. Scanning Microsc. 1991;5:257–67.

[11] Smith AJ. Ch 3. Dentine formation and repair. In: Hargreaves KM, Goodis HE, editors. Seltzer and Bender's dental pulp. Berlin: Quintessence; 2002.

[12] Allen PF, Whitworth JM. Endodontic considerations in the elderly. Gerodontology. 2004;21:185–94.

[13] Acosta Vigouroux SA, Trugeda Bosaans SA. Anatomy of the pulp chamber fl oor of the permanent maxillary fi rst molar. J Endod. 1978;4:214–9.

[14] Leeb J. Canal orifi ce enlargement as related to biomechanical preparation. J Endod. 1983;9:463–70.

[15] Weller RN, Hartwell GR. The impact of improved access and searching techniques on detection of the mesiolingual canal in maxillary molars. J Endod. 1989;15:82–3.

[16] Clark D, Khademi J. Modern molar endodontic access and directed dentin conservation. Dent Clin North Am. 2010;54:249–73.

[17] Krishan R, Paqué F, Ossareh A, Kishen A, Dao T, Friedman S. Impacts of conservative endodontic cavity on root canal instrumentation effi cacy and resistance to fracture assessed in incisors, premolars, and molars. J Endod. 2014;40:1160–6.

[18] Bonessio N, Arias A, Lomiento G, Peters OA. Effect of root canal treatment procedures with a novel rotary nickel titanium instrument (TRUShape) on stress in mandibular molars: a comparative fi nite element analysis. Odontology. 2016. [Epub ahead of print] PubMed PMID: 26847080.

[19] Barbizam JV, Ribeiro RG, Tanomaru Filho M. Unusual anatomy of permanent maxillary molars. J Endod. 2004;30:668–71.

[20] Caliskan MK, Pehlivan Y, Sepetcioglu F, Turkun M, Tuncer SS. Root canal morphology of human permanent teeth in a Turkish population. J Endod. 1995;21:200–21.

[21] al Shalabi RM, Omer OE, Glennon J, Jennings M, Claffey NM. Root canal anatomy of maxillary fi rst and second permanent molars. Int Endod J. 2000;33:405–14.

[22] Skidmore AE, Bjorndal AM. Root canal anatomy of the human mandibular fi rst molar. Oral Surg Oral Med Oral Pathol Oral Radiol Endod. 1971;32:778–84.

[23] Vertucci FJ. Root canal anatomy of the human permanent teeth. Oral Surg Oral Med Oral Pathol. 1984;58:589–99.

[24] Weine FS, Healey HJ, Gerstein H, Evanson L. Canal confi guration in the mesiobuccal root of the maxillary fi rst molar and its endodontic signifi cance. Oral Surg Oral Med Oral Pathol. 1969;28:419–25.

[25] Ross IF, Evanchik PA. Root fusion in molars: incidence and sex linkage. J Periodontol. 1981;52:663–7.

[26] Carlsen O, Alexandersen V. Radix mesiolingualis and radix distolingualis in a collection of permanent maxillary molars. Acta Odontol Scand. 2000;58:229–36.

[27] Christie WH. Canal confi guration in the mesiobuccal root of the maxillary fi rst molar: a clinical study. J Endod. 1994;20:135–7.

[28] Cleghorn BM, Christie WH, Dong CC. Root and root canal morphology of the human permanent maxillary fi rst molar: a literature review. J Endod. 2006;32:813–21.

[29] Fogel HM, Peikoff MD, Christie WH. Canal confi guration in the mesiobuccal root of the maxillary fi rst molar: a clinical study. J Endod. 1994;20:135–7.

[30] Hartwell G, Bellizzi R. Clinical investigation of in vivo endodontically treated mandibular and maxillary molars. J Endod. 1982;8:555–8.

[31] Neaverth EJ, Kotler LM, Kaltenbach RF. Clinical investigation (in vivo) of endodontically treated maxillary fi rst molars. J Endod. 1987;13:506–12.

[32] Nosonowitz DM, Brenner MR. The major canals of the mesiobuccal root of the maxillary 1st and 2nd molars. N Y J Dent. 1973;43:12–5.

[33] Sempira HN, Hartwell GR. Frequency of second mesiobuccal canals in maxillary molars as determined by use of an operating microscope: a clinical study. J Endod. 2000;26:673–4.

[34] Buhrley LJ, Barrows MJ, BeGole EA, Wenckus CS. Effect of magnifi cation on locating the MB2 canal in maxillary molars. J Endod. 2002;28:324, 28:3.

[35] Stropko JJ. Canal morphology of maxillary molars: clinical observations of canal confi gurations. J Endod. 1999;25:446–50.

[36] Wolcott J, Ishley D, Kennedy W, Johnson S, Minnich S. Clinical investigation of second mesiobuccal canals in endodontically treated and retreated maxillary molars. J Endod. 2002;28:477–9.

[37] Yoshioka T, Kobayashi C, Suda H. Detection rate of root canal entrances with a microscope. J Endod. 2002;28:452–3.

[38] Setzer FC, Kim S. Comparison of long-term survival of implants and endodontically treated teeth. J Dent Res. 2014;93:19–26.

[39] Maggiore F, Jou YT, Kim S. A six-canal maxillary fi rst molar: case report. Int Endod J. 2002;35:486–91.

[40] Gu Y, Lu Q, Wang P, Ni L. Root canal morphology of permanent three-rooted mandibular fi rst molars: part II – measurement of root canal curvatures. J Endod. 2010;36:1341–6.

[41] Jerome CE, Hanlon Jr RJ. Dental anatomical anomalies in Asians and Pacifi c Islanders. J Calif Dent Assoc. 2007;35:631–5.

[42] Jung HJ, Lee SS, Huh KH, Yi WJ, Heo MS, Choi SC. Predicting the confi guration of a C-shaped canal system from panoramic radiographs. Oral Surg Oral Med Oral Pathol Oral Radiol Endod. 2010;109:e37–41.

[43] Manning SA. Root canal anatomy of mandibular second molars. Part II C shaped canals. Int Endod J. 1990;23:40–5.

第6章 磨牙根管的成形、消毒和封闭

Shaping, Disinfection, and Obturation for Molars

Ove A. Peters, Ana Arias

摘要

根管预备是促进磨牙根管消毒和充填的基石。无论是长期还是短期的临床效果均取决于该步骤的技术质量和细节。本章总结了目前最易理解，且与某些具体成形设备和技术无关的临床实践。通过历史证明，指导性原则即医学里通行的"无创"理念原则需要遵守。

基于本书其他章节，采用的技术需满足根管治疗的成形、清理和充填等相关步骤中基本原则，同时也阐述了支持"必须有"和"必须做"的技术理念。

指导性参考文献

Ng Y-L, Mann V, Gulabivala K. A prospective study of the factors affecting outcomes of nonsurgical root canal treatment: part 1: periapical health. Int Endod J . 2011;44: 583–609.

本研究基于大量根管治疗病例，发现在首次行根管治疗和非手术治疗中存在影响根尖周炎治疗成功的术前和术中的因素。根管内存在的微生物有降低治疗成功的可能性，操作中的多种因素似乎对治疗的成功仅有轻微影响。一些临床操作步骤的错误，如建立直线通路、避免超充和其他重要步骤等，均有可能影响成

O. A. Peters , DMD, MS, PhD (✉)
Department of Endodontics , University of the Pacific , Arthur A. Dugoni School of Dentistry ,
155 5th Street , San Francisco , CA 94103 , USA
e-mail: opeters@pacific.edu

A. Arias , DMD, MS, PhD
Conservative Dentistry , School of Dentistry, Complutense University , Madrid , Spain

© Springer-Verlag Berlin Heidelberg 2017
O.A. Peters (ed.), *The Guidebook to Molar Endodontics*,
DOI 10.1007/978-3-662-52901-0_6

功率的高低。氯己定冲洗并不能带来多少益处，欠填同样也是不利因素之一。总之，根尖周炎症的消除决定了根管治疗的成功率，对于首次治疗和再治疗，根管治疗成功率分别是83%和80%。此外质量良好的修复体也能显著提高根管治疗的成功率。

6.1 背景介绍

本章节的目的不是介绍所有用于清理、成形和填充根管系统器械的详细信息，而是讲述如何实现最佳清理、成形和填充目的的实践方法。

用合适的文字描述临床数据[1-2]和自我经验，并将这些最佳的实践方法融入我们日常操作中，是为了更好地理解怎样做可以带来更好的结果，怎样做将带来坏的结果，在明白每次使用锉、注射器、充填器或锥形牙胶尖做根管治疗时所追求的细节后，才能帮助患者获得好的治疗结果（图6.1）。

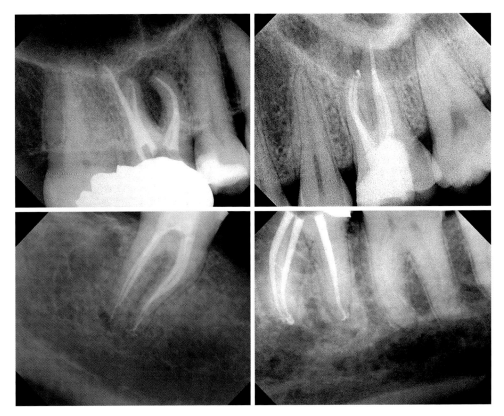

图6.1 采用本章描述的原则进行根管治疗的磨牙病例。

本章总结的临床操作步骤是用来实现根管治疗的两大目标：一是为患者保存天然的牙列（保留），二是治疗或终止根尖周病（治愈）。这两个目标互不排斥，并且都很重要。因此，临床操作者应该根据临床操作指南评估治疗的每一步骤对最后结果的全面影响。

所有的文献著作中都提到，清理根管到工作长度[3]或者建立直线通路对治疗根尖周病是有效的，但是过度预备[4]或超充[5]是根管治疗过程中的绊脚石。故应该选择合适的临床操作来产生良好的结果。

磨牙根管治疗比上颌中切牙治疗更加困难是有很多原因的，尤其与其解剖结构复杂、位于患者口内靠后的位置相关。依据常规的操作顺序和规范的操作原则能够提高临床治疗效果。然而一位成功的临床医生应具备考虑患者的个体需求和处理非常规事件的能力。本章内容被分为3个部分：根管系统成形、消毒和充填。这些步骤因人而异，比如，根管成形可以去除根管内的牙髓组织和微生物。同样地，使用现在的技术只有已经成形的根管才可以进行根管充填。因此，对磨牙进行机械化学预备的目的有以下3点：

1. 为化学消毒创造空间。
2. 为严密地充填提供条件。
3. 使对牙冠和根部结构损伤最小化。

6.2 磨牙根管系统成形

目前认为最好的根管成形不仅能促进有效消毒和为完全充填根管系统提供光滑流畅的形态，同时保持原有的根管通路和结构完整。磨牙根管预备的系统方式应包括以下这些步骤：

1. 分析磨牙的解剖结构。
2. 根管探查。
3. 冠部敞开。
4. 建立直线通路。
5. 确定工作长度。
6. 根管上端预备。
7. 根管预备至工作长度。
8. 确定根尖孔直径。

6.2.1   第一步：分析磨牙的解剖结构

在本书里，详细地描述了磨牙根管系统的影像学表现。通过术前X线片和口内情况充分了解牙齿的解剖结构对于一个成功的根管成形是非常有必要的。结合充分的髓腔入路（见第6章），临床医生能选择一种对根管内消毒、清理有效和使牙齿长久保存的常规预备策略。

在磨牙根管治疗中，对患牙的分析有利于根管系统的成形，避免对牙齿本身存在的治疗难点进行错误处理，否则将导致糟糕的结果，加大治疗的难度。特别是在用器械处理一个很细的根管时，应提前预料到可能存在冠部干扰、潜在的分支或根尖孔的侧方开口等情况。

在X线片上看似直的根管可能有多角度的弯曲，这在二维牙片上无法识别。如果临床医生在确定工作长度时没有意识到这点，便很容易犯错，在成形过程中导致根管走向出现偏移。

当今的技术，特别是使用镍钛旋转器械、根尖定位仪、显微镜和CBCT技术后，已经改变了牙髓病学的现况。每项技术的使用指南已经被建立和采纳。例如，在开始进行磨牙根管治疗时，应预想到根尖孔预备的最小直径。目前，使用镍钛器械25/06号锉预备的根尖形状是有利于冲洗针头、充分冲洗根管的最小直径，同时阻止冠部的过度预备和在极度弯曲根管内的预备错误。最新证据表明，尚没有证明某个具体的根尖孔直径可以使根管内细菌被完全清除和得到更好的治疗效果[1]。因此，选择预备根尖孔直径的大小需要考虑多方面因素，比如根管弯曲度、根管壁直径、冲洗液流动情况等。

根管内超充时通常导致不好的预后，因此，就像下面详细介绍的一样，操作前分析必须包括如何在成形和充填过程中获得合适的根尖止点。

6.2.2   第二步：根管口探查

在建立直线通路后，敞开根管上端1/3前，必须用10号K锉探查根管口，但不用到达根管工作长度，仅为旋转器械扩大根管上端定位位置。需要注意在预备时，旋转器械在根管内的短暂停留会引起器械与根管壁间明显地卡住。根管上端的敞开能防止预备过程中产生台阶，从而减小预备困难。

能说明根管上端敞开最有利的典型例子是上颌磨牙的近颊根管，特别是MB2，在髓腔位置偏向近中，然后向远中弯曲走行（见第6章）。经验不丰富的临床医

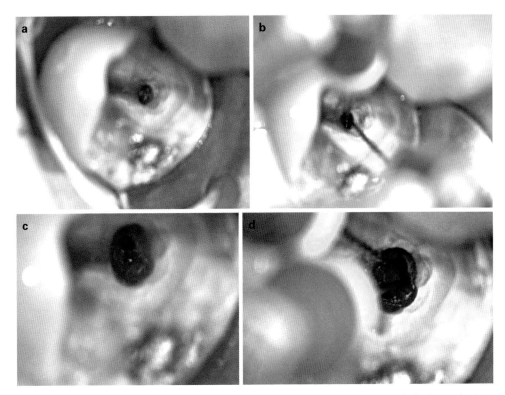

图6.2　在磨牙根管治疗过程中根管口敞开的作用。冠部敞开允许10号K锉直线进入近颊和远颊根管内。在根管口敞开后，注意10号K锉进入根管内的深度。（**a**，**b**）冠部敞开前。（**c**，**d**）冠部敞开后。

生经常在探查上颌磨牙的MB2根管前先使用一个扩孔钻，易导致处理狭窄根管时产生台阶和不能到达的工作长度等情况。对根管走向进行初始估计；使用现在的改良的镍钛旋转开口锉，而不是开口钻处理根管上段，将能够避免产生台阶。

6.2.3　第三步：根管上端敞开

在磨牙根管治疗中，牙本质三角经常阻挡根管锉直线进入根管内，这点已在第二步解释清楚了（图6.2）。这些牙本质三角在扩大开髓洞型过程中会被去除（见第6章），但考虑到保存牙本质原则，推荐使用一个更为保守的洞型。以前使用锥形旋转器械敞开根管上端时强调应避免预备错误或折裂；当预备根管上端的髓腔时应去除冠部牙本质阻碍和重新定位根管口远离根分叉区（也称为危险区）。

当遇到狭窄、钙化根管或难以疏通的根管时，原则上在疏通根管到全长之前需进行根管上端敞开，它有利于在疏通过程中利用触感控制器械，通过降低器械与根管壁间接触面积从而减小根尖段发生意外的风险。另一方面，过度敞开预备降低了根管壁的厚度[6]，相应降低了根管壁的强度。

早期冠部预扩大（也称为根管上端敞开）有以下几个优点，原因如下[7-8]：

1. 使旋转器械放置根管口更容易。

2. 在根管预备过程中，将工作长度变化减小到最小。

3. 有利于建立无菌冲洗溶液进入根管的早期通道。

4. 使锉更容易到达根尖1/3。

5. 在疏通根管过程中，更好地利用触感控制手用器械。

以前冠部敞开都采用扩孔钻，现在大部分已被大锥度和小工作尖的镍钛旋转器械取代了。这些器械能够横向切削，横断面是典型的三角形。此外，特殊的钻或超声工作尖也能用于建立进入根管上端的直线通路。

近来，扩锉的横向切削机制已被详细讨论。一份对比放射状横截面和三角形横截面的切削效率的研究指出后者的切削效率更高。同时更进一步指出，柔韧的马氏体合金比传统镍钛合金的切削速度更快[9]。

6.2.4　第四步：疏通根管

尽管最近几年生产了用于清理和成形根管的新机械与设备，但是疏通根管仍需具备丰富的知识，同时也需对根管解剖形态有所了解（图6.3）。在根管清理和成形过程中疏通根管是重要因素之一。即使使用最新和最贵的设备清理与成形根管，如果临床医生不能疏通根管到尖端，也有很大可能性导致治疗失败。临床经验有助于疏通解剖结构复杂的根管到尖端。根管疏通必须要保持通畅，也就是用疏通锉8号或10号疏通根管到根尖周膜处，此时根尖定位仪上显示为"0"。在根管疏通过程中，推荐最好的操作技巧包括以下几点：

1. 在根管疏通过程中，为了防止牙髓组织堵塞根管应配合使用螯合剂。

2. 根管锉应连接根尖定位仪，当锉到达根尖孔时，根尖定位仪可以识别。

3. 手动提拉动作可以保持根管通畅，避免将牙本质碎屑推出根尖孔。

4. 使用合适锥度的疏通器械。

5. 在疏通根管时优先选择最短的锉。

以前根管通畅的概念（表6.1）存在争议，但体外[10-11]和体内试验[11]结果共同

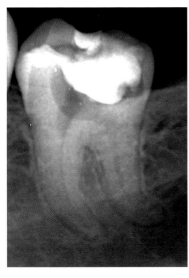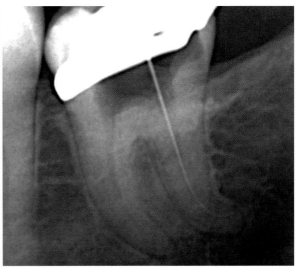

图6.3　在根管预备过程中，所有根管的3个部分，包括冠部、根中部和根尖部都应该评估可能存在的阻挡。这将有助于临床医生根据具体病例选择最佳的操作方式。图中展示的是根尖段明显弯曲的根管采用分步法成功完成预备的病例。

说明保持根管通畅可提供更好的预后；保持根管通畅能降低术后疼痛[12]；虽然体外实验中根管通畅可能导致少量的冲洗液进入根尖周膜，但在临床操作中保持根管通畅不会增加冲洗液渗漏事故[13]，因此保持根管通畅利大于弊。

实现根尖通畅的优点包括：

1. 降低丧失工作长度的风险，减少根管偏移和其他意外事件，如产生台阶[14]。

2. 保护根尖狭窄的解剖结构[15]。

3. 在根尖成形过程中提高临床医生的触感[16]。

4. 当用8号或10号K锉疏通时，可减少根尖段偏移，保持根尖段通畅[17]。

5. 冲洗液能更好地达到根尖1/3[18-19]。

6. 减少气泡，因气泡可能阻碍冲洗液到达工作长度[20]。

然而，次氯酸钠只是到达根尖1/3段并不能保证对根管进行合适的冲洗与清理，这将在本章的下一部分介绍。众所周知，次氯酸钠溶解有机物质需要足够的接触时间和接触面积[21]。

使用轻触和旋转的往返运动，也称为"上钟表发条"的方式进行根管疏通。在这一步，预弯通畅锉是没有必要的，但是在遇到极弯的根管时预弯是必要的（图6.4）；当锉在未到达工作长度前且不能向下疏通时，锉应该被预弯使之通

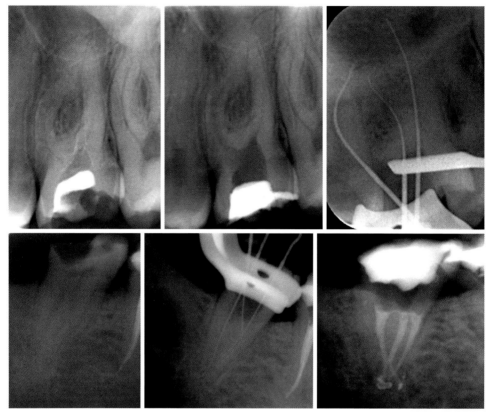

图6.4　根管口适当敞开有助于疏通根管到工作长度。上排图片展示的病例是成功完成明显弯曲的近颊和远颊根管。下排图片展示的是器械一开始未到达近颊根管的工作长度。必须敞开根管口才可建立使用旋转器械预备根管到工作长度前的通路。

过障碍，尤其在根管中段或根尖段应创造更多的空间。这两种情况是临床医生通过锉的触感反馈来选择使用方式；较松的抵抗感提示根管存在台阶或极度弯曲，像橡胶样的抵抗感提示根管狭窄或下端有软组织，从而阻止锉进入根管下段。

West[22]根据所需疏通技术将锉不能往根尖深入分为4种情况：

1. 根尖堵塞。
2. 根管弯曲度和所用器械不匹配。
3. 锉尖端直径太大。
4. 冠部牙本质三角的阻挡。

所有这些情况通过改变通畅锉的弯曲度或通过敞开根管上端2/3都可以被解决。

表6.1

根尖疏通

根据AAE中的术语，根尖疏通是"指使用小号锉疏通到根尖孔，保证根尖端没有碎屑的技术"。在根管通畅后，根管内存在较少甚至没有软硬组织碎屑，不存在阻碍后续根管疏通的台阶或急弯。

通畅锉，一般被定义为小号柔韧的K锉，可顺着根管进入根尖段而不扩大根尖段狭窄。

6.2.5 第五步：确定工作长度

工作长度（WL）被定义为冠部参考点到根管预备和充填终点的距离[23]。涉及的两个点在本章中非常重要且需要注意；尤其在根管治疗中讨论最广泛的就是与根尖解剖结构有关的预备形态根尖止点。

在根管治疗中，根尖止点在理想情况下应位于根尖狭窄处，即根管直径最小的位置。基于组织学切片和大量临床样本，根尖止点被认为位于牙骨质–牙本质界。然而，牙骨质–牙本质界是随着牙齿、牙根和根管壁的变化而变化的。并且在牙片上无法准确定位牙骨质–牙本质界。所以尽管目前还未明确规定根管预备止点的确定方法[26]，但一些学者主张：当患牙为牙髓坏死时，根管预备到距影像学根尖0.5～1mm处；当患牙为不可复性牙髓炎时，根管预备到距影像学根尖1～2mm处[24-26]。

当前最佳证据显示，在活髓牙（即不含细菌的根管）根管治疗中，根管成形和封闭不完全也可以获得临床上可接受的效果，但是，对于细菌感染根管而言，根管预备不到位可能导致顽固性或复发性根尖周炎[27-28]和根管治疗后疾病[29-30]。

使用根尖定位仪能够帮助临床医生更加准确地确定根尖孔的位置，在距根尖孔0.5mm处进行根管预备。

确定和保持工作长度的最佳临床技巧包括以下几条：

1. 通过投照角度合适的术前牙片估计工作长度。

2. 为每一个根管选择一个合适的冠部参考点。

3. 在用根尖定位仪确定工作长度时，需保证每个根管内含有合适量的导电物质（如螯合剂或含离子的冲洗液）。

4. 使用牙片核实根尖定位仪，确定工作长度[31]。

虽然不同的根管长度测量仪生产者提供的使用指南可能会不一致，通常使用棉球干燥磨牙髓腔后根管长度测量仪工作状态最佳。小号锉一直向根尖疏通到根尖定位仪上显示根尖开放处，然后向后退0.5mm可确定根管的工作长度。最好是先用8号或10号K锉来确定根管的大小，再用15号K锉确定工作长度。在大直径的根管内根尖定位仪会产生不规则的信号，所以应该用接近根尖孔大小的大号锉来核实工作长度。器械的尖端跟根尖孔越匹配，测得的工作长度越准确（图6.4）。

6.2.6　第六步：根管通路预备

在使用镍钛旋转器械预备根管到工作长度前[32]，应该至少先将根管预备到15号K锉大小，以便于在旋转器械尖端前进过程中建立一个向根尖方向运动的安全通路[33]。这样的通路可以减少之后预备过程中接下来的成形器械与根管壁间的接触面积，从而减小旋转器械在运动过程中的扭转压力[34]。事实上，先预备出这样的通路可使镍钛器械更为良好的预备与成形根管。

通常采用上发条法或者平衡力法的运动方式使用10号和15号K锉建立和获得这样的通路。然而近来已经设计小直径的镍钛旋转器械来简化根管通路预备的过程。由于它们有限的抗扭强度，这些小直径的旋转镍钛器械必须在10号K锉能达到工作长度后才可以使用。

可通过一个直的且不预弯的15号K锉能够被动地、光滑地滑行到达工作长度来证明已建立了合适的根管通路。同时可通过上下提拉器械从距工作长度1~2mm至5~6mm的幅度来进一步确认。

下颌磨牙的远中根管经常是呈长椭圆形或扁形的根管，这样的根管应预备2个通路和进行2个根管的预备。这2个根管将被定位在根管的颊侧和舌侧[35]；这样的预备形态能够促进器械接触到根管壁，有利于清除感染物，最终简化根管充填。

6.2.7　第七步：根管预备到合适尺寸

自镍钛器械使用以来，磨牙根管治疗的疗效已经明显提高，很可能因为即使在解剖结构复杂的根管中，相较于不锈钢器械，镍钛器械发生预备错误的可能性明显降低[4,36]。也可能因为使用ISO手用器械预备根管过程烦琐，临床医生需要将扩孔钻与之结合使用，并采用逐步后退法来增加根管的锥度。这样的预备形态导致在冠部1/3过度预备，从而削弱牙齿强度，更容易发生垂直折裂（图6.5）。而使用镍钛旋转器械预备，最终的根管形态在冠1/3处更加保守，在根中2/3处充

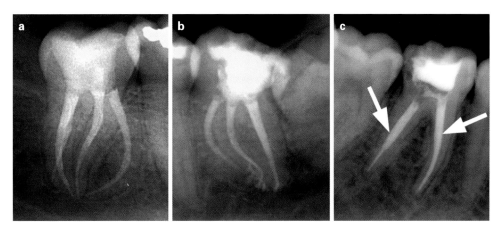

图6.5　（**a**，**b**）镍钛器械预备后的根管。（**c**）手用不锈钢锉和扩孔钻预备后的根管。箭头所示冠部过度敞开。

足，从而增强了冲洗液冲洗和根管充填的效果。相较于手用器械预备的止点，最后一个到达工作长度的根管预备器械的自身锥度在距根尖几毫米区域处预备出一个锥形的抗力型，将使充填技术变得更为可控（图6.5）。

为了成功使用镍钛旋转器械，临床医生应该知道器械使用的具体细节。关于合金和相关器械设计情况在本书中并不涉及，读者应参考最近的牙髓病学书籍来获得更多的信息。建议临床医生认真思考他们所使用器械的使用指南。通常，不要在干燥的根管内进行预备；在用镍钛旋转器械预备过程中，必须使开髓洞型及根管内充满次氯酸钠溶液，一方面可以大量冲洗，另一方面也可作为润滑剂。

增加器械的锥度可使用更少的器械和花费更少的时间预备出合适形态的根管。离体牙实验数据清楚地表明镍钛旋转器械优于不锈钢锉，因为前者发生更少的预备错误，这就可以转化成治疗根尖周炎的更优条件[4,36]，特别是磨牙根管治疗。

在冠部1/3处选择性地去除牙本质能保留更多的牙齿结构强度[37]。临床医生应该考虑到使用器械的最大刃部直径，因为它能限制预备后根管尺寸。考虑到像根折和非修复体龋坏导致的缺损是拔除根管治疗后患牙的最常见原因[38-39]，因此在根管治疗后保存结构的完整性能决定牙齿的潜在寿命（图6.5）。

6.2.8　第八步：测量根尖孔大小，根尖调整

以上步骤能预备出良好的根管形态；但是在复杂磨牙根管治疗中，会发生一些错误。台阶、根管堵塞和器械分离可能导致不理想的治疗结果（图6.6）。

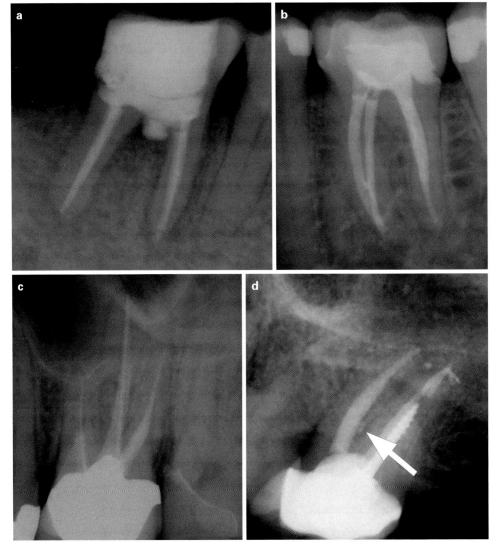

图6.6　不恰当的根管预备可能导致明显的预备错误，如穿孔（**a**），器械分离（**b**）、形成台阶（**c**）和带状穿孔（**d**箭头所示）。

　　处理器械分离的最佳方案就是预防器械分离（表6.2）[40]。使用显微镜、超声工作尖和特定的医用设备将有助于取出根管内分离的器械；但是这个过程经常会去除更多的牙本质。如果发生根管治疗失败，可能需采用非手术或手术治疗（见第9章和第10章）。

　　每个根管系统都是独特的，因此根管最终理想的形状、尺寸、大小也是变化的（见第1章）。在将整个根管预备成锥形结构后，使用手用锉到达工作长度来

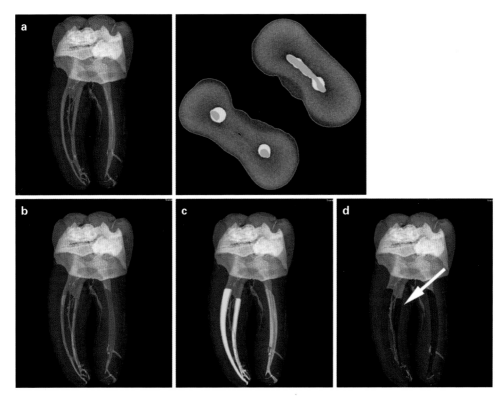

图6.7　（**a**）展示磨牙根管系统的Micro-CT三维影像。（**b**）中绿色部分展示根管预备前根管的形态。（**c**）黄色部分展示根尖大小为预备至20号。（**d**）红色部分展示根尖大小为预备至30号。尽管根管冠部形态不同，但使用TRUShape系统预备后根管冠部结构保存明显。（**b～d**）分别展示了采用TRUShape系统中不同的锉预备近中根管冠部的断面图像，用不同颜色标注预备阶段。

确定根尖孔的大小是最佳的临床操作技巧。例如，在将根尖孔预备到25号时，应使用一系列25号、30号、35号的K锉，来判断哪根锉在到事前预备到的工作长度处时存在摩擦感。如果根管全预备到25号，25号K锉将在到达工作长度时停止，而另外2支较大的K锉将不能达到工作长度。如果更大的K锉能够到达工作长度，此时需要重新进行根管预备，这样有利于根管清理和充填。在完成根尖预备的最后调整后，应再次使用预弯的10号K锉去证实根尖通畅情况，因为K锉轻轻地旋转可以去除沉积的牙本质碎屑，探查根管侧支。图6.7展示了磨牙根管预备到合适根尖孔大小和锥度，冠部1/3没有过度预备或未过度削弱根管壁厚度。使用手用锉，利用触觉确认根尖预备大小，同时需要逐渐增大锥度来确保牙胶在合适位置存在回拉感，从而避免在根充过程中牙胶在根尖处超充（见下面）。

表6.2

避免镍钛器械发生分离的建议

1. 根据不同的根管，选择合适的方法和器械。
2. 了解所选择的器械的特点和局限性。
3. 在根管极弯处减小器械直径和使用时间可避免器械的循环疲劳。
4. 建立正确的根管通路可避免扭力。
5. 选择合适的扭速、扭矩和旋转方式非常必要。
6. 使用纱布清理根管锉上的牙本质碎屑并反复冲洗根管。

6.3 根管系统的清理术

尽管最近几年根管治疗技术得到很大的发展，但是根管治疗的成功率并未明显提高，可能因为很难完全清除根管解剖结构中的微生物[1]。这就能够解释为什么活髓牙根管治疗的成功率高于死髓牙和有根尖周炎的患牙[1]。

存在于根管内的微生物是发生根尖周炎的主要病因。因此去除这些病原体和支持它们生长的有机物是治疗疾病必需步骤。然而牙齿及根管的解剖结构和形态是完全清除这些根管内微生物的主要障碍。根管清理术包括机械预备、使用冲洗液以及根管内封药。

对最终根尖尺寸的大小一直存在争议。根管的大小影响冲洗针头进入根管的深度，反过来又跟抗菌溶液到达根尖区域的能力有关。然而，对于磨牙较细的弯曲根管，扩大根管存在明显的机械限制。很明显较大根管并不能预备成圆形的根管形态[41]。事实上，根管偏移，如侧副根管、弯曲根管、根管壁不规则、突出的鳍部、盲道和峡部，导致根管清理术不完全。因此，根管清理的现实目标主要是减少而不是完全清除它们。

当前最佳的操作技巧是使用侧方开口的小直径冲洗针头；根管最终合适的大小和锥度应允许冲洗针头的尖端接近工作长度。过度预备根管可能导致牙本质碎屑堵塞根管某部位，从而导致冲洗液不能进入。

磨牙根管消毒的系统方法包括以下步骤：

1. 实现合适的根尖段大小。
2. 选择有效的抗菌冲洗液和药物。
3. 保证冲洗液与根管壁广泛接触。
4. 活化冲洗液。
5. 清除玷污层。
6. 考虑到附属结构。

6.3.1　第一步：实现合适的根尖段大小

尽管单纯依靠根管预备清除根管内微生物是不够的，但是能明显减少微生物数量。虽然没有明确指出根尖端直径大小与治疗效果有关，但是冲洗针头和器械的直径表明根尖段大小是25号或30号、锥度至少是0.06的器械的最小预备形状，才能允许小号冲洗针头尖端距根尖止点1~2mm。离体牙实验结果表明只有少量的冲洗液能够到达冲洗针头尖端处[42]，因此根管预备过程中推荐冲洗液反复地回流与交换。在冲洗过程中，针头在根管内应反复进行上下提拉动作；这样的动作产生振动，阻止针头卡在根管内，从而避免有毒性的冲洗液超出根尖孔。

跟根管冲洗效率有关的两个直接因素是冲洗液和输送系统[43]。因此，选择合适的冲洗液进行消毒和去除玷污层后，应该考虑冲洗液的输送和激活方式。根管冲洗清除坏死物和微生物的有效性取决于几个因素：针头进入的深度和直径、冲洗压力、冲洗液的黏度、针头尖端冲洗液的流速和针头倾斜的类型与方向。为了有效冲洗，冲洗针头的大小和长度必须与根管直径相匹配。细针头挤出高黏度冲洗液比大直径针头需要更大的压力作用到注射活塞上，虽然，大直径针头能够输送更多的冲洗液，但不能进入根管深部；直径为0.32mm的冲洗尖端可用于细根管内。

6.3.2　第二步：选择有效的抗菌溶液和药物

用于根管治疗的冲洗溶液，不管微生物是处于浮游状态还是生物膜状态均应具有高效的抗菌能力，无内毒素活性，当接触活组织时无毒性作用，也不引起过敏反应[44]。冲洗的目的是溶解有机物和无机物。根管治疗中将次氯酸钠作为主要的冲洗液是最佳选择[45]。已报道次氯酸钠不仅可以作为漂白剂，还具有溶解活组织[46]和坏死组织[47]的能力、抗菌活性[48]与润滑作用[49]。此外，次氯酸钠便宜且方便使用[50]。虽然对于理想的次氯酸钠浓度没有明确规定，但其推荐浓度从0.5%至6%均有。因为冲洗液中游离氯的总量决定其活性，降低溶液的浓度就要增加冲洗液的量。

使用其他抗菌药物，如氯己定或过氧化氢，在临床上均不能取得更好的效果[11]。应当考虑冲洗液间是否会相互作用，以及与牙本质基质间是否会相互作用。例如，次氯酸钠和氯己定结合会产生颜色变化，形成一种可能有毒的沉淀物[51]。

6.3.3　第三步：确保冲洗液与根管壁存在广泛接触

考虑到根管系统的复杂性和通过机械方式预备根管壁的不完全性，建议使次氯酸钠与根管壁尽可能长时间接触。有报道指出最少接触时间是40分钟[52]；这样长的接触时间要求根管通畅可允许冲洗液进入和充满根管系统。因此不管什么时候，器械预备时冲洗液应充满根管系统。

6.3.4　第四步：活化冲洗液

冲洗液能被动地传递或者与使用某些器械设备相结合而被活化[53]。然而当采用传统的被动冲洗方式时，在根管系统内冲洗液的渗透和效率是存在限制的[54]，活化技术在能帮助冲洗溶液进入根尖1/3的不规则处提高冲洗液的清除效率（图6.8）。许多当前最常使用的活化技术[53]、超声[55]、声波设备、激光辅助冲洗[56]和根尖负压冲洗能促进冲洗液渗透到根尖区。

根管内活化系统（一种包含非切削聚合物尖端的次音波手机）能够提供声波活化的冲洗液。这种称为被动超声波冲洗的机制是产生了接近器械的声流。声波和超声波的不同主要是振动运动的振幅，其中声波设备的振幅在1500～6000Hz，而超声波设备是在20000Hz以上。另一种更好地提供冲洗液的方式为负压冲洗方法，即一个接触牙齿的抽吸设备的细针被放置在根管内，从髓腔到根尖传递抽吸出溶液。

一种新的光子引导的光声流铒激光技术主张将尖端放置在髓腔而不进入根管内[57]。体内试验的初始数据表明这项技术的效果是令人鼓舞的[56]。

自调节锉是一种中空的根管锉，因此可能也被认为是一种冲洗设备，因为在根管预备过程中可实现持续冲洗。新鲜冲洗液能持续不断地清除锉预备过程中产生的碎屑，同时进行根管消毒。同时主根管能被环形预备[58]。

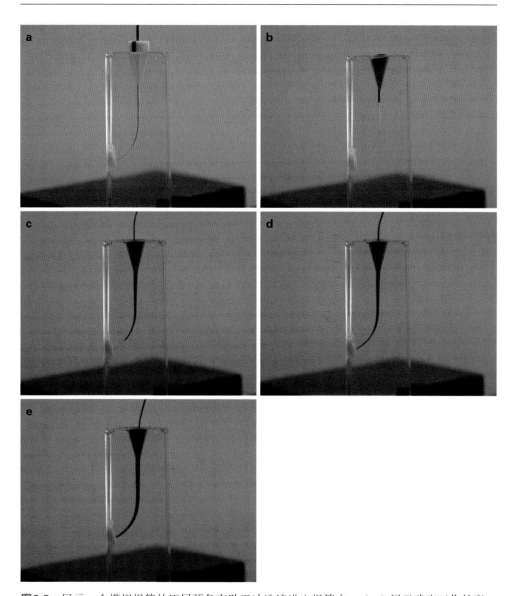

图6.8 展示一个模拟根管的逐层预备有助于冲洗液进入根管内。（**a**）展示确定工作长度。（**b**）使用30号冲洗针向根管内注射红色冲洗液。（**c ~ e**）分别展示用15.04号、25.04号和35.04号锉预备根管后冲洗液进入根管内的深度（Dr. F. Paqué授权提供）。

最近，Gentlewave（Sonendo，Laguna Hills CA，USA）作为一种新的商业化的根管清理设备，只需要建立髓腔通路。它不需要任何器械就能实现完全的根管清除术，并获得临床上满意的效果[59]。

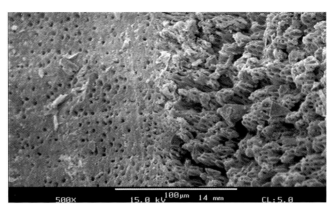

图6.9　展示根管截面或根管壁的扫面电镜图。相较于没有机械预备的根管壁区域，清除根管预备后的玷污层（左侧）的根管壁清晰可见矿化前缘的钙化球。

6.3.5　第五步：清除玷污层

　　玷污层是器械预备根管系统时产生的根管表面膜的混合物，由牙本质屑、活髓或坏死牙髓的残余组织、细菌成分和残留的冲洗剂[23]一起组成，沉积在根管壁上，形成一层无定形和不规则的物质。

　　清除玷污层的优点和缺点仍存在争议；然而，一般证据支持在根管封闭前清除玷污层[60-61]。保留玷污层易形成微渗透，这是因为玷污层阻碍封闭剂和根管壁间的直接接触，随之被残留在根管内或从冠部微渗漏进入根管内的活菌所分泌的酸性物质和酶物质分解[62]。而且玷污层内的有机残骸可能成为细菌生长的营养物质，牙本质小管内残存的微生物可能将玷污层作为持续生长的营养物质。此外，玷污层可能能干扰根管冲洗液和诊间消毒剂的活性与效用[63]。

　　另一方面，如果玷污层被清除（图6.9），冠部和根尖部的微渗透将减少[60,64]，这是由于充填材料与根管壁直接接触和封闭剂可以封闭牙本质及牙本质小管[65-66]。

　　EDTA[67]是清除玷污层使用频率最高的冲洗液（图6.6），因为它能螯合和溶解玷污层中的矿化物成分。EDTA在根管冠1/3和中1/3是具有更高的活性，在根1/3处活性降低[67]，这是由根尖端根管狭窄或解剖变异，如不规则或钙化的牙本质小管所致[68]。现推荐的使用方法是先用17%EDTA冲洗根管1分钟，然后用次氯酸钠或生理盐水冲洗[69]。然而在根管预备过程中一起使用冲洗剂和EDTA润滑剂可能会达不到预期效果，因为EDTA会阻止次氯酸钠的组织溶解能力[70]。

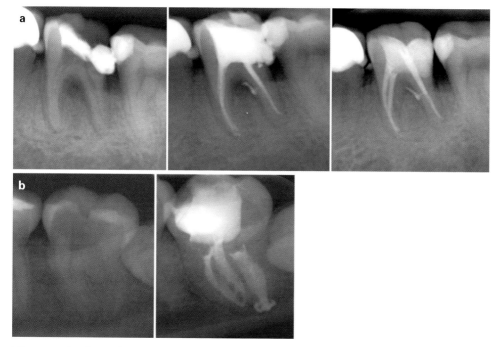

图6.10　展示磨牙的侧副根管系统当冲洗液作用后可被清理和充填。（**a**）副根管导致根分叉区暗影在6个月随访时显示骨的愈合。（**b**）消毒和充填近中根管峡部和远中长椭圆形根管。

现有掺入EDTA或其他螯合剂的膏状润滑剂。当在疏通含有残留活髓组织的根管时可以使用这样的膏状润滑剂；但是它们没有清除玷污层的作用。就像之前提到的，在用旋转器械预备根管时使用这样的膏状润滑剂也达不到预期效果，因为它通过减少游离氯的量来失活次氯酸钠，甚至能增加旋转器械的扭力。跟干燥、非润滑的根管一样，使用凝胶型的润滑剂也会增加旋转器械的扭矩[49,71]，而自来水和2.5%次氯酸钠能增加旋转器械的切削效率。

EDTA或其他螯合剂应该在次氯酸钠或生理盐水清除玷污层前使用。

6.3.6　第六步：副根管系统的考虑

另一个应该被考虑的重要因素是在冲洗过程中，不仅是冲洗系统能否将冲洗液疏通到根尖1/3处，还包括对机械预备不能清除区域的清除能力，如侧支根管和峡部。图6.10a展示了充填了侧支根管和副根管后根尖区和根分叉区暗影消失的病例。临床医生可在诊断之前怀疑存在的根尖暗影是由于侧支根管导致。一个推荐的策略就是在根尖通畅的确认过程中，在有冲洗液的情况下，预备结束时预弯通畅锉试图进入侧方入口，清除侧支根管内的残留物。通常临床医生没有意识到已适当清理不规则解剖结构，直到根管充填后在牙片上显示出来才意识到。

6.4 磨牙根管系统的封闭

一个成形和清理良好的根管系统，将为未受损伤的根尖组织愈合创造良好的条件。另一方面，根管系统难以接触机体的免疫系统，因此不能抵抗冠部微渗漏。所以最好建议根管尽可能被完整充填，用于阻止营养物质或微生物进入。现有的根管充填技术不能提供冠部、侧支和根尖的完全封闭[72]。因此在根管治疗完成后应尽快对冠部进行永久的修复（见第7章）。

理想情况下，根管充填能封闭所有与牙周组织相通的孔，没有空腔，适应预备的根管形态，在根尖止点结束。为了保护根尖周组织，避免被细菌再次感染，接下来的步骤将有助于密封预备和清理后的磨牙根管系统。

临床上现有很多可接受的材料和技术用于根管充填；根管充填的方式包括：

1. 仅用根管糊剂（水门汀、糊剂、树脂）充填。

2. 根管糊剂和一个坚硬或柔软锥形核材料单尖充填。

3. 根管糊剂结合冷加压核材料充填。

4. 根管糊剂结合热加压核材料充填。

5. 根管糊剂结合的载核材料。

这些充填技术根据根尖骨封闭或根尖病损愈合情况显示具有可比性的成功率，因此临床医生可根据案例或自我能力选择最佳的充填技术和方法。以下就是根管封闭的主要步骤：

1. 选择充填技术和充填的时机。

2. 选择主尖。

3. 干燥根管和涂布封闭剂。

4. 根尖段充填（侧方加压或垂直加压）。

5. 完成充填。

6. 评估根管充填质量。

现有的研究表明，临床医生进行根管预备和消毒是牙髓病学治疗最重要的因素，但尚无技术能保证良好预后[1]。选择哪种方式可能与以下因素有关：

1. 临床医生使用某种特定技术的技能和舒适度。

2. 治疗效果。

3. 涉及的简化步骤。

4. 产生的成本。

5. 病例的选择。

6.4.1　第一步：选择充填技术和时机

在选择充填技术前，应评估磨牙根管系统充填的效果。存在根尖开放或预备错误，如根尖偏移，下颌磨牙根尖靠近下颌神经管，就存在超充的风险。为了避免这些失误，非专家型医生采用冷侧压充填根管可能更好，避免超充。在一些病例中，如根尖孔直径为60号或者更大时，可采用MTA做根尖屏障（图6.11）。磨牙根管常有附属结构（见第1章），因此采用热垂直加压技术或注射技术充填这些根管的复杂结构效果更好（图6.10）。

通常，当急性根尖周炎或根尖脓肿没有症状时才能进行充填，当存在明显叩痛或根管内有分泌物无法干燥时不能进行根管充填。

6.4.2　第二步：选择主尖

在将主尖放入根管前应在次氯酸钠溶液中浸泡60秒进行消毒，根据工作长度先进行标记，然后再放到无菌纱布保持干燥直到使用时（图6.12）。

很多根管糊剂在初始混合状态都是有一定毒性，但凝固后降低。当与组织和组织液接触时，氧化锌丁香油基根管糊剂可被吸收，但是树脂基材料不能被吸收[73]。根管糊剂的一些副产物可能影响并延迟组织愈合。因此，封闭剂不应该进入根尖周组织中。

现有多种锥度的主尖，很多时候主尖的锥度都是大于ISO标准0.02锥度。合适的主尖应该是恰好到达工作长度时与根管壁接触，有卡紧感或拉出主尖有阻挡感。如果主尖的锥度大于预备根管的锥度，当未到达工作长度时即与根管壁接触。如果主尖的锥度不够，到达工作长度时与根管壁不接触，并且尖端出现皱褶。合适锥度的主尖不仅与根尖大小合适，也与预备的锥度相适应，这是根充良好的关键。

调整主尖适应预备后根尖段意味着截断牙胶根尖段增加尖端直径。调整主尖更加精确的方式是将主尖放入到根尖直径尺内（图6.12），将主尖尖端截断至与

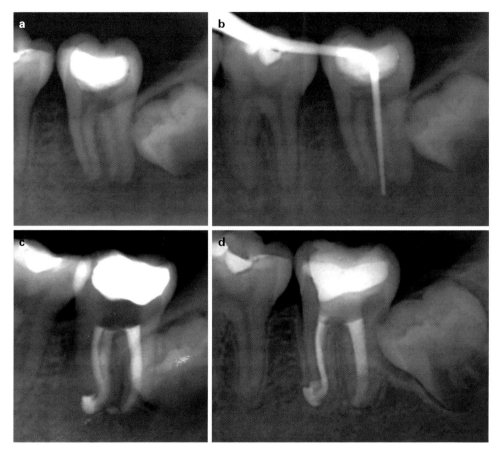

图6.11　（**a**）展示牙髓坏死、大根尖孔下颌第二磨牙的根管治疗。（**b**）展示牙周探针放置在深牙周袋内。（**c**，**d**）分别展示远中根管用MTA行根尖屏障后的根充片和2年后随访的牙片，存在明显骨愈合。

主尖锉尖端尺寸大小一致。

　　如果主尖出现弯曲或皱褶，说明根管预备的锥度可能不够，夹持感来源于主尖和根管中1/3接触而不是与根尖段接触。

6.4.3　第三步：干燥根管和涂布根管糊剂

　　在临床操作中，第一步用抽吸套管吸取根管内液体，再将吸潮纸尖放到根尖止点处去除余下液体，从而干燥根管系统。磨牙的根管尖可能存在多种通道，所以在其中某个根管进行根充前，必须保证所有的根管都是干燥的。但是没有临床证据支持使用酒精或其他溶液干燥根管。

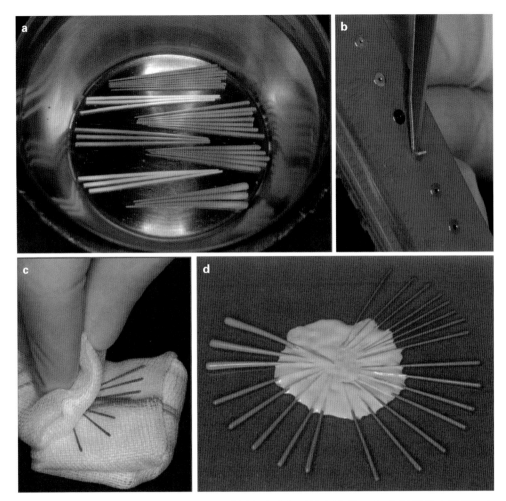

图6.12　根管充填过程中。（**a**）展示牙胶浸泡在次氯酸钠中消毒。（**b**）展示将尖端截为合适大小。（**c**）展示使用纱布干燥牙胶。（**d**）展示在根充前牙胶蘸入根管糊剂中。

应在根管系统内涂布适量的根管糊剂。可以使用螺旋形输送器、K锉或主尖将根管糊剂导入根管内；以上方式都能往根管内输送适量根管糊剂（图6.13）。如果使用主尖涂布糊剂，一旦取出主尖，可见主尖被根管糊剂完整涂布。

6.4.4　第四步：根尖段充填（侧方加压或垂直加压）

主尖放置到接近工作长度时应使用轻柔的提拉动作，滞留的空气和多余的根管糊剂可溢出至冠部。主尖上的标记点应接近冠部参考点以确定工作长度。

侧方加压就是将预选的手用侧方加压器顺着主尖缓慢进入根管内到达标记长

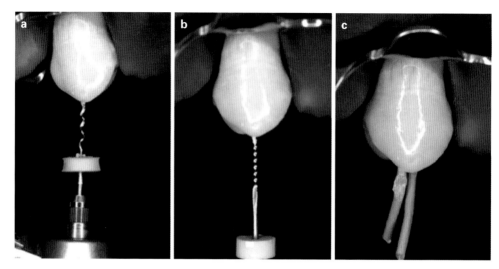

图6.13 （a~c）分别使用螺旋形输送器、K锉和主尖将根管糊剂导入根管内。

度，使用可测的根尖压力加压10秒。在这个过程中，临床医生可以感受侧向和垂直向加压主尖的感觉。随后沿侧方加压器长轴旋转使其与主尖脱离，利于退出根管。

可放入1个少量涂根管糊剂的小号副尖至侧方加压器产生的空间（图6.14）。避免放入锥度大于侧方加压器的副尖，这会产生充填空腔或封闭剂池。重复这个过程，放入几个合适的副尖，然后使用更大的侧方加压器，放入更大的副尖，直到整个根管都被充满。

垂直加压就是用携热器熔化主尖到合适的长度。锥形的牙胶尖能最优化热熔加压，在加压过程中，相似锥度的携热器将牙胶软化，然后加压，优化促进根管内牙胶的流动。在试主尖之前，手用垂直加压充填器和携热器都应先在根管内试试。目的是检查充填器是否能到达距根尖止点4~7mm的位置。

应该用一个止动片来标记充填器进入根管内的深度，表明这个位置是器械与根管壁接触的位置。温度控制非常重要，应严格遵守使用指南，如果长时间加热，热能能快速传导到牙周膜。另外，当手用充填器与根管壁接触时加压过大可能引起牙根纵裂。

在打开加热开关后，携热器将进入主尖内，部分熔化主尖，将软化的牙胶推向根尖和侧壁。携热器应在预先标记点处停止，保持压力停留几秒钟，当牙胶冷却至室温时可以补偿收缩。再短暂加热牙胶，使根尖段牙胶与携热器分离，取

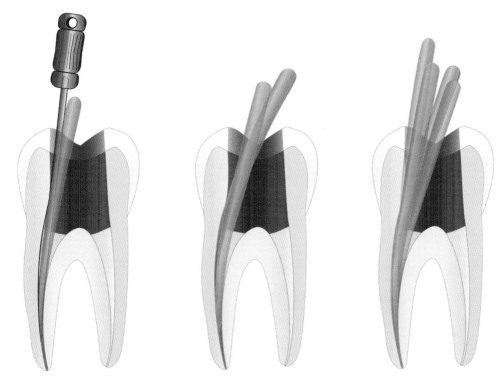

图6.14　侧方加压技术中，加压器产生的空间通过逐渐放入牙胶被充填。

出携热器，带出多余的牙胶。此时根尖段被充填，随后应用手用充填器压实牙胶（图6.15）。

6.4.5　第五步：完成根充

对于侧方加压充填，根管冠部充填是通过逐步放置副尖完成的。当主尖的锥度>0.02时，通常只需要少量的副尖就能完成充填，例如，被预备呈圆形的上颌磨牙的远颊根管和下颌磨牙的近中根管的横截面。相反，根管横截面被预备呈椭圆形时需要放置两个主尖及更多的副尖。

磨牙根管中非圆形或形状不规则的根管可采用垂直加压法进行充填。在根尖段内充满牙胶后，再放置少量根管糊剂，根管剩下部分采用注射式热熔牙胶进行充填。导致在根尖段牙胶和回填牙胶间存在气泡的错误如下：

1. 注射装置的针头部分太大或温度不够，不能溶解根尖段牙胶。
2. 注射装置被推回而未保持根尖段压力。
3. 根尖段牙胶没有被压平。

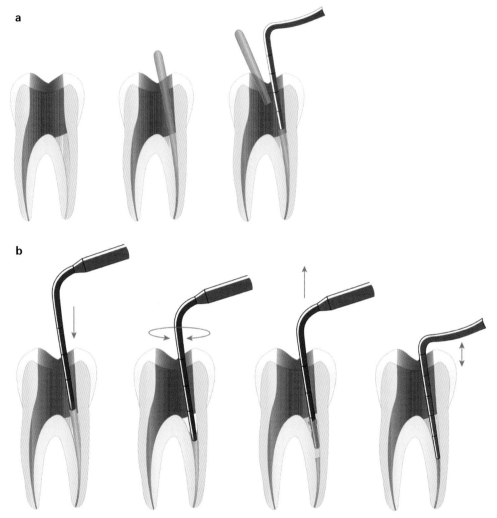

图6.15   垂直加压技术中。（**a**）涂层根管糊剂的主尖放入根管内至工作长度，去除根管口水平以上的牙胶。（**b**）加压热牙胶，去除多余的牙胶，完成根尖段的充填。冠部充填有多种方式，最常使用的是注射式热熔牙胶（未展示）（Arens et al., 2009, 授权提供）。

    4.放置在接触面的根管糊剂不够。

    不管是侧方加压还是垂直加压，每个根管内的牙胶应该终止于根管口下1mm，呈浅凹状。只有在计划打桩的情况下（见第7章），牙胶距根尖孔5mm。所有不进行打桩的磨牙根管在进行特定的修复前[74]，都应该封闭根管口，防止发生微渗漏，促进根尖周炎的愈合[75]。具有屏障作用的材料包括光固化的玻璃离子、流动树脂或窝沟封闭剂。放置材料要求有清洁和可粘接的表面；可通过用酒

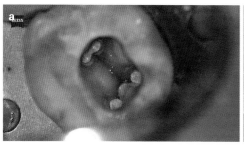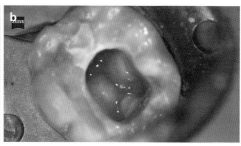

图6.16 （a）磨牙根管系统完成根充后髓腔的形态。（b）为了防止微渗漏，根管口覆盖一薄层光固化玻璃离子（Dr. P. Bahrami提供）。

精、小型喷砂机、精细的圆形金刚钻清除根管糊剂的残留物或磷酸短时间酸蚀获得这样的表面。为了利于根管再治疗，根管口屏障可菲薄以至于可见牙胶（图6.16）。

6.4.6 第六步：评估根充质量的标准

预备和根充完成后的根管在牙片上应该呈均匀一致状，没有气泡，同时充填物到达工作长度。牙胶应紧贴根管壁，尽可能进入根管不规则处如峡部或C形根管。副根管系统的充填是不可测的，也不是根充成功的必要条件[76]。然而，存在较大副根管空间的磨牙，采用本章描述的步骤可获得良好的根管清理和充填效果（图6.1，图6.4，图6.10）。

为了避免根充材料进入根尖周组织中，特别是下颌神经管，必须要准确确定工作长度以阻止破坏根尖狭窄。对于感染根管，在牙片上看见当工作长度距根尖0~0.5mm时可获得最佳的愈合效果[1-2]。

在磨牙根管治疗中，难以确定根尖解剖结构。对于接近下颌神经管的下颌第二磨牙不强调根尖开放，甚至阻塞根尖孔避免超充也是可取的（图6.17）。超充物可能阻碍愈合，最坏的情况是损伤神经。

通常，磨牙根管治疗不理想甚至不可改正的结果可通过最终的牙片发现，包括：

1. 在开髓和预备时过度去除牙本质。
2. 明显的预备错误，如穿孔、形成台阶和根尖孔破坏。
3. 在未完全消毒的根管内存在分离的器械。
4. 超充。

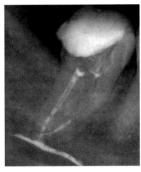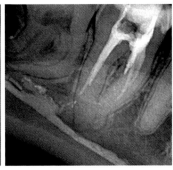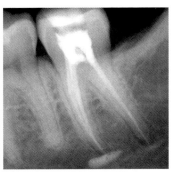

图6.17　展示磨牙根管治疗明显超充的病例。当根管糊剂接近下颌神经时，很容易引起神经的永久损伤。

每一项结果都应该记录下来，并告知患者这些因素可能会降低治疗的成功率。如果根管超充后出现感觉异常或感觉迟钝应引起注意，可能需要转诊。

6.5　对不同根管形态的特殊考虑

必须详细了解解剖结构和制订最佳病例选择策略，以评估磨牙根管预备的难度。不同难度的根管，预备根管的相关步骤不同。随后描述针对具体情况的具体策略、建议和关注点。

6.5.1　相对简单的病例

在这些病例里，没有必要完成之前描述的所有步骤；事实上，步骤2和步骤3是不需要的。对于磨牙相对简单的根管（图6.18）改良步骤应该包括以下：

- 第一步：具体分析病例的解剖结构
- 第四步：疏通根管
- 第五步：确定工作长度

　可考虑使用大号锉结合根尖定位仪确定工作长度。器械的尖端与根尖孔大小越匹配，测出的工作长度越准确。

- 第六步：建立根管通路
- 第七步：预备根管至合适大小

　现在越来越主张采用简化法，即使用单一锉、单一长度技术，一根旋转或往复运动的器械完成整个根管预备，也可获得不错的效果。然而检查锉尖

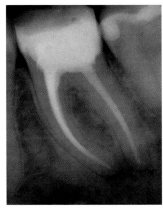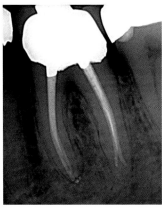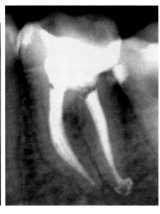

图6.18　展示简单根管的治疗病例。采用处理简单根管的指南。

端处集聚的碎屑是非常重要的。器械尖端没有碎屑表明，根尖孔大于器械尖端，说明需要更大号的锉完成根管预备。

- 第八步：测量根尖孔大小，修整尖端

相较于根尖直径小的根管，根尖直径大的根管确定根尖孔大小更加困难。用0.02锥度的比根尖孔直径略小的K锉测量大直径的根管时，因大根管内缺乏冠根向逐渐增大的连续锥度，器械的上部会被根管卡住，使得测量长度短于工作长度。这就阻碍了正确测量根尖大小，因此在用牙胶垂直加压时会出现问题。

6.5.2　中等难度的病例

对于稍微复杂的病例而言（图6.19），以上8步都应该认真执行。以下步骤应特殊注意：

- 第一步：具体分析病例的解剖结构
- 第二步：探查根管口
- 第三步：冠部敞开
- 第四步：疏通根管

在疏通根管过程中，仔细预弯疏通锉疏通根管，避免引起错误。

- 第五步：确定工作长度
- 第六步：根管通路预备
- 第七步：预备根管到合适大小

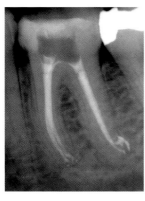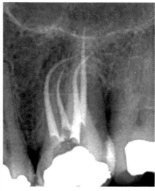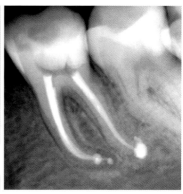

图6.19   中等难度根管的治疗病例。采用处理中等难度根管的指南。

在中等难度的磨牙根管治疗中，采用单支锉技术不合适。在解剖复杂的根管中存在广泛变异，根尖区预备的大小也不可能只有1～2个理想尺寸。应让器械去适应特殊的根管解剖结构，而不是根管去适应器械。

- 第八步：测量根尖孔大小，修整尖端

6.5.3   高难度病例，包括S形弯曲根管的挑战

在图6.20展示的高难度根管病例中，以下步骤应该引起重视：

- 第一步：具体分析根管解剖结构
- 第二步：探查根管口
- 第三步：冠部敞开

当预备明显弯曲和多角度弯曲的根管时，通过将整个根管分成2段不同的根管或分开预备能够简化预备过程。当根管冠部2/3段在根尖1/3段未疏通前未被预扩时，可避免在疏通根尖1/3段发生预备意外。如果根管是2段不同的根管，需要进行预扩步骤。在用8号或10号锉探查根管口后，首先成形直的冠部（弯曲的第一部分）使其变成一个简单根管，在去除冠部和根中部牙本质的阻挡后，这将使器械容易进入疑难、复杂的根尖1/3部分，使之更易单独预备根尖1/3部分。

通常，磨牙根管的总长一般在19～25mm，其中临床冠大约是10mm，牙根是9～15mm。如果将9～15mm的牙根分为3段，冠部、根中部和根尖段分别为3～5mm。当预备疑难根管时，通常最困难的部位是根尖段1/3。如果我们将根管依据上述分成3部分，在用小号锉试图探查根尖1/3前，先

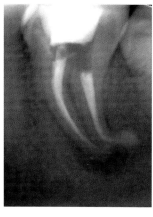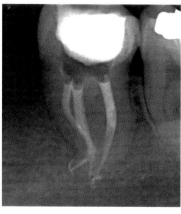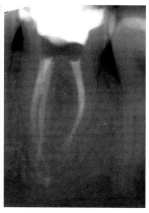

图6.20　高难度根管的治疗病例。采用处理高难度根管的指南，包括具有挑战的S形弯曲。

预备冠2/3，可有效避免预备风险，有助于预备狭窄根尖段。随着预备完冠2/3，可以使用小号锉探查根管剩余部分，用预弯锉到达工作长度，确认根尖通路，确定根尖1/3段是否可用旋转技术（如果已建立根管通路）或手用器械进行预备[77]。

- 第四步：疏通根管

跟上面提到的策略不同，接下来描述的方法将有助于处理极弯的根管：

在预备最困难的弯曲根管时，具有大而软的手柄的锉有助于减轻手指疲劳，如硅胶柄的8号或10号K锉。

使用8号锉处理困难根管是合理的。如果用8号或10号锉受到阻挡无法疏通时，可在锉尖端最后1mm处预弯，以寻找通路绕过阻挡，当弯曲锉尖部分出现黏针感时应特别注意和需要较多的耐心。一旦穿过阻挡，使用同样弯曲的10号锉，上下提拉以减小阻挡。很多时候，困难根管的难点是根尖孔与主根管成90°。

在预备的全过程，注意保持根管通畅。越难的根管，维持根尖段通畅越重要，当试图再次到达合适长度时，应避免堵塞根尖孔及后续并发症。

- 第五步：确定工作长度
- 第六步：根管通路预备

在用8号和10号锉疏通根管后，有不同的策略来使15号锉到达工作长度，实现到达根尖的通路。在预备困难根管时，从10号锉疏通到15号锉尺寸跳跃较大。先使用半号器械即尖端为12号的锉预备根管，有利于15号锉到达工作长度。

采用平衡力法技术用20号和25号锉逐步后退预备根管，去除冠部阻力，可到达15号锉原先不能到达的工作长度。

在用10号锉到达工作长度后，用旋转器械1号和2号通道锉Pathfile建立根管通路，有助于处理那种极难的根管，避免根尖孔的偏移。

- 第七步：预备根管到合适大小

在建立根管通路后，选择柔韧的旋转器械非常重要，不是为了改变这些复杂根管的根尖1/3段。遵循"根管预备"中推荐的操作要点，是为了避免预备极弯根管时发生器械的弯曲疲劳。

不同的机用旋转器械系统（ProTaper, GT, both Dentsply Tulsa Dental）都有相应的手用套装，这些手用套装拥有与机用器械相同的器械参数、特性、锥度和直径等，因此其预备出的根管形态也与机用器械一致。当未建立通路时，手用器械可降低器械折断的风险。使用这一类的非ISO标准的手用器械，可建立根管的抗力型。

- 第八步：测量根尖孔大小，修整尖端

（范伟　高原　译）

参考文献

[1] Ng Y-L, Mann V, Gulabivala K. A prospective study of the factors affecting outcomes of nonsurgical root canal treatment: part 1: periapical health. Int Endod J. 2011;44:583–609.

[2] Ricucci D, Russo J, Rutberg M, Burleson JA, Spångberg LS. A prospective cohort study of endodontic treatments of 1,369 root canals: results after 5 years. Oral Surg Oral Med Oral Pathol Oral Radiol Endod. 2011;112:825–42.

[3] Karabucak B, Bunes A, Chehoud C, Kohli MR, Setzer F. Prevalence of apical periodontitis in endodontically treated premolars and molars with untreated canal: a cone-beam computed tomography study. J Endod. 2016;42:538–41.

[4] Pettiette MT, Delano EO, Trope M. Evaluation of success rate of endodontic treatment performed by students with stainless-steel K-fi les and nickel-titanium hand fi les. J Endod. 2001;27:124–7.

[5] Sjögren U, Hagglund B, Sundqvist G, Wing K. Factors affecting the long-term results of endodontic treatment. J Endod. 1990;16:498–504.

[6] Kuttler S, McLean A, Dorn S, Fischzang A. The impact of post space preparation with Gates-Glidden drills on residual dentin thickness in distal roots of mandibular molars. J Am Dent Assoc. 2004;135:903–9.

[7] Leeb J. Canal orifi ce enlargement as related to biomechanical preparation. J Endod. 1983;9:463–70.

[8] Stabholz A, Rotstein I, Torabinejad M. Effect of prefl aring on tactile detection of the apical constriction. J Endod. 1995;21:92–4.

[9] Peters OA, Morgental RD, Schulze KA, Paqué F, Kooper PMP, Vier-Pelisser FV. Determining cutting effi ciency of nickel-titanium coronal fl aring instruments used in lateral action. Int Endod J. 2014;47:505–13.

[10] Izu KH, Thomas SJ, Zhang P, Izu AE, Michalek S. Effectiveness of sodium hypochlorite in preventing inoculation of periapical tissues with contaminated patency fi les. J Endod. 2004;30:92–4.

[11] Souza R. The importance of apical patency and cleaning of the apical foramen on root canal preparation. Brazil Dent J. 2006;17:6–9.

[12] Arias A, Azabal M, Hidalgo JJ, la Macorra de JC. Relationship between postendodontic pain, tooth diagnostic factors, and apical patency. J Endod. 2009;35:189–92.

[13] Zhu WC, Gyamfi J, Niu LN, Schoeffel GJ, Liu SY, Santarcangelo F, et al. Anatomy of sodium hypochlorite accidents involving facial ecchymosis - a review. J Dent. 2013;41:935–48.

[14] Cailleteau JG, Mullaney TP. Prevalence of teaching apical patency and various instrumentation and obturation techniques in United States dental schools. J Endod. 1997;23:394–6.

[15] Flanders DH. Endodontic patency. How to get it. How to keep it. Why it is so important? N Y State Dent J. 2002;68:30–2.

[16] Buchanan LS. Management of the curved root canal. J Cal Dent Assoc. 1989;17:18–25.

[17] Sanchez JAG, Duran-Sindreu F, Matos MA, Carabaño TG, Bellido MM, Castro SM, et al. Apical transportation created using three different patency instruments. Int Endod J. 2010;43:560–4.

[18] Vera J, Hernàndez EM, Romero M, Arias A, van der Sluis LWM. Effect of maintaining apical patency on irrigant penetration into the apical two millimeters of large root canals: an in vivo study. J Endod. 2012;38:1340–3.

[19] Vera J, Arias A, Romero M. Effect of maintaining apical patency on irrigant penetration into the apical third of root canals when using passive ultrasonic irrigation: an in vivo study. J Endod. 2011;37:1276–8.

[20] Vera J, Arias A, Romero M. Dynamic movement of intracanal gas bubbles during cleaning and shaping procedures: the effect of maintaining apical patency on their presence in the middle and cervical thirds of human root canals—an in vivo study. J Endod. 2012;38:200–3.

[21] Haapasalo M, Endal U, Zandi H, Coil JM. Eradication of endodontic infection by instrumentation and irrigation solutions. Endod Topics. 2005;10:77–102.

[22] West J. Endodontic update 2006. J Esthet Restor Dent. 2006;18:280–300.

[23] American Association of Endodontists. Glossary of Endodontic Terms 2015 [accessed 2/27/2016]. Available from: http://www.nxtbook.com/nxtbooks/aae/endodonticglossary2015/ .

[24] Ricucci D, Langeland K. Apical limit of root canal instrumentation and obturation, part 2. A histological study. Int Endod J. 1998;31:394–409.

[25] Wu MK, Wesslink PR, Walton RE. Apical terminus location of root canal treatment procedures. Oral Surg Oral Med Oral Pathol Oral Radiol Endod. 2000;89:99–103.

[26] Schaeffer MA, White RR, Walton RE. Determining the optimal obturation length: a metaanalysis of literature. J Endod. 2005;31:271–4.

[27] Nair PNR. On the causes of persistent apical periodontitis: a review. Int Endod J. 2006;39:249–81.

[28] Siqueira JF. Aetiology of root canal treatment failure: why well-treated teeth can fail. Int Endod J. 2001;34:1–10.

[29] Wu MK, Dummer PMH, Wesselink PR. Consequences of and strategies to deal with residual

post-treatment root canal infection. Int Endod J. 2006;39:343–56.

[30] Friedman S. Management of post-treatment endodontic disease: a current concept of case selection. Aus Endod J. 2000;26:104–9.

[31] Elayouti A, Weigner R, Löst C. The ability of root ZX apex locator to reduce the frequency of overestimated radiographic working length. J Endod. 2002;28:116–9.

[32] Tan BT, Messer HH. The quality of apical canal preparation using hand and rotary instruments with specifi c criteria for enlargement based on initial apical fi le size. J Endod. 2002;28:658–64.

[33] Patiño PV, Biedma BM, Liébana CR, Cantatore G, Bahillo JG. The infl uence of a manual glide path on the separation rate of NiTi rotary instruments. J Endod. 2005;31:114–6.

[34] Blum JY, Machtou P, Micallef JP. Location of contact areas on rotary Profi le instruments in relationship to the forces developed during mechanical preparation on extracted teeth. Int Endod J. 1999;32:108–14.

[35] Paque F, Balmer M, Attin T, Peters OA. Preparation of oval-shaped root canals in mandibular molars using nickel-titanium rotary instruments: a micro-computed tomography study. J Endod. 2010;36:703–7.

[36] Cheung GS, Liu CS. A retrospective study of endodontic treatment outcome between nickelti-tanium rotary and stainless steel hand fi ling techniques. J Endod. 2009;35:938–43.

[37] Bonessio N, Arias A, Lomiento G, Peters OA. Effect of root canal treatment procedures with a novel rotary nickel titanium instrument (TRUShape) on stress in mandibular molars: a comparative fi nite element analysis. Odontology. 2016. epub ahead of print.

[38] Ng YL, Mann V, Gulabivala K. A prospective study of the factors affecting outcomes of nonsur-gical root canal treatment: part 2: tooth survival. Int Endod J. 2011;44:610–25.

[39] Landys Boren D, Jonasson P, Kvist T. Long-term survival of endodontically treated teeth at a public dental specialist clinic. J Endod. 2015;41:176–81.

[40] Di Fiore PM. A dozen ways to prevent nickel-titanium rotary instrument fracture. J Am Dent Assoc. 2007;138:196–201.

[41] Peters OA. Current challenges and concepts in the preparation of root canal Systems: a review. J Endod. 2004;30:559–67.

[42] Abou-Rass M, Piccinino MV. The effectiveness of four clinical irrigation methods on the removal of root canal debris. Oral Surg Oral Med Oral Pathol. 1982;54:323–8.

[43] Boutsioukis C, Kishen A. Fluid dynamics of syringe-based irrigation to optimise anti-biofi lm effi cacy in root-canal disinfection. Roots. 2012;4:22–31.

[44] Basrani B, Haapasalo M. Update on endodontic irrigating solutions. Endod Topics. 2012;27(1):74–102.

[45] Zehnder M. Root canal Iirrigants. J Endod. 2006;32:389–98.

[46] Rosenfeld EF, James GA, Burch BS. Vital pulp tissue response to sodium hypochlorite. J Endod. 1978;4:140–6.

[47] Svec TA, Harrison JW. Chemomechanical removal of pulpal and dentinal debris with sodium hypochlorite and hydrogen peroxide vs normal saline solution. J Endod. 1977;3:49–53.

[48] Waltimo T, Trope M, Haapasalo M, Ørstavik D. Clinical effi cacy of treatment procedures in endodontic infection control and one year follow-up of periapical healing. J Endod. 2005;31:863–6.

[49] Boessler C, Peters OA, Zehnder M. Impact of lubricant parameters on rotary instrument torque and force. J Endod. 2007;33:280–3.

[50] Jungbluth H, Peters CI, Peters OA, Sener B, Zehnder M. Physicochemical and pulp tissue dissolution properties of some household bleach brands compared with a dental sodium

hypochlorite solution. J Endod. 2012;38:372–5.

[51] Basrani BR, Manek S, Sodhi RNS, Fillery E, Manzur A. Interaction between sodium hypochlorite and chlorhexidine gluconate. J Endod. 2007;33:966–9.

[52] Retamozo B, Shabahang S, Johnson N, Aprecio RM, Torabinejad M. Minimum contact time and concentration of sodium hypochlorite required to eliminate Enterococcus faecalis. J Endod. 2010;36:520–3.

[53] Gu L-S, Kim JR, Ling J, Choi KK, Pashley DH, Tay FR. Review of contemporary irrigant agitation techniques and devices. J Endod. 2009;35:791–804.

[54] Boutsioukis C, Lambrianidis T, Kastrinakis E. Irrigant fl ow within a prepared root canal using various fl ow rates: a computational fl uid dynamics study. Int Endod J. 2009;42:144–55.

[55] Gutarts R, Nusstein J, Reader A, Beck M. In vivo debridement effi cacy of ultrasonic irrigation following hand-rotary instrumentation in human mandibular molars. J Endod. 2005;31:166–70.

[56] Peters OA, Bardsley S, Fong J, Pandher G, DiVito E. Disinfection of root canals with photoni- nitiated photoacoustic streaming. J Endod. 2011;37:1008–12.

[57] DiVito E, Peters OA, Olivi G. Effectiveness of the erbium: YAG laser and new design radial and stripped tips in removing the smear layer after root canal instrumentation. Lasers Med Sci. 2012;27:273–80.

[58] Peters OA, Paque F. Root canal preparation of maxillary molars with the self-adjusting fi le: a micro-computed tomography study. J Endod. 2011;37:53–7.

[59] Haapasalo M, Wang Z, Shen Y, Curtis A, Patel P, Kakpour M. Tissue dissolution by a novel mul- tisonic ultracleaning system and sodium hypochlorite. J Endod. 2014;40:1178–81.

[60] Clark-Holke D, Drake D, Walton R, Rivera E. Bacterial penetration through canals of endodon- tically treated teeth in the presence or absence of the smear layer. J Dent. 2003;31:275–81.

[61] Torabinejad M, Handysides R, Khademi AA, Bakland LK. Clinical implications of the smear layer in endodontics: a review. Oral Surg Oral Med Oral Pathol Oral Radiol Endod. 2002;94:658–66.

[62] Delivanis PD, Mattison GD, Mendel RW. The survivability of F43 strain of Streptococcus sanguis in root canals fi lled with gutta-percha and Procosol cement. J Endod. 1983;9:407–10.

[63] Ørstavik D, Haapasalo M. Disinfection by endodontic irrigants and dressings of experimentally infected dentinal tubules. Endod Dent Traumatol. 1990;6:142–9.

[64] Cobankara FK, Unlu N, Cetin AR, Ozkan HB. The effect of different restoration techniques on the fracture resistance of endodontically-treated molars. Oper Dent. 2008;33:526–33.

[65] Okşan T, Aktener BO, Şen BH. The penetration of root canal sealers into dentinai tubules. A scanning electron microscopic study. Int Endod J. 1993;26:301–5.

[66] Wennberg A, Ørstavik D. Adhesion of root canal sealers to bovine dentine and gutta-percha. Int Endod J. 1990;23:13–9.

[67] Hülsmann M, Heckendorff M, Lennon A. Chelating agents in root canal treatment: mode of action and indications for their use. Int Endod J. 2003;36:810–30.

[68] Paqué F, Luder HU, Sener B, Zehnder M. Tubular sclerosis rather than the smear layer impedes dye penetration into the dentine of endodontically instrumented root canals. Int Endod J. 2006;39:18–25.

[69] Baumgartner JC, Mader CL. A scanning electron microscopic evaluation of four root canal irrigation regimens. J Endod. 1987;13:147–57.

[70] Grawehr M, Sener B, Waltimo T, Zehnder M. Interactions of ethylenediamine tetraacetic acid with sodium hypochlorite in aqueous solutions. Int Endod J. 2003;36:411–7.

[71] Peters OA, Boessler C, Zehnder M. Effect of liquid and paste-type lubricants on torque values

during simulated rotary root canal instrumentation. Int Endod J. 2005;38:223–9.

[72] Li GH, Niu LN, Zhang W, Olsen M, De-Deus G, Eid AA, et al. Ability of new obturation materials to improve the seal of the root canal system: a review. Acta Biomater. 2014;10:1050–63.

[73] Ricucci D, Rocas IN, Alves FR, Loghin S, Siqueira Jr JF. Apically extruded sealers: fate and infl uence on treatment outcome. J Endod. 2016;42:243–9.

[74] Wolcott JF, Hicks ML, Himel VT. Evaluation of pigmented intraorifi ce barriers in endodontically treated teeth. J Endod. 1999;25:589–92.

[75] Yamauchi S, Shipper G, Buttke T, Yamauchi M, Trope M. Effect of orifi ce plugs on periapical infl ammation in dogs. J Endod. 2006;32:524–6.

[76] Ricucci D, Siqueira Jr JF. Fate of the tissue in lateral canals and apical ramifi cations in response to pathologic conditions and treatment procedures. J Endod. 2010;36:1–15.

[77] Ruddle C. Shaping for success…everything old is new again. Dent Today. 2006;25:120–7.

第7章　磨牙根管治疗后的修复策略

Considerations for the Restoration of Endodontically Treated Molars

Julian G. Leprince, Gaetane Leloup, Chloé M. F. Hardy

摘要

根管治疗后的牙体修复应被视为根管治疗不可或缺的一部分，修复治疗对根管治疗远期效果及患牙使用寿命都有重要影响。为了最大限度地确保根管治疗的成功，需要谨慎考虑根管治疗后磨牙的特点，以及粘接技术、数字化技术和生物材料等方面的最新进展。本章将重点探讨抗力性增强、修复体固位、牙本质肩领和/或桩修复的必要性，以及牙尖覆盖的重要性，从微创治疗角度给出最佳临床建议。

指导性参考文献

van Dijken JW, Hasselrot L. A prospective 15-year evaluation of extensive dentin-enamel-bonded pressed ceramic coverages. Dent Mater. 2010;26:929–39.

这项前瞻性研究对磨牙进行了长期随访观察，研究几种粘接系统粘接全瓷冠的远期效果。与活髓牙的全瓷修复相比，根管治疗后牙体修复的失败率明显增加（失败率分别为21%和39%）。其他修复失败相关因素包括粘接剂种类、患者性别、不良咬合习惯等。全瓷冠粘接修复的优点包括健康牙体组织磨除更少、避免根管治疗以及/或不需要为增强固位而设计龈下肩台。

J. G. Leprince , DDS, PhD (✉) • G. Leloup , DDS, PhD • C. M. F. Hardy , DDS
School of Dentistry , Cliniques Universitaires Saint Luc – Université catholique de Louvain ,
Avenue Hippocrate 10 , Brussels , Belgium
e-mail: Julian.leprince@uclouvain.be

© Springer-Verlag Berlin Heidelberg 2017
O.A. Peters (ed.), *The Guidebook to Molar Endodontics*,
DOI 10.1007/978-3-662-52901-0_7

7.1　前言

及时并妥善修复根管治疗后的患牙是根管治疗过程中不可缺少的步骤。研究表明，根管治疗与修复治疗的间隔时间应尽可能缩短。根管治疗后采用临时性修复的患牙比采用永久性修复的患牙寿命显著缩短[1]。关于根管治疗后磨牙的修复方式，下文将会针对缺乏明确对应修复策略的问题进行讨论。

最好的临床实践总是基于最高水平的研究证据，即随机对照临床试验。这一点在作者关于根管治疗后牙体修复的结论中得到很好的例证。例如，Al-Omiri等论述[2]："大部分指南主要基于体外研究或者非常有限的体内研究。我们试图从牙折和生物力学的角度探寻根管治疗桩修复的最佳选择，面临的主要问题在于缺少这方面的长期随机对照临床研究。"与此同时Peroz等发现[3]："这些指南主要基于证据等级为Ⅱa或Ⅱb的体外实验，缺乏可用的随机临床试验。"

即便存在相关临床研究，要从中提炼出清晰的临床指南也非常困难。例如，近期发表的一项临床研究显示，牙位因素会影响根管治疗后患牙的生存率[4]。他们发现，前磨牙及前牙修复体比磨牙修复体成功率更高，但是尚未有足够多的文献支持此观点，也未能达成普遍共识[5-6]。

事实上，根管治疗后患牙修复的循证指南的建立受到限制。例如一项关于根管治疗后患牙生存率的meta分析（高等级证据）得到这样的结论，冠或铸造修复体修复与直接修复相比可提高患牙的生存率[7]，但是这项研究忽略了一些重要因素，如牙位、剩余牙体组织量和所在部位、最终修复体类型等。

混杂因素进一步削弱这些研究结果的可靠性。例如，有研究认为，术前存在根尖周病损的牙齿与没有根尖周病损的患牙相比，接受冠修复的概率更小；比起后牙，前牙直接充填修复的概率更大，而且修复的时机更早[8]。由于选择治疗方法上存在偏倚，研究根管治疗后患牙的修复必须明确纳入研究样本的牙位、剩余牙体组织量和所在部位。

本章将着重探讨根管治疗后磨牙修复治疗相关的文献。由于这些文献存在上述的局限性，接下来的内容旨在为根管治疗后磨牙的修复治疗提供最佳实践指导，并重点阐述最新的研究结论和技术革新等临床问题。

7.2　源于临床实践的问题

对于牙体修复医生来说，封闭根管系统及保证根管治疗的长期稳定性只是诸多考虑因素之一。全科治疗中，患者希望解决的问题包括咀嚼功能、美观、修复体耐用性，以及考虑更实际的问题如操作时间和治疗费用等[9]。因此，牙医在修复根管治疗后磨牙时常常需要考虑这些问题。下面列出一些常见临床问题以及简洁回答，后续章节将继续讨论这些问题。

• 根管治疗后患牙都需要进行全冠修复吗

虽然常规推荐对根管治疗后患牙进行牙尖覆盖，但在许多情况下并非必需，是否进行牙尖覆盖取决于剩余牙冠组织量。牙体组织缺损较少的情况下，例如只有开髓洞型，直接修复是一个可靠的选择。对患者而言直接修复费用低，能保留更多牙体组织，并且快捷高效，只需一次就诊就能完成永久修复。

• 根管治疗后磨牙选择直接修复和间接修复的界限在哪里

以前大面积牙体组织缺损的患牙（需要进行根管治疗的牙齿很多都属于这种情况）经常行金属桩修复，目的是给非粘接修复材料如银汞合金提供固位（图7.1a）或为其他贵金属核提供固位，并最终进行铸造冠修复（图7.1b，c）。

• 根管治疗后磨牙需要打桩吗？桩的种类、形状、长度和直径如何选择

打桩一般需要额外去除牙本质，可能会削弱牙齿结构（图7.1c）。金属桩的刚性可能造成牙本质壁薄弱处应力集中，导致根折（图7.1d）。

• 打桩会加固或削弱根管治疗后的磨牙吗

必须意识到修复体固位良好（不脱落）不等于临床治疗成功。某些情况下，桩为修复体提供了足够的固位力，但修复体边缘封闭不良，也应视为修复治疗失

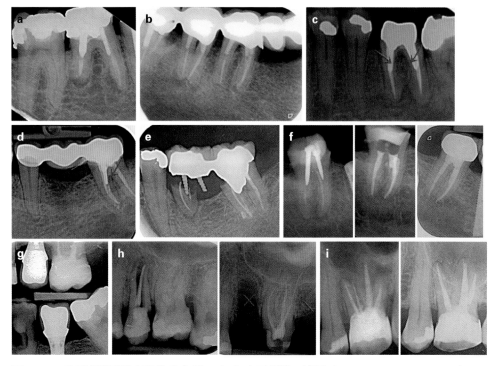

图7.1 一系列磨牙牙髓病的临床病例。（**a**）右下颌第一磨牙（46 FDI，＃30 Universal），X线片示根管充填不严密，近远中根根尖周病变，冠方由2个金属桩及大面积银汞充填体修复。（**b**）包括3颗磨牙的大跨度固定桥修复，多个根管内可见金属桩。（**c**）36牙（＃19）贵金属铸造桩核修复，尚未行冠修复，箭头示近远中根根分叉处牙本质薄弱。（**d**）37牙（＃18）3年前行金属桩＋树脂核修复，并作为3单位桥的基牙。箭头示牙根纵折影像。（**e**）根管桩固位的桥体修复，继发龋造成大面积牙体组织破坏。（**f**）左：根管治疗不充分，根尖周组织低密度影，上方为两个金属螺纹桩及复合树脂修复；中：该患牙去除金属螺纹桩，行根管再治疗；右：冠修复即刻效果及4年后随访显示根尖周病损愈合。（**g**）大面积牙体组织缺损的上颌磨牙，根管治疗后，行龈壁提升，树脂高嵌体粘接修复（由H. Hollaert博士提供）。（**h**）左：25牙（＃13）牙根纵折，26牙（＃14）和27牙（＃15）近中邻面龋；右：患者拔除25牙（＃13）和27牙（＃15）；26牙（＃14）修复体预备造成的牙体组织丧失并引发牙髓炎，已行根管治疗；需要替换旧树脂充填物。（**i**）左：26牙（＃14）近颊根根尖周组织低密度影，髓室底穿孔被固核载体牙胶尖充填；右：患牙接受根管再治疗，取出牙胶尖，修补髓室底穿孔，1年后随访见根尖周病变愈合。旧的大面积树脂修复体予以保留，殆面开髓孔由树脂直接充填修复。

败，需要更换修复体。图7.1e展示了一个非常极端的病例，临床上我们经常能够见到类似病例（程度较轻）。虽然纤维桩粘接修复也许能够加固薄弱的根管壁，但由于在桩道预备中对根管壁非生理性力量的施加，以及牙本质的进一步丧失，桩修复往往会削弱患牙的抗力。就这一问题而言，也导致了现代牙医学观念的转变，即与修复体存活率相比更加重视患牙存活率，对患者来说后者显然更重要。

- **牙体大面积缺损的根管治疗后磨牙能够单独使用粘接修复吗？根管治疗后的磨牙是否必须打桩**

过去数十年牙科材料技术发展迅猛，尤其是复合树脂材料的可靠性越来越好，具备与牙体组织微机械结合和化学粘接的能力。有些牙医按传统方法使用金属桩对粘接树脂进行固位，实际上，应该使用直接树脂充填联合纤维桩修复，或完全不使用桩单纯使用复合树脂进行粘接修复（图7.1f），或者使用树脂核加全冠修复或其他间接修复方式，如髓腔固位冠或高嵌体（图7.1g）。

- **粘接修复能够为患牙提供足够的抗力吗**

全冠修复体的牙体预备经常需要额外去除健康牙体组织（图7.1h）。纤维桩可依赖粘接树脂填补与牙体间的缝隙，而无须额外扩大根管。根管治疗后行全冠修复的患牙需要有牙本质肩领，2mm高的牙本质肩领能提供足够的固位，无须用根管桩来增加固位力。

- **根管治疗后磨牙应尽量保存牙体组织，还是必须预备牙本质肩领？用部分修复体替代全冠修复体可靠吗？要不要进行牙尖覆盖**

通常，牙本质肩领的预备是必需的，其作用是抵抗脱位力造成的冠部微渗漏。如果牙体缺损相当于或大于MOD洞及冠壁薄弱者，需要进行牙尖覆盖。边缘嵴缺损的患牙也需考虑行牙尖覆盖。

- **冠修复的患牙做根管（再）治疗，术后需要重新行冠修复吗**

牙医经常遇到曾行修复治疗（冠修复或充填修复）的患牙需行根管治疗的情况，某些情况下可以保留旧修复体（图7.1i）。在保留原修复体的前提下，直接在充填修复体𬌗面开髓孔即可。

 • 根管治疗后的磨牙能否作为多单位修复体的一部分

尽管种植技术已越发成熟，但根管治疗后牙齿仍然可作为多单位修复体的可靠基牙。本章重点探讨根管治疗后磨牙的单颗牙修复，对于涉及复杂治疗方案（多学科交叉病例）的深入探讨，不是该书阐述的范畴。

 • 最后，根管治疗预后不佳的牙齿应该如何修复

总的来说，根管治疗成功率较高，但少数根管治疗的患牙存在器械分离，髓室底穿孔或根管侧穿等情况，预后较差。对预后差的牙齿进行直接充填修复可能是更为合适的方案。

虽然上文列出的问题并不全面，也没有进行深入详细的讨论，但这些问题依然能一定程度地反映牙医在为根管治疗后磨牙制订修复方案的过程中所面临的挑战（表7.1）。本章会为牙医提供相应的治疗建议，有助于回答上述临床问题，做出最佳临床决策。

表7.1　根管治疗后磨牙的特点

• 与其他牙齿不同，磨牙承受了大部分垂直向的咀嚼力（100～300N），前牙的引导作用减少了磨牙受到的侧向力
• 根管治疗本身似乎不会削弱患牙，牙折风险增加主要是因为去除冠方和颈部牙体组织，而不是因为局部牙本质性能改变
• 三大技术的发展对根管治疗后磨牙的修复治疗造成了巨大影响
　- 牙科粘接的发展，出现了越来越可靠的粘接剂
　- 数字化技术的兴起，使临床上实现快速可靠的修复体设计与制造成为可能
　- "生物"材料的发展，牙科材料与被替代的牙体组织性能更为相近

7.3　磨牙修复——粘接，数字化技术及生物材料的时代

磨牙承受了大部分的垂直向咬合力，大部分时间前牙通过前外侧引导作用保护磨牙不受到侧向力[10]。在正常的功能运动中，磨牙𬌗面受力100～300N，前磨牙受力<50N，前牙更低[11]。也有研究报道最大咬合力为500～800N[12]，尤其在咬

合功能异常的情况下，可能会得到更高的数值[10]。咬合力大小的影响因素还包括食物类型[13]、年龄[12]及性别等[14]。

上述事实说明牙体修复时应当考虑牙位因素，因为不同牙位的受力差异巨大。磨牙主要受高强度的轴向力。根管治疗因磨除牙体组织而削弱患牙，因此需要为根管治疗后的磨牙提供足够的保护，以防牙折。考虑到这一点，我们惊讶地发现，大部分的综述和指南推荐对所有根管治疗后的患牙使用相同的方法修复，并没有具体到每一个牙位该用何种修复[15]。

根管治疗后患牙的削弱与牙本质特性的局部改变（如牙本质脱水，使用螯合剂、根管冲洗液、药物等）关系不大[10,16]。根管治疗后牙齿容易折裂的主要原因是牙体硬组织的丧失[10]。此外，患牙在修复过程中经常还要额外去除牙本质，比如：

- 预备桩道
- 全冠牙体预备
- 去除薄壁弱尖

由此可见，额外的牙体组织丢失的主要原因是医源性的。考虑到大量人力物力正用于牙体组织的再生研究，以增强牙齿的结构，而与此同时临床操作中又不断造成额外的牙体组织丢失，让人感到惋惜。

因为存在这样的治疗悖论，牙医需要谨慎衡量去除牙体组织的必要性和合理性。牙科学最终目标是让患者一生都拥有健康的牙齿，因此应该相应地采取"保守"的治疗策略，控制疾病（而非消除疾病），尽可能地保留牙体组织[17]。牙医经常因为个人习惯、师承学习或行业传统采用"保守"的治疗，这里的"保守"指保留传统看法和价值观，对改变和创新持谨慎态度。将近几十年里牙科领域最重要进步和发展，即牙科粘接修复、数字化技术和生物材料，用于探讨根管治疗后磨牙的最佳修复方式非常有意义。

1955年Buonocore首次提出牙科粘接修复，之后粘接材料和技术发展迅猛，粘接修复效果越来越可靠，也越来越具有可预测性[18]。在根管治疗后的磨牙修复方面，复合树脂修复技术能够修复各类牙体缺损而无须预备机械固位形（倒凹固位、固位沟固位、桩固位）。银汞充填时代所必需的固位形不再必要，由此可以减少窝洞预备所造成的牙体组织损失。

另一个对修复治疗造成深远影响的重大突破是数字化技术，尤其是CAD/CAM技术。显然，数字化技术正在改变牙科治疗，将来也许会用计算机取代更多的人力，以快速完成操作，同时降低失误率[19]。对于根管治疗后患牙的修复，随着CAD/CAM技术的推广普及，临床医生能够在根管治疗后即刻完成永久的间接修复体。如上所述，即刻冠修复对于根管治疗的成功大有裨益，能减少或避免临时修复造成的失败。

最后，还有一个发展是"生物"材料的出现。"生物"不仅是一个流行语，"生物"还有着清晰深刻的含义：生物材料不仅考虑材料本身的性能，同时也考虑到其应为生物体中的一部分。我们希望生物材料能够像其代替的组织一样，以类似的方式行使功能。因此选择牙齿修复的最佳策略和适合的材料时，临床医生应该牢记生物材料的性质要尽可能接近人体组织。当前流行的做法是让材料的机械性能尽可能接近被取代的牙齿组织[20]，有时又称这类材料为"仿生材料"。

弹性模量是牙科材料的重要性能，即向材料施加外力时材料发生可逆变形的倾向。修复材料和牙体组织之间的弹性模量差异过大，可能产生不良的界面应力。牙本质的弹性模量约为19GPa，牙釉质的弹性模量为80～94GPa[21]。与牙体组织相比，金属和其他牙科材料的弹性模量高很多，例如钛约为110GPa，不锈钢约为200GPa，锆约为200GPa，氧化铝约为300GPa。弹性模量上的显著差异，提醒我们应该谨慎使用金属桩。相比之下，纤维桩的弹性模量在10～25GPa，与牙本质的弹性模量更加接近[22]。

目前，用于冠修复材料的弹性模量为：混合填料复合树脂10～15GPa[23]，玻璃离子10～17GPa[24]，银汞合金约20GPa[25]，长石质瓷约71GPa，氧化锆约224GPa[26]。研究表明在咬合负载下，修复体的弹性模量增加5～20GPa，牙齿–修复体界面的应力减少30%[27]。因此，受力后修复材料的形变应该尽可能接近天然牙齿的形变，根据上述研究，复合树脂适用于牙本质的修复，长石质瓷适用于牙釉质的修复。许多临床情况表明，忽视仿生的概念可能导致治疗失败。然而，也能找到某些忽视材料与组织结合问题的、依然能够修复成功的案例。事实上，临床经验似乎表明在牙科治疗方面，无论我们怎样做，治疗仍可能成功，治疗成功并不是因为我们做了什么。因此，在缺乏明确临床证据的情况下，修复根管治疗后的磨牙时要慎重考虑使用体外研究数据带来的风险。

7.4　根管治疗后患牙的修复目标

根管治疗后牙齿修复的主要目标包括3点（表7.2）。

这3个目标不止针对磨牙，但磨牙似乎是根管治疗术后最常被拔除的牙齿（81%）（前磨牙16%和切牙/尖牙3%）[28]。如果仔细分析拔牙的原因，我们会发现主要是因为深龋（>60%），远多于根管治疗反复失败，无法修复的根折或牙尖折裂，以及医源性穿孔，据文献报道上述原因各占9%～12%。

修复治疗第一个目的是恢复牙齿功能，主要包括咀嚼功能，咬合稳定性以及良好邻面形态以保护邻近牙周组织。与此同时修复体也必须符合美学要求，通常对前牙来讲美学更为重要。上述功能恢复需求不只是根管治疗牙齿需要的，而是所有需修复牙齿的共同需求，因此不作为本章重点。

第二个目的是严密封闭，防止根管系统的感染或再感染，这对于根管治疗的长期疗效至关重要，将在下一节中讨论。

第三个目的是保护剩余牙齿结构防止牙折，即防止牙体组织不受到进一步损害（龋齿或非龋齿的原因），这与根管治疗牙齿关系尤为密切。去龋和根管预备会造成牙体组织损失，因此根管治疗的牙齿需要预防牙折。对磨牙来说第三个目标特别关键，因为磨牙承受大部分咀嚼力（下面会详细讨论）。因此，本章将探讨根管治疗失败的主要原因及预防方法。

表7.2　根管治疗后磨牙的修复目标

- 恢复牙齿功能
  - 咀嚼功能
  - 咬合稳定
  - 与相邻牙齿的接触点，确保邻近牙周组织健康
  - 美学（优先级别较低）
- 通过提供严密的封闭，防止根管系统的感染或再感染
  - 患牙接受充分的根管治疗和充填后，恰当的牙体修复能增加愈合机会
- 保护剩余的牙齿结构防止牙折，即防止牙齿受进一步的组织损伤
  - 增加牙齿寿命

7.5 密封根管系统防止微渗漏

根管治疗完成后，应该优先保证冠部密封良好，防止任何形式的根管系统感染或再感染。冠方密封不仅对磨牙来说非常重要，对任何牙位的根管治疗成功都至关重要。冠方封闭和根管系统严密封闭对根管预后具有同等重要地位吗？有文献对此问题进行了讨论（图7.2）。文献报道，不论根管治疗质量好坏，冠方修复良好的患牙（图7.2的情况③和④）与修复不佳者（图7.2的情况①和②）相比根管治疗成功率显著提高，评价标准为X线片示根尖周组织无明显病损[29]。笔者还发现最坏和最好的情况下（图7.2中的情况①和④），成功率分别为20%和90%。

充分 VS 不充分
牙髓治疗与冠部修复

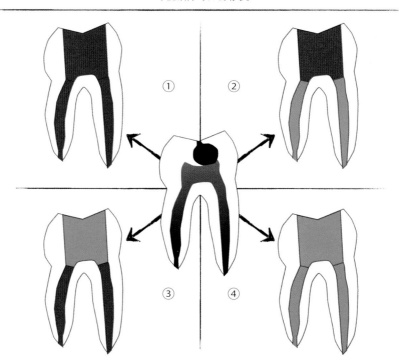

图7.2 根管治疗后修复可能出现情况示意图（中心）。图①～④中患牙的临床结局取决于根管治疗和修复治疗的质量，当两者完成质量较好时可获得更好的临床结局（红色/绿色）详情参阅文本描述。

Gillen等[30]通过系统文献综述和meta分析，总结了自Ray和Trope[29]最初发表以来所有关于此话题的论文。通过对所有9篇文献的重新统计分析发现：根管治疗和冠方修复质量都较好的患牙（图7.2中情况④），其治疗预后明显好于根管治疗或冠方修复任一步质量不佳的患牙（图7.2中情况②，③），而后面两类患牙愈合概率无显著差异[30]。

从最佳临床实践角度看，根管治疗和修复治疗均高质量完成的患牙成功概率最高。所以要想达到最佳效果，需要牙髓科医生和修复科医生的通力合作。牙髓科医生必须意识到冠方修复对根管治疗成功率有重要影响。如前文所述，根管治疗后进行临时修复的患牙与进行永久修复相比，存活率显著降低[1]。

同样，体外数据表明，在为期2个月的试验中，暂封材料（Cavit，常规玻璃离子或两者同时使用）无法阻止细菌渗漏，而使用树脂粘接材料则可以达到良好封闭[31]。这个问题变得越来越突出，因为现在根管治疗和冠修复常常由两个不同的专科医生完成，且治疗计划会受到保险范围的影响[1]。因此，获得最佳治疗结果依赖于牙髓和修复专科医生的良好合作。

即使由全科牙医进行治疗，根管治疗和修复治疗也常分两次完成。因此，牙医需要即刻、可靠、严密地封闭根管系统，一般采用粘接性修复。一个可行的方法是Magne研究团队提出的即刻牙本质封闭（IDS）。在新鲜预备的牙本质表面使用粘接剂即刻封闭，与下次就诊时延期粘接间接修复体相比，即刻封闭的粘接强度有所提高[32]。因此，对于根管治疗后牙齿修复来说，IDS有双重优势：提供即刻封闭，提高粘接强度（表7.3）。文献还推荐在根管口和髓室底放置薄层的流动复合树脂。需注意，IDS要求在2周内进行最终修复体的粘接，时间过长会造成

表7.3　封闭根管系统

- 完善的根管治疗配合良好的冠方修复，治疗成功率显著提高
- 根管治疗后即刻在根管口和整个髓室底涂布粘接树脂能够防止根管系统再感染，并作为随后粘接修复的基础
- 即刻牙本质封闭（IDS）首先能减少临时修复体相关的根管系统感染风险，其次可以提高永久修复体的粘接强度
- 理想情况下，牙髓专科医生应该完成底层的树脂修复。随后应尽快完成永久修复体的粘接，这需要牙髓和修复专科医生在修复操作步骤和结果方面达成共识

粘接剂树脂和修复树脂间结合能力的下降[33]，可能是因为粘接剂层会逐渐丧失自由基团。研究表明，光固化粘接剂储存1个月后自由基团基本上消失殆尽[34]，此时就需要进行额外操作包括粘接表面硅烷化，重新涂布粘接剂[35]。

上文提到，根管治疗后牙齿修复目的之一是防止剩余牙体组织发生进一步损害，尤其是牙折。根管治疗过程中去除牙体硬组织会增加患牙的牙折风险；必须评估去龋、修复体预备、开髓以及根管预备对牙齿抗力的影响。Reeh等[36]对此问题进行的经典研究表明，与未接受根管治疗相比（100%），前磨牙抗力从大到小依次为：开髓后95%，𬌗面备洞后80%，双面洞预备后54%，MOD洞预备后37%，预备直线通路后（access cavity preparation）33%，根管预备后34%，根管充填后32%。

在磨牙，剩余牙体组织的抗力大小取决于牙尖累及程度。MO洞预备后剩余牙体组织抗力为81%～95%，MOD洞预备后剩余牙体组织的抗力为60%～61%"[37]。磨牙备洞后抗力比前磨牙差，虽然直接比较两个独立研究的数据不够严谨。然而，我们也许可以得出结论：牙齿抗力减少主要来自冠方牙体组织的累计损失量。为探讨牙齿抗力下降的问题，现在引入3个重要的临床概念：箍效应，桩修复和牙尖覆盖。

7.6 磨牙的箍效应

牙本质肩领是指全冠预备后，环绕牙冠的，高出全冠肩台至少1～2mm的连续牙本质带（图7.3）。研究表明，牙本质肩领可以增强根管治疗后牙齿的抗力，产生箍效应，尤其对于铸造桩核修复的牙齿[38]。研究表明，足够的牙本质肩领也可以降低其他因素（如桩核系统、粘接剂、牙冠材料）对根管治疗牙齿预后的影响[39]。

大多数研究采用单根牙作为研究对象，而研究磨牙的数据相对较少。在讨论有关箍效应重要性的两篇核心文献中，一篇未提及任何关于磨牙的研究[38]，另一篇表示极度缺乏磨牙箍效应相关的临床研究[39]。唯一一篇关注根管治疗后磨牙的修复文章总结：（通过咬翼片进行回顾性评价）牙本质肩领高度（amount）不是影响预后的重要因素[40]。然而，另外两个纳入磨牙的临床研究[41-42]均报道，与无牙本质肩领牙齿相比（3年生存率为74%[41]和5年生存率为93%[42]），牙本质肩领明显改善了牙齿的生存率（3年生存率为93%[41]和5年生存率为98%[42]）。值得注意的是,在这两项研究中,磨牙占全部样本的不到一半,只占治疗失败牙齿的小部分[42]。

因此,从机械力学上看,牙本质肩领是合乎逻辑的,而且值得推荐。但是仅凭这些数据推荐在所有磨牙上预备牙本质肩领显得有些臆断。此外,应考虑到磨牙主要受轴向力,而箍效应主要表现为有效地对抗单根牙受到的侧向力和倾斜力。

一项体外研究箍效应对根管治疗后牙齿的影响,所有牙齿采用金属全冠修复,结果表明,2mm牙本质肩领是抗折能力和牙折类型的决定性因素。然而不论在有牙本质肩领组(2035~2934N)或无牙本质肩领组(1528~1879N),引起断裂所需的力远高于生理咬合力,甚至高于功能紊乱形成的咬合力[43]。如前所述,我们不应该像大部分文献那样,把一类牙齿的研究结果毫无区分地推广应用于所有根管治疗的牙齿。

因此,由于缺乏有关磨牙牙本质肩领的明确证据,是否应牺牲剩余牙体组织为代价预备牙本质肩领(图7.3),以及是否应以缺乏牙本质肩领为由拔除磨

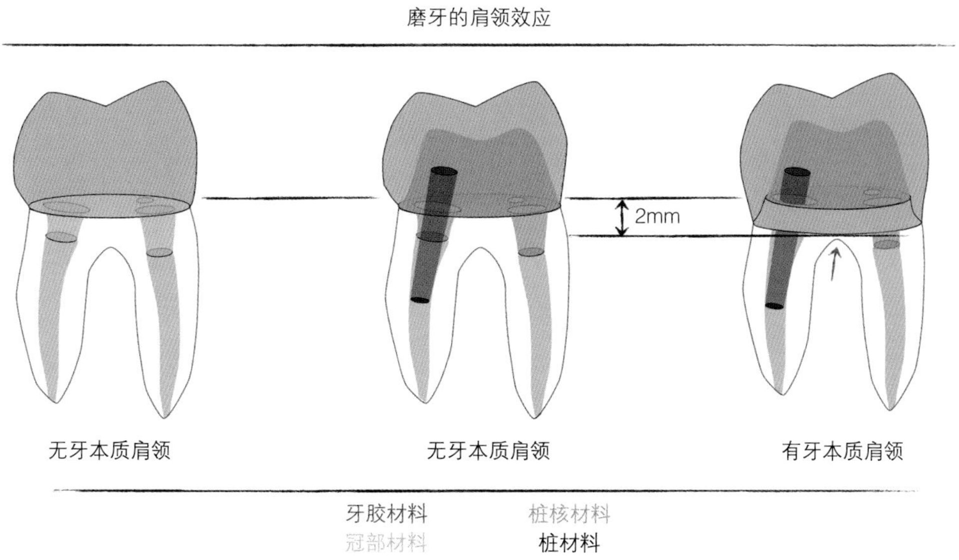

磨牙的肩领效应

无牙本质肩领　　　　　　无牙本质肩领　　　　　　有牙本质肩领

牙胶材料　　　　　桩核材料
冠部材料　　　　　桩材料

图7.3 从左到右,髓腔固位冠(无牙本质肩领);桩核修复(纤维桩+树脂核或金属铸造桩核)加全冠覆盖(无牙本质肩领);全冠覆盖桩核修复体,预备龈下肩台提供2mm牙本质肩领。红色箭头代表边缘向根方延伸可能出现的问题,此处指的是根分叉,一般情况下指的是生物学宽度。

牙，目前还存在疑问。当牙医意识到全覆盖修复体比起部分覆盖修复体会造成
3%~45%的额外牙体组织损失，超过50%的临床医生改变最初的修复设计，由全
覆盖改为部分覆盖[44]。此外，不惜任何代价在少量剩余牙体组织的磨牙上预备牙
本质肩领会导致新的问题。尤其是修复体采用龈下边缘时，可导致生物学宽度
（冠边缘到牙槽嵴顶间距离）减少，低于要求的2~3mm，并造成预备体边缘取
模困难、难以去除粘接剂、修复体边缘清洁困难等问题。替代方法如牙冠延长、
正畸牵引等，这些治疗不仅需要额外花费，而且延长了治疗周期；有关这些治疗
方式的具体细节不在本文讨论范围内。由于粘接修复的迅猛发展，磨牙的修复设
计应更多地保留冠方牙体组织而非预备牙本质肩领，比如考虑使用髓腔固位冠等
替代修复方式，具体内容见相关章节。

　　事实上，需要进行根管治疗的磨牙常常龋坏已导致大部分牙釉质和牙本质的
丧失，牙体缺损严重；还可能出现磨牙根管治疗预后不佳（见第2章和第8章）依
然需要修复的情况（图7.4）。显然，根管治疗后需要修复的磨牙包括一系列临
床情况，下文将会讨论多种可能的修复方式。

7.7　根管治疗后磨牙的桩修复

　　基于现有文献，想用"是"或"否"来回答根管治疗后牙齿是否需要打桩这
个问题是非常困难的。此问题涉及很多因素，如桩的材质或直径、桩与牙本质间
的粘接质量、核的材质、冠的材质、剩余牙体组织量等，使得各个研究结果不具
可比性，这可能也解释了为什么研究结果间常常相互矛盾。牙位是重要的考虑因
素，而大部分有关桩修复的研究仅采用了单根牙作为研究对象。切牙或前磨牙的
研究结果不能直接用于磨牙，且每个牙位具有各自的特性，尤其是所受咬合力大
小和方向的不同[45]。因此，本文只讨论纳入磨牙作为研究对象的研究。关于桩的
类型，纤维增强树脂桩的物理性能优于金属桩，如前文所述，它们的弹性模量更
接近牙体组织，断裂强度为600~1100MPa[22,46]，低于金属桩（约1400MPa），但
仍远高于牙本质（200MPa）[46]。研究显示，金属桩修复导致的根折后果比纤维
桩修复者严重[47]。此外，纤维桩可同时与根管壁以及树脂基质类材料结合，金属
桩则不可以。因此，即使金属桩已在临床使用多年，本章只讨论磨牙修复中是否
使用纤维桩的问题。

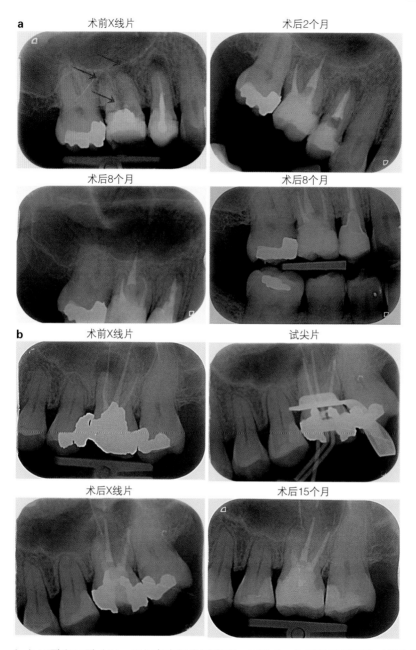

图7.4　（**a**）15牙和16牙（#4，#3）存在根尖周病变，16牙（#3）髓腔底部穿孔（箭头示）。两颗牙齿都接受根管（再）治疗，修补16牙（#3）穿孔，行15牙、16牙根管充填。16牙（#3）行直接树脂修复，15牙（#4）行树脂髓腔固位冠修复。8个月后复查，患牙无不适，根尖及根分叉未见病变。（**b**）26牙（#14）根尖周大面积病损，牙胶尖超出根尖孔，冠方欠充。近颊根根尖孔很大，行根尖屏障术后，直接复合树脂修复。1年后随访，患牙无不适，根尖周骨质愈合，患者决定不更换树脂充填体。

7.8　根管内粘接：最坏的条件

即使需要桩修复时（下文会讨论何时需要打桩，磨牙的适应证尚不确切），以下几方面的因素将导致粘接困难。

第一，不能忽视根管内壁的清洁和粘接前准备。根管预备、充填和桩道预备后，根管壁常常被玷污层、牙本质碎屑和牙科材料（根充糊剂和牙胶）[48]覆盖，影响粘接效率。次氯酸钠也会影响粘接强度[49]，因此可能需要使用抗氧化剂如抗坏血酸钠中和次氯酸钠[50-51]。在Lai的研究中，并未采用粘接前大量水冲洗为对照组；而在Vongphan的研究中，使用次氯酸钠后用大量水冲洗和不冲洗无显著差异。因此，尚不清楚额外的冲洗步骤是否有效。

第二，在根管内部进行粘接（酸蚀，冲洗，涂布底漆，吹干，涂布粘接剂）、注入树脂材料以及光照固化，比在冠方的操作困难很多，可能会造成粘接质量下降，复合树脂空隙或固化不足[52]。

第三，根管粘接的另一个主要缺陷是复合树脂聚合收缩，以及由此对周围牙体组织所产生的聚合收缩应力。收缩应力如果超过粘接力时粘接界面就会出现裂缝[52]。与收缩应力大小相关的参数称为"C因素"，指树脂粘接界面和未粘接界面的比值[53]；C因素越高，收缩应力越大[54]。当C因素从1增加到3时，粘接强度呈现显著下降的趋势[55]，而根管中的C因素可能会高很多，因为每一处牙本质壁都可以被认为具有相对的壁，因此未粘接的表面非常少[52]。同时，与单一树脂充填相比，纤维桩修复后C因素大大增加，树脂与牙本质的微拉伸粘接强度也显著下降（纤维桩修复7.3～9.6MPa，树脂充填20.4～39.8MPa），而通过改变根管直径改变树脂体积似乎并不影响粘接强度[56]。

第四，与根方牙本质相比，冠方牙本质的粘接强度更高[57]。对比下文将介绍的仅利用根管冠方粘接修复的髓腔固位冠，此观点对桩道预备过长提出了质疑。

所有这些缺陷解释了为什么根管可能是最差的粘接环境，因为存在桩与根管壁之间粘接脱落和形成空隙的隐患以及粘接强度差等问题。另外，还存在粘接耐久性的问题，尤其在受到温度、化学和机械应力反复作用的情况下[58]。事实上，

Bouillaguet等[57]指出"当冠方牙本质充足时很少出现修复失败，因为修复体并非主要依赖于桩与根管壁的粘接固位"，因此，桩修复是否能增加修复体固位和增强患牙的抗力尚存疑问。

7.8.1 桩修复能否增强根管治疗后磨牙的抗力？

基于体外研究，一般认为使用桩修复不能增加根管治疗后患牙的抗折力[3]，但这些数据主要基于金属桩修复体，而金属桩与牙本质间无直接粘接。因此，有必要针对纤维桩能否增强患牙抗折力的效果进行重新评估，尤其是有关磨牙的修复。

与金属桩不同，体外研究似乎强调纤维桩对根管治疗后的牙齿抗力具有增强作用。与金属桩的研究类似，大多数有关纤维桩增强根管治疗后牙齿抗力的研究采用了单根管牙。我们重点关注涉及磨牙的研究，在前面提及的一篇有关牙本质肩领作用的体外研究，结果发现桩修复的患牙明显具有更高的抗折性（带牙本质肩领约2900N，无牙本质肩领约2000N，玻璃纤维和铸造桩无显著差别），而无桩修复患牙的抗折力较低（带牙本质肩领约2000N，无牙本质肩领约1500N）。

铸造桩修复失败的不可恢复率最高（80%～100%），纤维桩修复或无桩修复的不可恢复率仅为10%～30%（负载方向呈25°）[43]。在另一项体外研究中，采用根管治疗后的下颌磨牙，仅剩一到两个洞壁，对其进行间接树脂高嵌体修复，结果发现纤维桩并未增加患牙抗断裂性（实验牙齿疲劳后抗折力约为1000N，完整牙齿为2992N）[59]。但是，该研究发现纤维桩修复能够增加修复失败后二次修复概率（无桩组不可恢复率65%，有桩组不可恢复率30%）（负载方向呈45°）。与之类似，在一项比较不同高嵌体修复材料（金，复合树脂和全瓷）修复磨牙MOD洞效果的研究中，抗折力从1600N（全瓷和复合树脂嵌体）到2900N（金嵌体），再次远远高于任何生理咬合力和病理咬合力[60]。纤维桩修复对于树脂和全瓷高嵌体的影响不大，但对于金高嵌体有显著影响（无桩约2300N，有桩约2900N）。另一项关于根管治疗后磨牙的研究探讨了直接树脂充填联合（或不联合）纤维桩修复的效果，牙齿抗折力从700N至1600N不等，取决于剩余髓腔壁的数量[61]。该研究表明，牙齿抗折力不受纤维桩影响，主要取决于剩余洞壁的数量，若剩余洞壁数少于两个，牙齿抗折力则显著降低。并且发现，纤维桩修复的牙齿不可恢复的失败率（0～50%）高于没有桩的（40%～70%）。同一研究小组的另一项研究：采用氧化锆全冠修复根管治疗后的磨牙，结果显示，相比于没有使用纤维桩的牙齿（抗折力1150～1250N，不可恢复的折裂占6.7%～20%）纤维桩显著改善抗折力（抗折力1200～1450N，不可恢复的折裂占20%～33.3%）[62]。

　　总体来说，基于这些体外研究无法得出纤维桩是否具有增强抗折性能的结论，一些研究支持其增强作用，而另一些则持不同观点。它们有一个共性问题，修复失败发生时加载的力量远高于生理咬合力甚至功能异常的力（下颌后牙为700N至1000N）。因此产生了这样的疑问：远超于生理咬合力下获得的抗折力和可再修复性，是否具有任何的临床意义？因为以上所有的修复方式在生理咬合力之下可能并无区别。

　　至于临床研究，一项有关纤维桩修复的meta分析发现，使用纤维桩增加固位对根管治疗后牙齿的存活率没有显著影响。但是，被纳入的研究间异质性较大。然而，同一研究小组的另一项有关牙齿生存率的前瞻性研究发现，采用铸造桩核修复的牙齿其未来拔牙的可能性为2.6倍[1]。考虑到接近90%被拔除的桩核冠修复牙为前磨牙和磨牙，研究者认为应该避免在后牙使用桩核冠修复以增加固位力，而改用其他手段进行替代[1]。他们强调，尽管纳入了大量病例（1617颗牙齿），统计结果并不足以证明各因素之间的相关联性，特别是牙位因素或桩核材料因素，因为修复失败的例数太少。研究桩修复对根管治疗后磨牙是否有加强作用遇到的最大限制是，大部分根管治疗牙齿生存率的临床研究没有考虑牙位因素。如前所述[3]，目前仍然需要更多的针对特定牙位的桩修复研究。

　　在为数不多的有关磨牙修复的研究中，有两项研究发现桩对修复成功率没有影响。其中一项研究比较了铸造桩核、成品桩和树脂核，仅采用树脂核3种修复方式的5年生存率[42]；另一项研究比较直接树脂充填修复与有成品金属桩和无桩的区别[63]。如前所述，金属桩并不适合与复合树脂联用，且这两项研究中磨牙病例只占病例总数的20%～25%。

　　其他有关磨牙纤维桩修复的研究都缺乏适当的对照组，即缺乏有相似牙体组织缺损但不使用纤维桩修复的磨牙。例如，Mancebo等的临床研究探讨了根管治疗后纤维桩+树脂核+冠修复患牙的存活率，磨牙仅占所有病例中的18%，共研究了14例，其中3例失败，最重要的是实验缺乏无纤维桩修复的对照组[41]。另一项回顾性研究评估了3类纤维桩7~11年内的长期效果。研究纳入了约1000例纤维桩修复病例，共有79例失败，根管治疗失败39例和修复失败40例，结论为"可以将纤维桩常规地用于根管治疗后的牙齿"[64]。此项研究提供的证据依然不足以确定纤维桩应该用于修复经根管治疗的磨牙，因为没有设置不行纤维桩修复的对照组，且只有约20%的牙齿是磨牙，40例修复体失败的牙齿中，有13例为磨牙，失败原因为桩脱落或冠脱位。

事实上，若想明确纤维桩对根管治疗后的磨牙是否有加固作用，需要进行随机对照研究，设置纤维桩修复组以及无纤维桩修复的对照组，选择同一牙位及缺损程度相同的牙齿。据我们所知，目前尚无类似的磨牙研究。再来看一项前瞻性研究，该研究探讨玻璃纤维桩修复失败的风险因素，结果发现牙位、修复体类型以及剩余髓腔壁数目是根管治疗后修复失败的重要影响因素[6]。此项研究显示，切牙和尖牙修复失败率是前磨牙或磨牙的2~3倍。然而，正如作者所述，样本量不足和失败例数较少导致结果的可靠性下降。而且没有设置无桩修复的对照组，未重点研究磨牙。笔者解释，前牙咬合时承受较高的拉应力而非压应力，易于发生疲劳断裂，致使前牙修复失败率高，因此前牙区被认为是更高危的区域，前牙区承受的非轴向力大于磨牙区。但是，他们的结果与Ng等的meta分析[7]以及Skupien等基于临床的研究相矛盾[4]，后者发现根管治疗后的牙齿不论是否行桩修复，前牙存活率都更高。

Bitter等探讨了纤维桩修复与否对不同牙体缺损程度患牙的影响（平均观察期32.4个月，共研究90位患者，120颗牙齿）。他们发现，无剩余髓腔壁的根管治疗后患牙，纤维桩修复有助于减少修复失败，而剩余一个或多个髓腔壁的牙齿纤维桩修复与否无显著差异[65]。然而这项研究并未考虑牙位因素，磨牙打桩（3/37）和不打桩（0/25）的失败例数均很少，无法得到桩修复是否有利的结论。最新的一项临床研究结果显示（约800颗牙齿，平均观察时间4.5年，50%是磨牙，700颗不打桩，100颗打桩，桩类型无限制）打桩对牙齿的存活率或修复成功率均无显著影响[4]，此项研究仍然未单独评估磨牙的桩修复效果。笔者提出，牙齿和修复体的寿命不仅取决于修复计划，也取决于牙医和患者[66]。这也是非常

根管治疗后有大面积牙体组织丧失的修复选择

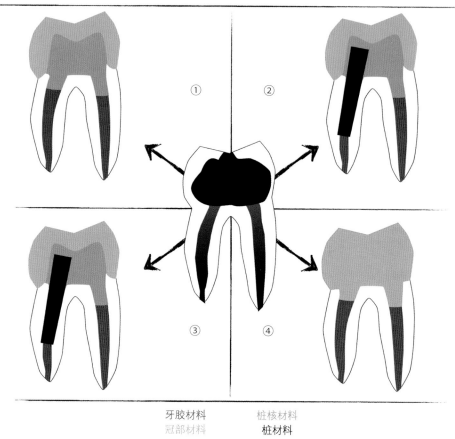

牙胶材料   桩核材料
冠部材料   桩材料

图7.5   磨牙根管治疗后大面积缺损修复方法示意图。①无桩修复，核无根管固位，全冠修复。②无桩修复，根管固位的核，全冠修复。③一个或多个桩置入根管并堆树脂核，或放置铸造桩核，全冠修复。④髓腔固位冠。

重要的一方面，因为如Skupien等的研究所述，在处理一颗严重缺损的患牙时，牙医很可能决定进行桩修复[4]。

总之，现有临床数据似乎不足以证明桩能增强根管治疗后磨牙的抗力。如Al-Omiri等所述，各类指南主要基于体外研究以及有限的体内试验[2]。想得到无可辩驳的结论，尚需要更多有关根管治疗后磨牙桩修复的长期随机临床对照试验，并考虑牙位及牙冠缺损程度的影响[2]。

7.8.2 桩修复会增加修复体固位吗?

通常建议在牙体组织大面积缺损时辅以桩修复以增加固位力，大面积缺损一般指剩余髓腔壁少于两壁[3]。图7.5总结了几种可能的修复方式。

据我们所知，目前尚未就何种方式能提供最佳固位达成一致。每一种治疗方法使用的材料都有所不同。如图7.5所示，显然修复体性能与桩、核、冠材质都有很大关系。具体来说，在图7.5的①~③中，复合树脂材料性能对冠方树脂核的抗弯性能有决定性的影响，且不同材料性能存在显著差异（挠曲强度为57~125MPa，弹性模量为3~13GPa）[67]。一般使用双固化或自固化流动树脂材料进行纤维桩粘接和一步法快速核堆塑。

流动树脂机械性能通常差于高填料光固化复合树脂。多个粘接界面（图7.5③的粘接界面包括牙本质-桩、牙本质-核、核-冠等）也会增加粘接面缺陷和修复体部分脱落的可能性。相比桩核冠，髓腔固位冠（图7.5④）使用单一高性能材料（间接复合树脂或陶瓷）且只有单一粘接界面（冠-牙本质）。纤维桩修复失败的原因主要是桩粘接脱落、桩折断或核折断，这可能与不同修复方法使用的材料和粘接界面不同有关[65]，也可能与上文提到的根管壁粘接不可靠有关。因为大多数修复体脱落的病例发生在剩余牙体组织很少的牙齿，所以研究者总结剩余冠方组织太少或许是粘接脱落及修复失败的主要原因[65]。通常剩余牙体组织少的情况才会考虑桩修复，上述结果让人质疑纤维桩的附加价值。很可惜，此研究没有设置不打桩的对照组，无法对打桩能否增加修复体固位下结论。最后，纤维桩修复预防牙齿折裂尚未达成共识，现有临床研究并未考虑牙位和牙体缺损量，且纳入失败例数过少。

因此，虽然不能完全排除纤维桩增加修复体固位的可能性，但支持的证据远远不够。似乎根管治疗后的磨牙基本不需要桩来增加固位[58]。第一，磨牙能够提供更多冠部牙体组织，与前牙相比有更大的粘接面积，而且常有比较大的髓室。第二，磨牙主要受轴向力[58,68]，而纤维桩可能主要抵抗侧向力。第三，粘接技术越来越可靠（图7.6），当前有关粘接修复的体内外实验结果对桩修复的必要性提出了质疑。

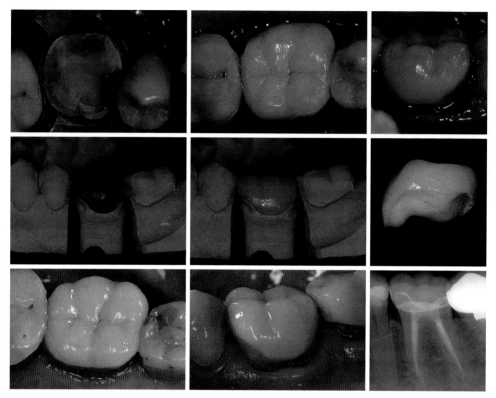

图7.6 全瓷冠粘接于平坦的咬合面，即刻修复和8.5年后随访（A. Mainjot博士提供）。

7.9 治疗新选择：髓腔固位冠

新型粘接修复体，即"髓腔固位冠"进一步强调了磨牙不需打桩的事实。实际上髓腔固位冠是用于恢复大面积牙体缺损的根管治疗后患牙的一种嵌体-高嵌体粘接修复体。髓腔固位冠可以延伸到髓室内部（图7.7），在髓室很浅或不存在时，也可以将根管口封闭后粘接在平坦的表面上（图7.6）。

根据体外实验数据，与传统纤维桩联合冠修复相比，磨牙髓腔固位冠的应用前景更广阔。磨牙有限元模型分析显示，髓腔固位全瓷冠修复患牙的应力（压缩、拉伸和剪切）小于传统纤维桩或铸造桩加全冠修复[69]，其中纤维桩应力最大。在所有情况下，修复体四周的接触应力均低于1.6MPa，远低于粘接系统与牙体组织间的粘接强度（约30MPa）。因此，研究者认为生理负荷下髓腔固位全瓷冠折断和脱落风险较小[69]。并进一步强调，首先，髓腔固位冠牙体组织预备量

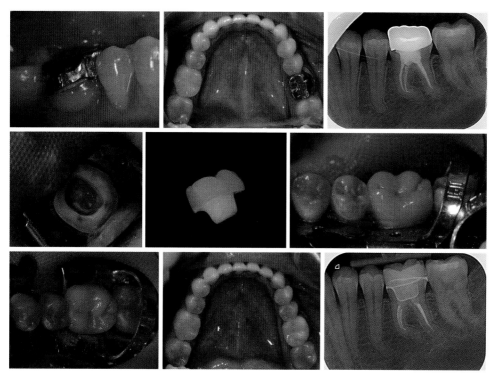

图7.7 用全瓷髓腔固位冠替代46牙（＃30）的金属不良修复体（Dr. B. Lambert提供）。

最少，牙根损伤的可能性小；其次，与切牙相比，磨牙的高和宽比例适宜，修复体–牙体组织接触面积大，而修复体受力小。然而，任何材料的内部缺陷都可能增加修复体折裂风险，粘接操作失误也会增加脱落风险。此外，我们需要注意，粘接强度会因为应力和温度变化的持续作用而逐渐下降，这一过程取决于材料本身性能[70]。在断裂强度实验中，全瓷髓腔固位冠比纤维桩+树脂核+全冠修复的患牙更具抗压缩力，实验中两类修复体修复失败主要原因都是牙齿折裂[71]。同样，实验造成的断裂强度高于生理咬合力，并以45°负载方向对牙齿施加压力，这可能不符合大多数磨牙的受力情况，因为磨牙主要受轴向力。

以上体外实验结果得到临床研究的支持，一项关于CAD／CAM全瓷冠的研究将磨牙按不同的缺损高度（可用于粘接和固位的表面）分为3组，其中一组（70颗磨牙）仅靠髓腔固位[72]。3组之间生存率无显著差异，（55±13）个月的观察期内生存率约为94%，接近传统烤瓷和全瓷冠的生存率。70例髓腔固位冠中9例粘接失败，2例垂直根折（与传统全冠类似），2例其他原因。该研究发现，修复失败的主要原因是粘接失败，此情况是可再修复的。然而，传统全瓷冠中部分病例出现崩瓷（5颗磨牙），但髓腔固位冠组无崩瓷出现[72]。这一发现与体外研究结果相符，单一材料全瓷冠的抗折能力强于烤瓷全冠[73]。

另一项主要针对磨牙（142颗磨牙，40颗前磨牙）的临床研究结果显示，根管治疗后患牙和活髓牙行大面积全瓷粘接修复后失败率差别不大（5年失败率，根管治疗后患牙为约10%，活髓牙约为7%）[74]。同一研究小组在为期15年的前瞻性研究中，按照牙体预备程度进行分组，其中14颗前磨牙和14颗磨牙已经行根管治疗，且没有固位形或桩核治疗（一共包括64颗前磨牙和188颗磨牙）[75]。与短期研究结果相反，长期前瞻性研究发现13年随访中，无髓牙全瓷修复失败率（39%）远高于活髓牙（21%）。然而，不论无髓牙或活髓牙，失败的主要原因都是修复体脱落或崩瓷，这些失败都是可再修复的；随访中只出现了3例根折。

另一项临床试验观察了53例根管治疗后的牙体缺损患牙，CAD / CAM全瓷修复患牙的4年成功率为94%[76]。失败原因包括粘接脱落（1例，可再修复），可再修复的牙折（1例），继发龋（1例，可再修复），1例由于患牙持续疼痛而拔除。复合树脂高嵌体间接修复根管治疗后牙（158颗磨牙，31颗前磨牙）的研究显示，在24～52个月的观察期内，高嵌体修复成功为97%[77]。该结果与一项系统综述得到的全瓷和烤瓷全冠5年的生存率（96%）在同一区间[78]。这些数据似乎表明，高嵌体是根管治疗后磨牙的一个合理的修复选择。

除了生存率令人满意，这类修复体还具备其他优点，如牙体预备量少。不可忽视，根管治疗后磨牙修复的每个步骤都需要磨除大量牙体硬组织[79]。髓腔固位冠显然是更保守的修复方式，可降低修复过程中医源性意外的发生概率（如预备桩道导致根管侧穿或破坏根尖封闭）[58]。此外，桩道预备还可能增加根折的概率[68]。最后，髓腔固位冠无须预备龈下肩台，最大限度地保留了牙釉质，从而达到可预测的有效的粘接，这一点对髓腔固位冠的修复来讲显得至关重要。

总之，根管治疗后的磨牙是否需要纤维桩修复，目前尚缺乏证据支持。即使尚未有充足证据反对纤维桩修复，但越来越多的证据显示，牙体组织过度预备是导致根折的因素之一。如果在充分了解纤维桩修复利弊的基础上，牙医依旧认为根管治疗后磨牙需行纤维桩修复，那么他们应该尽量避免磨除过多牙体硬组织。去除根充材料能够满足打桩的话，就不应再扩大根管进行桩道预备。然而，因为良好的修复效果和独特的优越性，我们认为髓腔固位冠粘接修复应是一个更好的选择。

7.10 根管治疗后全冠修复：临床数据和研究偏倚

有几项研究显示，全冠或部分冠，直接或间接修复并不影响根管治疗的成功率[4,8,80]。然而，一种普遍的观点认为，根管治疗后常规行全冠修复能够提高根管治疗患牙的生存率。在一项系统文献综述中，冠修复和直接修复的根管治疗患牙，10年后生存率分别降至（81±12）%和（63±15）%[81]。但该研究并未区分牙位或牙体组织缺损程度的影响。研究者实际上只从修复体的生存率角度而非牙齿本身进行分析，因为失败类型被分为：牙齿折裂，修复体折裂，桩折裂，桩脱落，修复体脱落，修复体边缘微渗漏以及拔牙，上述原因中部分失败类型是可以再次修复的。

一些缺少随机化的前瞻性研究[1]以及回顾性研究支持根管治疗后需要常规全冠修复这一猜测。例如，一项纳入近800000颗磨牙的大型流行病学调查显示[82]，8年随访期间3%的牙齿被拔除，拔除牙中未行冠修复牙的数量（大面积银汞或树脂充填或者未行充填）是行冠修复牙的6倍。但研究并未对97%存留牙齿的修复情况进行对比。现有研究未对修复方式（全冠修复和部分直接修复）进行随机化，由此产生较大的偏倚[8]。因为剩余牙体组织量和/或患牙预后在治疗决策中扮演重要又非常主观的角色。近期的一项Cochrane综述清楚地说明了这一点，文章最后总结提示"现有证据不足以支持或反对为根管治疗患牙进行全冠修复和直接充填修复。在获得更多证据之前，牙医应该继续基于自己的临床经验判断如何修复根管治疗后患牙，需结合患者自身条件和意愿进行综合考虑"[83]。因此，牙医的个人治疗原则或偏好会或多或少地影响治疗结局。例如，一项临床研究显示树脂充填的根管治疗患牙的生存率高于全冠修复者[4]。然而，笔者认为根管治疗患牙常规行复合树脂充填修复，只有某些缺损严重的患牙需行全冠修复，因为后者更易发生牙折。

有研究采用完全相反的推理，比如预后差的患牙被认为不值得行冠修复[5]。研究发现，有根尖周病损患牙行全冠修复的概率低于无根尖周病损者（64％和76％）[8]。预后良好的患牙接受冠修复的概率更大，这给观察性研究带来很大的偏倚风险，结果可能高估冠修复对提高患牙生存率的作用。此外，也有研究认为能够负担冠修复费用的患者可能社会经济地位较高、口腔卫生意识较好，上述因素都会影响患牙的生存率[5]。所有全冠修复病例都进行了牙尖覆盖，而常规情况下保守的直接充填修复则不会进行牙尖覆盖。

我们需要高质量的随机对照临床试验来评估直接充填、部分间接修复和全冠修复的重要性，且必须考虑牙位和剩余牙冠组织量（表7.4）。

表7.4　患牙抗力增强和修复体固位

- 没有充足证据支持根管治疗后磨牙需要常规预备牙本质肩领
- 纤维桩似乎不能增强根管治疗后磨牙抗力。体外实验不论是否行桩修复，患牙修复失败所需咬合力均远高于正常咬合力，甚至高于功能异常的殆力。临床试验数据尚不足以证明桩修复能增强根管治疗后磨牙抗力
- 经过根管治疗的磨牙很少需要桩提供固位力，因为磨牙具有较大的粘接界面，且主要受力为垂直咬合力（而纤维桩有助于抵抗侧向力）
- 如果牙医仍然希望行纤维桩修复，则桩道预备时不应再额外去除牙体组织，并注意避免失误，如根管侧穿
- 基于体外和临床试验结果，粘接修复方式如"髓腔固位冠"或高嵌体逐渐被认为是可靠的修复方法。它们代表了一种有效和更保守的修复方式，尽管还需要更多的临床研究来充分证实其效果

7.11　牙尖覆盖的相关性

牙尖覆盖修复被认为是减少根管治疗后牙折的有效措施。这个治疗方法得到了一些研究的支持，结果显示全冠修复患牙的生存率得到提高，但是不得不考虑研究中的偏倚。Ng等[1]总结，若对所有根管治疗后患牙常规行全冠修复，显然会远超实际所需，因为全冠修复的牙体预备会进一步削弱薄弱的患牙。笔者认为牙体预备时尽量多地保留剩余牙体组织，因此使用高嵌体进行部分牙尖覆盖成为许多根管治疗患牙修复的合适选择。

Linn等[37]的体外实验首次提出牙尖覆盖的概念，他们发现使用金合金或银汞合金的高嵌体覆盖牙尖，可有效预防MO和MOD洞型预备的患牙发生折裂。一项有限元分析显示，降低颊舌尖高度并使用高嵌体进行牙尖覆盖修复与不降低牙尖的嵌体修复相比，前者牙本质的应力下降4倍[84]。另一项体外研究采用MO洞型预备后的根管治疗后磨牙，比较直接修复和间接复合树脂牙尖覆盖修复后患牙抗折力的差异[85]。结果显示，两种修复方式的抗折力并无显著区别，均高于生理状况下的咬合力（约1400N）。有意思的是，当对剩余两壁或两壁以上的牙齿进行直接树脂充填（不做牙尖覆盖），牙齿的抗折力范围与上述实验结果相近[61]（1200～1600N）。但是剩余一壁或无剩余髓腔壁时这种直接修复方式的抗折力显著下降（700～800N），尽管仍然高于生理值。

临床研究也强调剩余牙齿结构的重要性，一项研究旨在探讨直接充填修复而无牙尖覆盖的治疗成功率（n=220颗，其中195颗牙行复合树脂修复，14颗牙行银汞合金修复，11颗牙行IRM），依据剩余牙齿结构的类型分为3类[86]：

- Ⅰ型：剩余牙齿结构最多，与Ⅰ类洞类似，剩余髓腔壁均大约2mm厚
- Ⅱ型：剩余牙齿结构中等，与Ⅱ类洞类似，最少有两个壁厚度>2mm
- Ⅲ型：剩余牙齿结构最少，厚度>2mm的壁少于2个

5年后，Ⅰ～Ⅲ型修复成功率从1年后的94%，降至78%（Ⅰ型）、45%（Ⅱ型）和18%（Ⅲ型）。由此得出结论，牙冠缺损少的根管治疗后患牙（Ⅰ型）行树脂充填修复（不做牙尖覆盖）可以得到较好的长期效果。与之相反，牙冠缺损大的根管治疗患牙（Ⅱ型和Ⅲ型）行树脂直接充填修复可以得到很好的短期效果，但远期修复效果差。重要的是，此项研究将修复体更换、修补以及患牙拔除（排除牙髓及牙周原因的拔牙）均记为失败。因此，结论并没有将可再修复和不可再修复的失败加以区分。最后，在为期10年的观察期里，只有6%的患牙需要拔除（修复失败者占总样本的46%），意味着大部分修复失败都是可再次修复的。

因此，根管治疗后的磨牙是否需要常规行牙尖覆盖修复，目前尚未能达成一致（表7.5）。然而，牙医有充分理由选择性地去除过于薄弱而无法承受后牙咬合力的牙尖，尤其是存在功能异常咬合运动的情况（图7.8）。同时，对较为坚固的牙尖（厚度2mm或大于2mm）进行牙尖覆盖可能是不必要的，冠方牙体组织的保存对牙齿抗折性具有重要意义。虽然难以界定厚度为多少的牙尖是"坚固牙尖"，但将厚度<2mm的牙尖归类为薄弱牙尖是合理的。

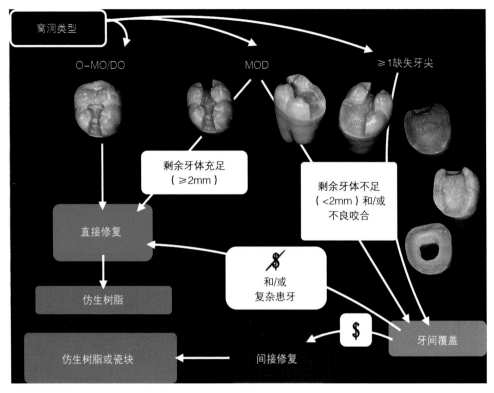

图7.8　根管治疗后磨牙修复的决策。

表7.5　牙尖覆盖

- 根管治疗后磨牙无须常规行冠修复。即使有文献支持这种做法，常规行冠修复仍然可能是一种过度治疗，因为这些研究存在严重偏倚。制订合理的修复策略需要考虑许多因素，如牙位、牙体组织缺损的程度和分布、修复体材料和种类等
- 根管治疗后磨牙中任何薄弱的、不能承受后牙区巨大咬合力的（尤其是机能异常）洞壁，进行牙尖覆盖是合理选择

7.12　直接和间接修复：材料选择与临床流程

进行直接和间接修复需要考虑的两个主要问题分别是恢复牙齿解剖结构和材料的仿生性能。

关于第一点，牙齿缺损越大，就越难恢复良好的邻接点、𬌗面解剖结构及对颌牙的良好咬合接触。因此，普遍存在这样的临床思维，需要恢复一个或多个牙尖的大面积修复体时，选择间接修复方式会更简便、效果更可控。这一观念也受到文献支持，直接修复体寿命随缺损牙面数的增加而下降[87-88]。

修复材料仿生性（图7.8）指材料与所替代组织性能的相似程度，主要是美学性能和物理性能。常用的仿生材料主要有两类：复合树脂和陶瓷材料。有关两类材料的生物机械性能，研究报道不胜枚举，但本章目的不在于列出各类材料的性能，而是让读者了解这些仿生材料的重要原则。

根据上述根管治疗后磨牙的修复目标，修复材料需同时具备修复缺损和保护牙齿防止进一步损害的功能。从这个角度考虑，修复材料很重要的一点是避免对剩余牙体组织施加应力。有限元分析显示，若材料的弹性模量从5GPa增加到20GPa，牙体组织所受应力显著降低[27]，而弹性模量高于20GPa则导致应力增加[84]。

只有高填料复合树脂能达到弹性模量5~20GPa范围的下限，这种材料正好具备最好的挠曲强度和显微硬度[23]。因此，直接修复应当优先考虑此类高性能复合树脂，避免使用机械性能差的材料如近期出现的大块充填复合树脂[89]。最后，考虑到光固化过程对复合树脂性能有很大影响[90]，建议以2mm的厚度分层充填，每层以1000mW/cm^{2}的光照强度固化20秒[91]。

对于大面积牙体缺损的间接粘接修复，CAD/CAM修复技术似乎是最佳选择。尚未有临床数据证明陶瓷高嵌体优于树脂高嵌体[92]，只能借助于体外实验数据进行临床决策。

　　纯粹从材料水平看，二硅酸锂瓷块被认为是迄今为止最好的高挠曲强度和抗疲劳的材料，而复合树脂块优于玻璃基陶瓷[93]。然而，现有材料均无法完全模仿被替换的牙体组织。例如，二硅酸锂的弹性模量（约70GPa）[94]远远高于牙本质，属于牙釉质的硬度范围。复合树脂直接修复材料中，具有分散填料的复合树脂块的弹性模量接近牙本质弹性模量的下限[94-95]。最近推出的另一种复合树脂块基于聚合物渗透的陶瓷网络技术[94-95]，提供了一种新的间接修复方式，此类材料的物理性能介于牙本质和牙釉质之间[95]。

　　总之，在没有任何一种材料具有明显优势的情况下，二硅酸锂和高性能复合树脂似乎都适用于磨牙的修复。相对明确的是，玻璃基陶瓷和低性能美学间接复合树脂已经不建议使用[93,95]。

　　某些情况下，虽然按上述临床流程和材料选择原则（图7.8）应该行间接修复，修复医生还是选择进行直接修复。主要原因是根管治疗预后差（图7.1i和图7.4a，b）或其他导致预后不佳的原因，如牙周问题。在根管治疗疗效观察期间，应使用高性能复合树脂材料直接修复，作为临时性修复体代替间接修复体。如前所述，根管治疗后患牙（即使残余牙冠非常少），大面积直接树脂修复的短期预后良好（<2年）[86]。直接修复可以发挥很好的封闭作用，直到根尖周病变恢复。待观察结束后再换成更耐用的修复体，如全冠、高嵌体，当患者无法承担间接修复的费用时，直接修复体将成为最后的永久修复（图7.8）。

　　粘接间接修复体时应慎用一步法粘接剂和粘接水门汀，因为这类材料体外和临床试验性能表现较差[96]（表7.6）。因此，建议使用效果最好的粘接技术，如酸蚀-冲洗三步法（例如，Optibond FL，Kerr，Orange，CA，USA）或者温和的自酸蚀产品（例如，Clearfil SE Bond，Kuraray US，New York，NY，USA），后者含有10-MDP（10-甲基丙烯酰氧基十二烷基磷酸二氢盐），能够和牙体硬组织形成化学粘接，技术敏感性低[97]。在间接修复中，放置粘接性树脂水门汀之前，先使用独立的粘接系统处理牙面，可以明显增加粘接强度[98]。

　　根管治疗后患牙的所有粘接界面（包括牙釉质、牙本质和髓室底牙本质）都要彻底清洁，去净根管糊剂、次氯酸钠和暂封材料，以免影响粘接。例如次氯酸钠对于某些粘接系统有不利影响，当然可以用抗坏血酸钠逆转次氯酸钠的不良影响[50]。然而，封闭剂和冲洗液的副作用似乎是特定的，修复科医生一般不了解牙髓科医生使用了哪些材料，因此，在粘接之前的非特异性清洁方法，例如喷砂，可能是一种更为合理的方法。

> **表7.6　粘接程序建议**
>
> - 在粘接之前彻底清洁粘接面，例如：喷砂
> - 使用最佳的粘接技术，即酸蚀–冲洗三步法（例如，Optibond FL，Kerr）或温和的自酸蚀产品（例如，Clearfil SE Bond，Kuraray）
> - 间接修复的情况下，适当地对牙冠粘接面进行处理：复合树脂材料使用喷砂，陶瓷使用喷砂+5％氢氟酸蚀刻，两类材料随后使用硅烷剂进行表面硅烷化
> - 进行修复体修理时（为了延长修复体寿命），喷砂清洁修复体表面，并进行表面活化处理：任何情况都必须硅烷化

清洁牙齿表面并涂抹粘接剂之后，直接修复的患牙使用高填料复合树脂进行充填，间接修复患牙使用双重固化复合树脂粘接高嵌体。间接修复需要对牙冠粘接面进行适当处理：复合树脂材料使用喷砂，陶瓷使用喷砂+5％氢氟酸蚀刻，两类材料随后使用硅烷剂进行表面硅烷化。

7.13　修复体修补：一种合理的策略

上面讨论的是如何完成一个新修复体的理想修复程序。但是，在很多病例，因为根管治疗失败，即使永久性修复体修复良好，根管系统必须重新打开（图7.1i）。在这种情况下，牙医必须决定现有的修复是否需要修补，或被替换为新修复体。失败的修复体或有小缺陷的修复体，大多数临床医生选择替换[66]，尽管这会导致额外的健康牙体组织丧失且增加患者的治疗成本。但是，越来越多的证据表明，修补不仅是替换的行之有效的代替方法，也能有效延长修复体的使用寿命[66]。

事实上，根管治疗后具有开髓洞型的全冠修复体，在直接复合树脂充填后，与重做全冠的新修复体相比，二者平均生存率无差异[99]（图7.9）。这种修补程序既恢复了修复体的机械性能又提供了最佳的冠方封闭。除了需要修整和清洁表面以进行修理修补（例如，利用车针和喷砂）之外，还需要仔细考虑待修补材料的化学特性、修补材料的产品性能和策略必须与待修补物相适应[35]。复合树脂需要在涂布粘接剂之前进行硅烷化；陶瓷需要用5％的氢氟酸蚀刻（慎重），然后

术前片

试尖片

术后片

术后3年

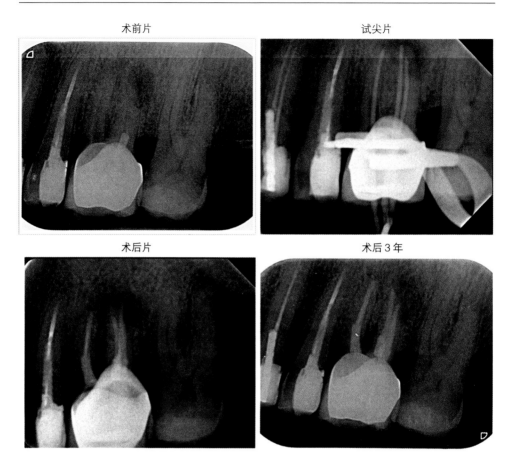

图7.9 令人满意的冠方修复（全冠）病例，但是根管治疗结果不满意。在未拆除全冠的前提下，根管再治疗通过冠部打开入路和去除金属桩，开髓洞型最后通过复合树脂直接充填修复。

进行表面硅烷化后涂布粘接剂；金属表面需要施加二氧化硅涂层，再进行粘接处理，最后应用复合树脂水门汀粘接[53]。

7.14   根管治疗后磨牙作为多单位修复体的一部分

本章大部分篇幅在讨论临床上最常见的单颗牙齿修复。这里我们提出的问题是：如果患牙处于多单位修复体中（如冠桥或基牙），根管治疗后应该怎么修复呢？实际上，根据现有文献，此问题应改为：一个根管治疗后的患牙能否作为多单位修复体的一部分。现有数据显示，根管治疗后患牙与其他牙共同构成多单位修复体需谨慎，因为这可能会缩短牙齿寿命[4,80]。这可能由多种原因造成，包括基牙咬合力大，应力分布方式造成局部剪切力过大或为了取得共同就位道过分切削健康牙体组织。基于上述原因，以及现代种植技术日益成熟，避免将根管治疗后患牙纳入多单位的修复中似乎更加合理。但是现实中有时仍需将根管治疗后患牙作为基牙，此时要慎重考虑以上建议。例如，此时可能更加推荐进行桩冠修复，以及预备牙本质肩领[3]。

总之，对于单个根管治疗后磨牙的修复，基于最佳临床证据，建议牙医考虑以下几个方面：

- 保留足够的牙体组织
- 常规需要预备牙本质肩领和全冠受到质疑
- 考虑部分间接修复
- 一般推荐进行牙尖覆盖
- 保持冠方密封，防止细菌进入
- 避免桩修复或谨慎进行桩修复
- 选择合适的修复材料并正确使用
- 考虑咬合类型及功能性咬合力
- 尽可能修补破损修复体

（何利邦 译）

参考文献

[1] Ng YL, Mann V, Gulabivala K. A prospective study of the factors affecting outcomes of nonsurgical root canal treatment: part 2: tooth survival. Int Endod J. 2011;44:610–25.

[2] Al-Omiri MK, Mahmoud AA, Rayyan MR, Abu-Hammad O. Fracture resistance of teeth restored with post-retained restorations: an overview. J Endod. 2010;36:1439–49.

[3] Peroz I, Blankenstein F, Lange KP, Naumann M. Restoring endodontically treated teeth with posts and cores – a review. Quintessence Int. 2005;36:737–46.

[4] Skupien JA, Opdam N, Winnen R, Bronkhorst E, Kreulen C, Pereira-Cenci T, et al. A practicebased study on the survival of restored endodontically treated teeth. J Endod. 2013;39:1335–40.

[5] Aquilino SA, Caplan DJ. Relationship between crown placement and the survival of endodontically treated teeth. J Prosthet Dent. 2002;87:256–63.

[6] Naumann M, Koelpin M, Beuer F, Meyer-Lueckel H. 10-year survival evaluation for glassfiber-supported postendodontic restoration: a prospective observational clinical study. J Endod.

2012;38:432–5.

[7] Ng YL, Mann V, Gulabivala K. Tooth survival following non-surgical root canal treatment: a systematic review of the literature. Int Endod J. 2010;43:171–89.

[8] Chugal NM, Clive JM, Spangberg LS. Endodontic treatment outcome: effect of the permanent restoration. Oral Surg Oral Med Oral Pathol Oral Radiol Endod. 2007;104:576–82.

[9] Azarpazhooh A, Dao T, Ungar WJ, Da Costa J, Figueiredo R, Krahn M, et al. Patients' values related to treatment options for teeth with apical periodontitis. J Endod. 2016;42:365–70.

[10] Dietschi D, Bouillaguet S, Sadan A. Restoration of the endodontically treated tooth. In: Hargreaves KM, Berman LH, editors. Cohen's pathways of the pulp. 10th ed. St. Louis: Mosby Elsevier; 2011. p. 777–807.

[11] Hidaka O, Iwasaki M, Saito M, Morimoto T. Infl uence of clenching intensity on bite force balance, occlusal contact area, and average bite pressure. J Dent Res. 1999;78:1336–44.

[12] Varga S, Spalj S, Lapter Varga M, Anic Milosevic S, Mestrovic S, Slaj M. Maximum voluntary molar bite force in subjects with normal occlusion. Eur J Orthod. 2011;33:427–33.

[13] Kawata T, Yoda N, Kawaguchi T, Kuriyagawa T, Sasaki K. Behaviours of three-dimensional compressive and tensile forces exerted on a tooth during function. J Oral Rehabil. 2007;34:259–66.

[14] Fontijn-Tekamp FA, Slagter AP, Van Der Bilt A, Van THMA, Witter DJ, Kalk W, et al. Biting and chewing in overdentures, full dentures, and natural dentitions. J Dent Res. 2000;79:1519–24.

[15] Kishen A. Mechanisms and risk factors for fracture predilection in endodontically treated teeth. Endod Topics. 2006;13:57–83.

[16] Cheron RA, Marshall SJ, Goodis HE, Peters OA. Nanomechanical properties of endodontically treated teeth. J Endod. 2011;37:1562–5.

[17] Giannobile WV, Lang NP. Are dental implants a panacea or should we better thrive to save teeth? J Dent Res. 2016;95:5–6.

[18] Van Meerbeek B, Peumans M, Poitevin A, Mine A, Van Ende A, Neves A, et al. Relationship between bond-strength tests and clinical outcomes. Dent Mater. 2010;26:e100–21.

[19] van Noort R. The future of dental devices is digital. Dent Mater. 2012;28:3–12.

[20] Dietschi D, Duc O, Krejci I, Sadan A. Biomechanical considerations for the restoration of endo-dontically treated teeth: a systematic review of the literature – part 1. Composition and micro- and macrostructure alterations. Quintessence Int. 2007;38:733–43.

[21] Xu HH, Smith DT, Jahanmir S, Romberg E, Kelly JR, Thompson VP, et al. Indentation damage and mechanical properties of human enamel and dentin. J Dent Res. 1998;77:472–80.

[22] Zicari F, Coutinho E, Scotti R, Van Meerbeek B, Naert I. Mechanical properties and micromor-phology of fi ber posts. Dent Mater. 2013;29:e45–52.

[23] Leprince J, Palin WM, Mullier T, Devaux J, Vreven J, Leloup G. Investigating fi ller morphology and mechanical properties of new low-shrinkage resin composite types. J Oral Rehabil. 2010;37:364–76.

[24] Magni E, Ferrari M, Hickel R, Ilie N. Evaluation of the mechanical properties of dental adhesives and glass-ionomer cements. Clin Oral Investig. 2010;14:79–87.

[25] Bryant RW, Mahler DB. Modulus of elasticity in bending of composites and amalgams. J Prosthet Dent. 1986;56:243–8.

[26] White SN, Miklus VG, McLaren EA, Lang LA, Caputo AA. Flexural strength of a layered zirconia and porcelain dental all-ceramic system. J Prosthet Dent. 2005;94:125–31.

[27] Asmussen E, Peutzfeldt A. Class I and class II restorations of resin composite: an FE analysis of the infl uence of modulus of elasticity on stresses generated by occlusal loading. Dent Mater. 2008;24:600–5.

[28] Zadik Y, Sandler V, Bechor R, Salehrabi R. Analysis of factors related to extraction of endodontically treated teeth. Oral Surg Oral Med Oral Pathol Oral Radiol Endod. 2008;106:e31–5.

[29] Ray HA, Trope M. Periapical status of endodontically treated teeth in relation to the technical quality of the root filling and the coronal restoration. Int Endod J. 1995;28:12–8.

[30] Gillen BM, Looney SW, Gu LS, Loushine BA, Weller RN, Loushine RJ, et al. Impact of the quality of coronal restoration versus the quality of root canal fillings on success of root canal treatment: a systematic review and meta-analysis. J Endod. 2011;37:895–902.

[31] Rechenberg DK, Schriber M, Attin T. Bacterial leakage through temporary fillings in core buildup composite material – an in vitro study. J Adhes Dent. 2012;14:371–6.

[32] Magne P, Kim TH, Cascione D, Donovan TE. Immediate dentin sealing improves bond strength of indirect restorations. J Prosthet Dent. 2005;94:511–9.

[33] Dall'Oca S, Papacchini F, Goracci C, Cury AH, Suh BI, Tay FR, et al. Effect of oxygen inhibition on composite repair strength over time. J Biomed Mater Res B Appl Biomater. 2007;81:493–8.

[34] Leprince J, Lamblin G, Truffi er-Boutry D, Demoustier-Champagne S, Devaux J, Mestdagh M, et al. Kinetic study of free radicals trapped in dental resins stored in different environments. Acta Biomater. 2009;5:2518–24.

[35] Hickel R, Brushaver K, Ilie N. Repair of restorations – criteria for decision making and clinical recommendations. Dent Mater. 2013;29:28–50.

[36] Reeh ES, Messer HH, Douglas WH. Reduction in tooth stiffness as a result of endodontic and restorative procedures. J Endod. 1989;15:512–6.

[37] Linn J, Messer HH. Effect of restorative procedures on the strength of endodontically treated molars. J Endod. 1994;20:479–85.

[38] Stankiewicz NR, Wilson PR. The ferrule effect: a literature review. Int Endod J. 2002;35:575–81.

[39] Juloski J, Radovic I, Goracci C, Vulicevic ZR, Ferrari M. Ferrule effect: a literature review. J Endod. 2012;38:11–9.

[40] Setzer FC, Boyer KR, Jeppson JR, Karabucak B, Kim S. Long-term prognosis of endodontically treated teeth: a retrospective analysis of preoperative factors in molars. J Endod. 2011;37:21–5.

[41] Mancebo JC, Jimenez-Castellanos E, Canadas D. Effect of tooth type and ferrule on the survival of pulpless teeth restored with fiber posts: a 3-year clinical study. Am J Dent. 2010;23:351–6.

[42] Creugers NH, Mentink AG, Fokkinga WA, Kreulen CM. 5-year follow-up of a prospective clinical study on various types of core restorations. Int J Prosthodont. 2005;18:34–9.

[43] Santana FR, Castro CG, Simamoto-Junior PC, Soares PV, Quagliatto PS, Estrela C, et al. Infl uence of post system and remaining coronal tooth tissue on biomechanical behaviour of root fi lled molar teeth. Int Endod J. 2011;44:386–94.

[44] Murphy F, McDonald A, Petrie A, Palmer G, Setchell D. Coronal tooth structure in roottreated teeth prepared for complete and partial coverage restorations. J Oral Rehabil. 2009; 36:451–61.

[45] Castro CG, Santana FR, Roscoe MG, Simamoto Jr PC, Santos-Filho PC, Soares CJ. Fracture resistance and mode of failure of various types of root filled teeth. Int Endod J. 2012;45:840–7.

[46] Plotino G, Grande NM, Bedini R, Pameijer CH, Somma F. Flexural properties of endodontic posts and human root dentin. Dent Mater. 2007;23:1129–35.

[47] Tang W, Wu Y, Smales RJ. Identifying and reducing risks for potential fractures in endodontically treated teeth. J Endod. 2010;36:609–17.

[48] Serafi no C, Gallina G, Cumbo E, Ferrari M. Surface debris of canal walls after post space preparation in endodontically treated teeth: a scanning electron microscopic study. Oral Surg Oral Med Oral Pathol Oral Radiol Endod. 2004;97:381–7.

[49] Ari H, Yasar E, Belli S. Effects of NaOCl on bond strengths of resin cements to root canal dentin. J Endod. 2003;29:248–51.

[50] Lai SC, Mak YF, Cheung GS, Osorio R, Toledano M, Carvalho RM, et al. Reversal of compromised bonding to oxidized etched dentin. J Dent Res. 2001;80:1919–24.

[51] Vongphan N, Senawongse P, Somsiri W, Harnirattisai C. Effects of sodium ascorbate on microtensile bond strength of total-etching adhesive system to NaOCl treated dentine. J Dent. 2005;33:689–95.

[52] Schwartz RS. Adhesive dentistry and endodontics. Part 2: bonding in the root canal system-the promise and the problems: a review. J Endod. 2006;32:1125–34.

[53] Schwartz RS, Fransman R. Adhesive dentistry and endodontics: materials, clinical strategies and procedures for restoration of access cavities: a review. J Endod. 2005;31:151–65.

[54] Carvalho RM, Pereira JC, Yoshiyama M, Pashley DH. A review of polymerization contraction: the infl uence of stress development versus stress relief. Oper Dent. 1996;21:17–24.

[55] Yoshikawa T, Sano H, Burrow MF, Tagami J, Pashley DH. Effects of dentin depth and cavity confi guration on bond strength. J Dent Res. 1999;78:898–905.

[56] Aksornmuang J, Nakajima M, Senawongse P, Tagami J. Effects of C-factor and resin volume on the bonding to root canal with and without fi bre post insertion. J Dent. 2011;39:422–9.

[57] Bouillaguet S, Troesch S, Wataha JC, Krejci I, Meyer JM, Pashley DH. Microtensile bond strength between adhesive cements and root canal dentin. Dent Mater. 2003;19:199–205.

[58] Schwartz RS, Robbins JW. Post placement and restoration of endodontically treated teeth: a literature review. J Endod. 2004;30:289–301.

[59] Scotti N, Coero Borga FA, Alovisi M, Rota R, Pasqualini D, Berutti E. Is fracture resistance of endodontically treated mandibular molars restored with indirect onlay composite restorations infl uenced by fi bre post insertion? J Dent. 2012;40:814–20.

[60] Salameh Z, Ounsi HF, Aboushelib MN, Al-Hamdan R, Sadig W, Ferrari M. Effect of different onlay systems on fracture resistance and failure pattern of endodontically treated mandibular molars restored with and without glass fi ber posts. Am J Dent. 2010;23:81–6.

[61] Salameh Z, Sorrentino R, Papacchini F, Ounsi HF, Tashkandi E, Goracci C, et al. Fracture resistance and failure patterns of endodontically treated mandibular molars restored using resin composite with or without translucent glass fi ber posts. J Endod. 2006;32:752–5.

[62] Salameh Z, Ounsi HF, Aboushelib MN, Sadig W, Ferrari M. Fracture resistance and failure patterns of endodontically treated mandibular molars with and without glass fi ber post in combination with a zirconia-ceramic crown. J Dent. 2008;36:513–9.

[63] Fokkinga WA, Kreulen CM, Bronkhorst EM, Creugers NH. Composite resin core-crown reconstructions: an up to 17-year follow-up of a controlled clinical trial. Int J Prosthodont. 2008;21:109–15.

[64] Ferrari M, Cagidiaco MC, Goracci C, Vichi A, Mason PN, Radovic I, et al. Long-term retrospective study of the clinical performance of fi ber posts. Am J Dent. 2007;20:287–91.

[65] Bitter K, Noetzel J, Stamm O, Vaudt J, Meyer-Lueckel H, Neumann K, et al. Randomized clinical trial comparing the effects of post placement on failure rate of postendodontic restorations: preliminary results of a mean period of 32 months. J Endod. 2009;35:1477–82.

[66] Demarco FF, Correa MB, Cenci MS, Moraes RR, Opdam NJ. Longevity of posterior composite restorations: not only a matter of materials. Dent Mater. 2012;28:87–101.

[67] Rüttermann S, Alberts I, Raab WH, Janda RR. Physical properties of self-, dual-, and lightcured direct core materials. Clin Oral Investig. 2011;15:597–603.

[68] Bitter K, Kielbassa AM. Post-endodontic restorations with adhesively luted fi ber-reinforced

composite post systems: a review. Am J Dent. 2007;20:353–60.

[69] Dejak B, Mlotkowski A. 3D-fi nite element analysis of molars restored with endocrowns and posts during masticatory simulation. Dent Mater. 2013;29:e309–17.

[70] Peumans M, Hikita K, De Munck J, Van Landuyt K, Poitevin A, Lambrechts P, et al. Bond durability of composite luting agents to ceramic when exposed to long-term thermocycling. Oper Dent. 2007;32:372–9.

[71] Biacchi GR, Basting RT. Comparison of fracture strength of endocrowns and glass fi ber postretained conventional crowns. Oper Dent. 2012;37:130–6.

[72] Bindl A, Richter B, Mörmann WH. Survival of ceramic computer-aided design/manufacturing crowns bonded to preparations with reduced macroretention geometry. Int J Prosthodont. 2005;18:219–24.

[73] Zhang Y, Lee JJ, Srikanth R, Lawn BR. Edge chipping and fl exural resistance of monolithic ceramics. Dent Mater. 2013;29:1201–8.

[74] van Dijken JW, Hasselrot L, Ormin A, Olofsson AL. Restorations with extensive dentin/enamel-bonded ceramic coverage. A 5-year follow-up. Eur J Oral Sci. 2001;109:222–9.

[75] van Dijken JW, Hasselrot L. A prospective 15-year evaluation of extensive dentin-enamelbonded pressed ceramic coverages. Dent Mater. 2010;26:929–39.

[76] Ozyoney G, Yan Koglu F, Tagtekin D, Hayran O. The effi cacy of glass-ceramic onlays in the restoration of morphologically compromised and endodontically treated molars. Int J Prosthodont. 2013;26:230–4.

[77] Chrepa V, Konstantinidis I, Kotsakis GA, Mitsias ME. The survival of indirect composite resin onlays for the restoration of root fi lled teeth: a retrospective medium-term study. Int Endod J. 2014;47:967–73.

[78] Pjetursson BE, Sailer I, Zwahlen M, Hämmerle CHF. A systematic review of the survival and complication rates of all-ceramic and metal–ceramic reconstructions after an observation period of at least 3 years. Part I: single crowns. Clin Oral Implants Res. 2007;18:73–85.

[79] Ikram OH, Patel S, Sauro S, Mannocci F. Micro-computed tomography of tooth tissue volume changes following endodontic procedures and post space preparation. Int Endod J. 2009; 42:1071–6.

[80] Ng YL, Mann V, Gulabivala K. A prospective study of the factors affecting outcomes of nonsurgical root canal treatment: part 1: periapical health. Int Endod J. 2011;44:583–609.

[81] Stavropoulou AF, Koidis PT. A systematic review of single crowns on endodontically treated teeth. J Dent. 2007;35:761–7.

[82] Salehrabi R, Rotstein I. Endodontic treatment outcomes in a large patient population in the USA: an epidemiological study. J Endod. 2004;30:846–50.

[83] Fedorowicz Z, Carter B, de Souza RF, Chaves CA, Nasser M, Sequeira-Byron P. Single crowns versus conventional fi llings for the restoration of root fi lled teeth. Cochrane Database Syst Rev. 2012;5:CD009109.

[84] Jiang W, Bo H, YongChun G, LongXing N. Stress distribution in molars restored with inlays or onlays with or without endodontic treatment: a three-dimensional fi nite element analysis. J Prosthet Dent. 2010;103:6–12.

[85] Plotino G, Buono L, Grande NM, Lamorgese V, Somma F. Fracture resistance of endodontically treated molars restored with extensive composite resin restorations. J Prosthet Dent. 2008;99:225–32.

[86] Nagasiri R, Chitmongkolsuk S. Long-term survival of endodontically treated molars without crown coverage: a retrospective cohort study. J Prosthet Dent. 2005;93:164–70.

[87] Opdam NJ, Bronkhorst EM, Roeters JM, Loomans BA. A retrospective clinical study on longevity of posterior composite and amalgam restorations. Dent Mater. 2007;23:2–8.

[88] Pallesen U, van Dijken JW, Halken J, Hallonsten AL, Hoigaard R. Longevity of posterior resin composite restorations in permanent teeth in Public Dental Health Service: a prospective 8 years follow up. J Dent. 2013;41:297–306.

[89] Leprince JG, Palin WM, Vanacker J, Sabbagh J, Devaux J, Leloup G. Physico-mechanical characteristics of commercially available bulk-fi ll composites. J Dent. 2014;42:993–1000.

[90] Leprince JG, Palin WM, Hadis MA, Devaux J, Leloup G. Progress in dimethacrylate-based dental composite technology and curing effi ciency. Dent Mater. 2013;29:139–56.

[91] Leprince J, Devaux J, Mullier T, Vreven J, Leloup G. Pulpal-temperature rise and polymerization effi ciency of LED curing lights. Oper Dent. 2010;35:220–30.

[92] Fron Chabouis H, Smail Faugeron V, Attal JP. Clinical effi cacy of composite versus ceramic inlays and onlays: a systematic review. Dent Mater. 2013;29:1209–18.

[93] Belli R, Geinzer E, Muschweck A, Petschelt A, Lohbauer U. Mechanical fatigue degradation of ceramics versus resin composites for dental restorations. Dent Mater. 2014;30:424–32.

[94] Ruse ND, Sadoun MJ. Resin-composite blocks for dental CAD/CAM applications. J Dent Res. 2014;93:1232–4.

[95] Mainjot AK, Dupont NM, Oudkerk JC, Dewael TY, Sadoun MJ. From artisanal to CAD-CAM blocks: state of the art of indirect composites. J Dent Res. 2016;95(5):487–95.

[96] Poitevin A, De Munck J, Van Ende A, Suyama Y, Mine A, Peumans M, et al. Bonding effectiveness of self-adhesive composites to dentin and enamel. Dent Mater. 2013;29:221–30.

[97] Van Meerbeek B, De Munck J, Yoshida Y, Inoue S, Vargas M, Vijay P, et al. Buonocore memorial lecture. Adhesion to enamel and dentin: current status and future challenges. Oper Dent. 2003;28:215–35.

[98] Ariyoshi M, Nikaido T, Foxton RM, Tagami J. Microtensile bond strengths of composite cores to pulpal fl oor dentin with resin coating. Dent Mater J. 2008;27:400–7.

[99] Dammaschke T, Nykiel K, Sagheri D, Schafer E. Infl uence of coronal restorations on the fracture resistance of root canal-treated premolar and molar teeth: a retrospective study. Aust Endod J. 2013;39:48–56.

第8章　牙髓治疗的效果

The Outcome of Endodontic Treatment

Thomas Kvist

摘要

在所有治疗中，疗效评估都是重要步骤。对于根管治疗而言，疗效评估主要通过检查临床症状和评价X线片。此外，牙齿保存也是疗效评价的重要参数，根管治疗后的牙齿与患者全身状况之间的关联仍存在疑问。因此，本章内容着重于根管治疗后牙齿的疗效评估及决策。

指导性参考文献

Swedish Council on Health Technology Assessment. Methods of Diagnosis and Treatment in Endodontics—A Systematic Review. 2010: Report nr 203;1–491.

http://www.sbu.se

瑞典卫生技术评估协会在2010年发表的关于牙髓病诊断和治疗方法的文章中，全面总结了牙科医生诊断、预防及治疗牙髓炎的方法。根管治疗旨在保存因龋坏、外伤或其他原因而受损的牙齿。尽管瑞典人的口腔健康水平整体较高，但是根管充填仍较常见，并且对于个人及社会来说，治疗的费用昂贵。

T. Kvist , PhD, DDS
Department of Endodontology , Institute of Odontology, The Sahlgrenska Academy,
University of Gothenburg , Box 450 , Gothenburg SE 405 30 , Sweden
e-mail: kvist@odontologi.gu.se

© Springer-Verlag Berlin Heidelberg 2017
O.A. Peters (ed.), *The Guidebook to Molar Endodontics*,
DOI 10.1007/978-3-662-52901-0_8

8.1   前言

牙髓源性病变是牙髓对微生物刺激的反应，而且主要是牙齿龋坏的结果。外伤可能是导致切牙和前磨牙进行根管治疗的常见原因。但由于本书是关于磨牙的牙髓病治疗，外伤方面的内容在本章中不叙述。大部分情况下，牙髓炎和根尖周炎在进展过程中并不表现出任何临床症状，而是在常规就诊时发现问题。然而根管治疗主要是在患牙出现疼痛时进行的。当人们患病并被建议治疗时，会提出很多关于疾病以及疾病的治疗对他们影响的相关问题。由牙髓及根尖周组织产生的疾病也同样如此。一些经常被问及的问题如下：

- 如果牙髓炎或者根尖周炎不做治疗会对我的牙齿或者身体有什么影响
- 如果我决定保留我的牙齿，还有其他的治疗方案可以选择吗
- 我的症状会在治疗后消失吗
- 这种疾病及其治疗对牙齿缺失的风险有何影响
- 根管治疗能治愈牙髓炎或根尖周炎吗
- 疾病可能持续或者复发吗
- 如果疾病持续或者又复发，还有什么选择
- 拔除牙齿会不会是更好的选择
- 如果拔除牙齿，还可以修复它吗

8.2   预后

8.2.1   预后相关的科学依据

预后是在疾病治疗或者不治疗情况下对其未来发展进程的预测。关于预后的研究可解决上述临床问题。研究者筛选出有共同临床状况的一组患者，如牙髓炎，或者接受共同的治疗如根管治疗，进行追踪随访，记录其临床结果。通常，需要寻找与疾病某一特定结果相关的条件，即预后因素。这是一个艰巨而不可或缺的任务，并且可能受偏倚因素的影响，研究中必须加以控制。研究目标是尽可能接近地预测患者及患牙的未来趋势，在临床中避免不必要的模糊预测以及当结果有疑问时能及时地给予解答。因此，回答这些临床问题的相关研究必须仔细检查其质量。

检查包括评估主题相关性和方法质量——研究设计、内部有效性（受系统误差的影响）、统计功效和普遍性。

通常认为，动物实验和体外研究只能给临床问题提供不明确且初步的答案。只有随机对照研究、临床对照研究以及前瞻性队列研究能提供临床问题的科学依据。

8.2.2 关于牙髓病预后的声明

然而，近年来有些研究仔细分析了目前应用于牙髓病治疗方法的科学依据，证实其存在很多不足之处[1-15]。这种现状使患者既对诊断和治疗程序担心，同时也对治疗结果的评价担心。

众所周知，牙科从业人员已从体外实验、动物和临床研究中获得长期的临床经验，这些为人们理解牙髓和根尖周组织对治疗干预的反应提供了依据。

当然，许多临床研究已经证实炎性牙髓也可能成功地用保守的方法治疗，即保存活髓。然而，到目前为止，关于在何种临床条件下的病例能反应良好以及何种治疗措施能让牙齿发挥功能且无症状尚未见报道。

许多随访研究也已证实牙髓感染坏死的牙齿可通过牙髓治疗达到健康状态并保存许多年，关于这方面的大量知识反复出现在科学期刊综述和牙髓病学教科书中。然而，学术质量高的临床研究较少。因此，尚无科学依据说明何种治疗方案最有效并能让根管充填后的牙齿出现症状复发或根尖周炎或缺失的风险最小。

随机对照、盲法试验是比较治疗效果的金标准，当其他变量保持不变时能有效地观察给定的治疗方法或步骤的效果。同时，牢记能影响治疗结果的重要参数是很重要的，但是这些在临床研究中不容易被控制。评价临床研究结果时必须联系到两大问题：

- 这种诊断方法或治疗在理想的情况下能起作用吗
- 它在一般情况下能管用吗

标签的效力和有效性应用到了这些概念中。在某种程度上，这可能与医生的经验、能力、细节关注、细致程度和技能有关。基本上不可能去评估这些因素对治疗研究或临床评价结果的影响程度。然而，在牙髓病学这个学科中，由于许多牙髓治疗过程技术的复杂性，所以这些因素是最重要的。特别是在磨牙的牙髓治疗中，诊断和治疗通常较为复杂，对操作者治疗结果的影响必须充分考虑。到目前为止，牙髓病方面的临床研究大多来源于院校或专业背景机构（效力），那里广泛应用了有助于技术操作和疗效的设备。全科诊所有着大多数的牙髓病患者，未来重要的是让全科诊所背景也能开展牙髓病方面的临床研究（有效性）。本章中，我们尝试运用教材、文献或专业领域中现有最好的证据和临床经验描述根管治疗预后。另外，本章还提出了临床牙髓病学中明显的知识空缺和争议之处。

8.3　疾病的自然史

无干预条件下的疾病预后称为疾病的自然史。即使是在牙科保健发达的国家，许多有牙髓炎和根尖周炎的患牙通常没有得到牙科治疗。这主要是由于没有症状或者认为是日常生活中的普通不适而没有引起重视，或者患者有持续的疼痛或其他症状却受经济的限制没能进行牙科治疗。

许多牙齿在牙本质有较小龋坏时会引起牙髓的炎性反应，有时甚至牙釉质龋坏也能引起牙髓的炎性反应。

只要龋坏仍在外周，牙髓通常能够忍受牙本质中的细菌所造成的刺激。细菌侵入越快、病变部位越深，牙髓炎症就越重。当龋坏进一步发展，牙髓活力受损。细菌一旦进入到修复性牙本质或牙髓组织，牙髓将发展为不可逆的状态，迟早会出现牙髓坏死。众所周知，牙髓病严重时可能不会产生症状，即使牙髓炎最终导致牙髓坏死。此外，牙科操作和不同形式的意外创伤也可能导致牙髓坏死。在两个或多个牙根的磨牙中，最常见的特点是其中一个牙根发生牙髓坏死，而其他牙根的牙髓仍有活力，但是有重度炎症。

任何原因引起的牙髓病变都会导致防御机制的丧失，无法抵御口腔内微生物进入根管系统。在龋坏或牙体折裂导致牙髓直接暴露的情况下，微生物迅速侵入髓腔。对于表面完整的牙齿，微生物最终通过折裂线、隐裂纹、侧副根管或者牙周炎患牙的根分叉处进入根管。对于已行修复的牙齿，细菌通过边缘的缝隙进入修复体下方的牙本质小管。微生物的侵入是发展为根尖周炎的先决条件。

随着口内微生物入侵坏死的牙髓组织，根管系统外面邻近根尖孔处会产生炎症反应，即根尖周炎。

根尖周炎主要特征之一是由于破骨细胞的活性增加而出现溶骨性区域。早期阶段矿物质的丢失不足以在口内X线片中检测到，然而最终会出现根尖周透射影。与根管系统感染性坏死相关的炎性根尖周病变可能以不伴临床或主观症状

（疼痛、压痛、窦道或肿胀）者居多。但也可能自然发展为有症状的根尖周炎。重度疼痛可能伴有或不伴软组织肿胀。感染的扩散偶尔会威胁到生命，脓肿可以扩散到舌下间隙并导致舌头的抬高随后闭塞气道或朝向眼睛和眼静脉发展，继而通过海绵窦进入大脑。

牙髓坏死和根尖周炎的疾病发展史从人口上来说在很大程度上是未知的。可从少数纵向性观察牙齿和牙髓状态的研究中获得少量信息，例如Kirkevang等[16]（2012）提供了来自丹麦的327个人的数据，他们连续接受3次全口影像学检查，每次间隔时间为5年。研究者们对其中患有根尖周炎的33颗牙齿进行了10年的随访检查。在最后一次随访检查中，有5颗未治疗的牙齿被诊断为无根尖周炎的指征（15%），有5颗未治疗的牙齿仍然有根尖周炎的指征（15%）。有9颗牙齿进行了根管充填（27%），14颗牙齿已经缺失（42%）。作为同期对照，8225颗没有根尖周炎的牙齿中仅有98颗（1%）缺失。理想情况下，对坏死牙齿的疾病自然史做前瞻性纵向研究时应同时包括临床和影像学观察。然而，即使有可能做此类研究，出于道德和现实的考虑，也很难实施。

8.4　临床病程

临床病程是用来描述疾病经过医疗处理或牙科保健后的发展（预后）情况，其中各种治疗方式都可能对后续结果有影响。牙髓和根尖周病的治疗涉及疾病发展的不同阶段。只要牙髓保有活力，就有可能逆转疾病的进展而保存牙髓。牙髓组织得以保存的好处对年轻恒牙最为明显，它们髓腔较大且牙根未发育完成，若是去除了牙髓组织，牙根即停止发育，牙根的牙本质壁会变薄，增大了根折的风险。成人的牙齿根管充填后也有牙折的风险。根管充填后的牙齿预后没有活髓牙好，尤其是磨牙。可能是因为牙髓一旦发生坏死或者经牙髓摘除术取出牙髓后，牙齿的本体感受功能、减震性能以及牙齿敏感性丧失。从费用方面考虑，更倾向于保存完整或部分牙髓。如何鉴别牙髓可以保存和治愈（可复性牙髓炎）以及牙髓广泛受损发生不可逆性坏死（不可复性牙髓炎）的情况对临床医生来说是个挑战。

可惜没有研究数据说明如何通过评估疼痛的阈值或炎症的其他标志鉴别可复性牙髓炎和不可复性牙髓炎[13]。

8.5　活髓保存治疗

8.5.1　原发性牙本质龋坏

可复性牙髓炎最基本和简单的处理是阻止龋病的进展。去除龋坏组织十分必要，再使用充填材料修复牙本质。去除龋坏并充填修复后，牙髓的预后可能很好，然而充填修复后关于牙髓病理学状态方面的大规模队列研究相当少。2005年，在一项对比研究中使用处理–封闭方法和常规氢氧化钙垫底方法保护牙本质和牙髓的随机试验中，Whitworth等[17]研究了602颗使用复合树脂材料充填的牙齿。经过3年时间，有16颗（2.6%）出现牙髓坏死的临床体征。通常认为在这些情况下剩余牙本质的厚度是关键的预后因素。深龋比浅龋更容易导致牙髓病变。

8.5.2　深龋

如果细菌进入原发性牙本质层，并深入修复性牙本质或甚至进入牙髓组织，牙髓的炎症反应会很大。上述的Whitworth[17]等的研究提到，牙髓的暴露似乎与牙髓的不利结局密切相关。这些研究结果使大家倾向于采用避免牙髓暴露的治疗方法而不采用使牙髓有暴露风险的方法[14]。

主要有两种方法可避免牙髓的暴露：间接盖髓法和逐步去龋法。两种方法都保留了一层龋坏的牙本质。区别在于前者不对牙齿做进一步处理，而后者将在3~6个月后重新探查，必要时会进一步去龋。2013年发表的1篇综述[14]分析了8篇临床试验，有934个受试者共1372颗牙齿。其中有4篇研究乳牙，3篇研究恒牙，1篇同时研究了恒牙和乳牙。结果显示两种处理方法针对无症状有活力的龋坏乳牙和恒牙均能减少牙髓暴露的发生率。由此看来这两种方法似乎比完全去净深龋的方法更有临床优势，但从长远角度来看，这类研究无法提供足够的科学依据来说明直接法去净龋坏或者逐步法去龋以后牙髓存活率的差异。

8.5.3 牙髓暴露

如果牙髓已经暴露，一般有4种治疗方法可供选择。

牙髓暴露处可用垫底材料盖住（直接盖髓）。另一种方法是去除牙髓组织最表面的一层，再在创口处覆盖一层材料（部分活髓切断术）。还有种方法是移除髓室内牙髓组织，牙髓断端定位在根管的入口处（牙髓切断术）。最彻底的办法是移除髓室和根管内的所有牙髓组织，然后根管充填。

龋病是导致牙髓暴露的最常见原因。Aguilar和Linsuwanont发表的综述中调查了使用上述3种治疗方法（直接盖髓、部分活髓切断术、牙髓切断术）治疗龋源性露髓的牙齿使其全部或部分牙髓活力得到保存的效果[10]。在3年时间内，73%～99%的临床病例取得良好的结果（牙髓无坏死和继发感染的症状），结论认为没有哪一种治疗方法有明确的优势，也没有明确说明可能影响治疗结果的因素。临床医生一致认为多方面的症状和临床检查结果有可能提示不可复性牙髓炎。持续性疼痛、根尖区的影像学变化、温度刺激异常疼痛反应和/或牙髓暴露时异常出血现象作为保髓治疗的预后迹象的重要性尚未得到充分研究。另一篇综述中有限的科学证据表明，术前牙齿疼痛会使直接盖髓失败的风险加大[9]。瑞典人写的这篇综述有更为严格的纳入标准，其主要结论也没有科学证据说明何种治疗方法（直接盖髓、部分活髓切断术、牙髓切断术）能为无症状的活髓牙提供最有利的保髓条件（表8.1）。

表8.1 磨牙牙髓保存治疗的追踪随访

评估	有利结果的指征	检查表
主观症状	无症状，舒适，有功能	√
修复体	良好的修复，无龋坏迹象	√
牙髓敏感性	温度或电活力测试反应正常	√
根尖周组织临床检查	无红肿，无窦道	√
根尖周组织影像学检查	根尖周骨质无破坏	√

牙髓摘除术

当牙髓已经暴露，完整摘除牙髓组织并进行根管充填是最后的治疗方法。关于牙髓摘除术的文献有限，尤其是没有牙髓保存治疗与牙髓摘除术之间直接的对比研究。而且，很多随访研究没能清晰地鉴别炎性牙髓和坏死牙髓。一位牙髓病学专家做了一项随机对照研究来评价牙髓摘除术在1 ~ 2个疗程后的疗效[18]。实验中大部分的牙齿有龋坏，且有牙髓炎症状。随访3年时间，两组病例中93%的牙齿均无症状，没有根尖周炎的指征。

另一个临床研究[19]中，由学生在老师指导下做牙髓摘除术和根管充填，随访3.5 ~ 4年，结果发现根管充填时细菌培养阳性的牙齿比细菌培养阴性的牙齿预后更差。同时，3.5 ~ 4年后观察到的不良结果比1年后的结果更明显。这些研究结果与文献综述[4]中报道的初次根管治疗（包括牙髓摘除术）效果一致，该综述中提到了显著提高初次根管治疗疗效的4个因素。其中一个是根尖周无透射影，提示非感染的根管预后较好，不会发生根尖周炎。因此，进行牙髓摘除术时坚持无菌原则很重要。

8.5.4　有症状的牙髓炎

很多时候，牙髓治疗是在紧急情况下开始的。牙髓炎的症状包括从对温度刺激、渗透性刺激、触觉刺激敏感到发生重度持续性疼痛和撕裂样疼痛不等。从长远来看，有疼痛症状的患者可能需要进行牙髓摘除术，但是在紧急情况下，牙髓切断术有良好的效果。但牙髓切断术的远期效果尚不为人知[13]。最近发表的一篇文章指出磨牙行牙髓切断术并使用生物相容性材料充填获得的临床效果可能与牙髓摘除术一样成功[20]。

8.6　牙髓坏死和根尖周炎的治疗

8.6.1　牙髓坏死和无症状的根尖周炎

牙髓损伤最终会导致牙髓组织的完全破坏。牙髓无活力或者坏死的情况下无法抵抗细菌的入侵，迟早会发生内源性微生物感染。没有确切的方法可用来清创和灭菌以及后期恢复牙髓活力。但这方面的研究一直在进行，未来发展有可能使治疗方案发生改变[21]。到目前为止，对于牙根发育完全的牙齿，根管治疗是其唯一明确的治疗方法。通过清理根管达到消除细菌及其基质的目的。通过根管冲洗和根管封药来提高抗菌效果。根管永久充填后治疗即结束。有时术后会有不适，但是短期内大多数牙齿的症状会消失。通常治疗完成后需要即刻或尽快进行充填修复或冠修复。

8.6.2　有症状的根尖周炎

大多数牙髓坏死和根尖周炎的牙齿没有急性炎症症状。然而，有可能出现自发症状或者随着根管治疗的进行激发出症状。症状可能是轻微疼痛，也可能伴发脓肿或蜂窝织炎进而威胁到生命。急性情况下临床医生需要考虑到病情的严重性并采取适当的措施，包括从简单的根管预备到切开脓肿，必要时让患者服用止痛药和抗生素。根据感染的扩散风险以及患者的全身情况采取不同的措施。当急性期缓解后，感染的牙齿需要进行常规的根管治疗。目前没有证据表明有症状根尖周炎的牙齿比没有症状的牙齿预后更差。

8.6.3　根管治疗成功的效果

根管治疗令人满意的预后是患牙得以长久保存，有功能，无症状，临床上和影像学均无根尖周炎的指征。Ng等[4]根据纳入标准分析了1922—2002年发表的63篇文章，总结指出根管治疗的成功率为31%～100%。这种明显的差异可能跟评价根尖周组织状态的不同影像学标准有关。

尽管缺乏高质量的科学证据，该文章[4]分析了4种有利于治疗后根尖周组织健康的情况：（1）治疗前无根尖周暗影；（2）充填致密无气泡；（3）充填材料距影像学根尖2mm以内；（4）令人满意的冠修复体（表8.2）。在满足这些条件的情况下，根管治疗"完全成功"率可达85%～95%。从临床经验和文献报道[4,16,18,22-23]的数据来看，根管充填后的牙齿仍可良好使用。

表8.2   牙髓摘除术和根管治疗的预后因素

牙髓摘除术和根管治疗的预后因素	检查表
剩余的牙体组织足以使修复体避开或抵消不利的咀嚼力	√
治疗过程中按照无菌原则，采取消毒措施	√
所有主根管的充填致密无气泡	√
充填材料距影像学根尖2mm以内	√
高质量的冠部修复	√

8.6.4   根管治疗失败的效果

充填后的牙齿出现疼痛，通常意味着感染的存在。尤其是当临床检查发现有肿胀、压痛及窦道时，通常可以直接判断为持续性、复发性或新出现的根尖周炎。其治疗结果归为"失败（failure）"。显然需要选择新的治疗方式进行干预，再治疗或拔除患牙（有时候或许可考虑截根）。

8.6.5   无症状有功能但影像学透射影持续存在的根尖周炎

然而，有种普遍现象是根管充填后的牙齿在主观感觉和临床检查方面都没有症状，但是X线片提示出现了骨质破坏，或者原有的骨质破坏区持续存在。这种情况下，对于根管治疗完成时根尖无骨质破坏的病例，尤其是活髓牙治疗的病例，可以合理地认为微生物进入了根管系统。对于治疗时明显存在骨质破坏的病例，需要足够的观察时间等待愈合以及骨质恢复。

8.6.6   将治疗结果归为"成功"和"失败"的不确定性

时间因素

根尖周骨质病变愈合所需要的时间是很难确定的。治疗前有骨质破坏的牙齿经过根管治疗后大多数在1年内显示愈合[24]。然而，个别情况下，愈合过程需要花很长时间[22]。Molven等[23]报道部分病例达到完全愈合需要25年以上时间。从流行病学研究中也可以推断出对于何时最终愈合没有绝对的时间限制[16]。

影像学评估的可靠性和有效性

通过口内X线片判断根尖周组织的状态在很大程度上受制于观察者之间的差异[12]。

影像学检查的有效性也不能够确定。仅有少量的文献研究了根管充填牙齿组织学诊断与其影像学特征[12,25]。这些研究中，假阳性结果（如影像学结果提示有根尖周炎而组织学检查没有）非常少。假阴性结果（如影像学评估没有根尖周炎而组织学检查出炎性病变）因不同的研究而异。然而，实验研究表明根尖周炎骨质破坏的影像有可能在X线片上不明显。

近年来，CBCT在牙髓病学中的运用引起了广泛关注[12]。体外颌骨实验表明CBCT比口内根尖片有更高的灵敏度和特异性。CBCT的高灵敏度在临床研究中得以证实，其可以提供目标区域的三维图像，有利于评估多根牙的情况。因此，使用常规口内X线片对根管治疗结果进行随访的可靠性已受到质疑[26]。有人提出CBCT应该用在未来的临床研究中，因为常规X线摄影经常低估有溶骨性病变的患牙数目。为此，对于根尖周骨质破坏的愈合时间是否比以前认为所需要的时间更长，需要进行长期的调查研究。同时，尚无足够的科学证据表明CBCT图像观察到的病变能为目前的组织学诊断提供准确的线索。CBCT也有不足之处，比如费用更高、潜在的高辐射量。对于根管治疗后的牙齿在口内X线片上显示周围骨结构正常、主观感觉和临床检查均无症状的情况，截至目前尚无证据表明这类牙齿通过进一步的CBCT扫描能获得益处。

根管治疗"成功"和"失败"的争议

除了根尖周骨质病变愈合的时间因素，确定何种愈合程度才算"成功的"根管治疗也是个问题。由此，对"失败"以及需要根管再治疗的判断远不是绝对的。按照Strindberg[22]建立的标准，唯一令人满意的治疗结果是：经过预估的愈合时间，患者无症状，根尖周情况正常。只有达到这些标准的病例才称为"成功"，其他的病例则为"失败"。Strindberg[22]在1956年建立的这套严格标准在学术环境和临床研究中占领了主导地位。

根尖周指数（periapical index，PAI）计分系统是由Ørstavik等[27]提出的。Brynolf[25]最早发表了关于X线片与其组织学诊断相关性的文章，PAI计分系统在这篇文章的基础上按照5分的顺序从"健康"到"有恶性特征的重度根尖周炎"进行评分。Brynolf的研究表明，通过X线片区分正常状态与不同程度的炎症状态是可行的。然而，这些研究是基于上颌前牙的活检材料，来源受限。PAI指数在学者中已得到公认，并应用于临床试验和流行病学调查。研究者通常将PAI计分系统与Strindberg系统进行转换，PAI指数得1分和2分对应"成功"，得3分、4分和5分对应"失败"。但是，PAI指数各分数之间的分界线是任意的。

Strindberg系统最先将结果分为"成功"和"失败"，取得了一定的地位，是临床实践中的标准指南。因此，当根管充填后的牙齿出现新的或持续性的根尖周病变，提示失败且需要再治疗或者拔除。

然而，Bender和同事[28]早在1966年提出当骨质破坏停止且患者无症状的情况下可以将根管治疗视为成功。近年来，Friedman和Mor[29]以及Wu等[30]提出了根管治疗预后的分类，这些分类相似且相对没那么严格。

"失败"的概率

随访研究和流行病学调查中关于根管治疗失败的主观感受或临床指征偶有报道。其结果也仅仅是通过分析X线片得来的。流行病学横断面研究中，根管充填后牙齿出现根尖周暗影的概率各有不同。Pak等[31]对33篇来自世界各地的文献做了系统评价，结论是病例失败的概率为12%~72%。纳入的28881颗牙齿根管治疗后出现根尖周暗影的平均概率为36%。尽管治疗技术的质量随着时代的发展有所提高，充填后的牙齿出现根尖周骨质破坏的概率似乎持续较高[31]。然而，横断面研究无法鉴别溶骨性病变终将愈合还是会持续。另一方面，纵向研究结果显示，根管充填的牙齿即使没有根尖暗影，随着时间的推移有可能会出现明显的病变[16]。

"牙髓治疗失败"的影响

持续性疼痛

根管充填后的牙齿出现疼痛的概率鲜有报道。从大学到专科诊所的随访数据来看，根管治疗后疼痛持续6个月以上的概率约为5%[7]。

疾病的局部扩散

大多数根尖周炎的牙齿经过根管治疗后症状消失。众所周知，炎症偶尔会转为急性，形成局部脓肿，若扩散到身体其他部位可能会威胁到生命。有个别病例报道根管内细菌感染的传播导致周围结构（如呼吸道、大脑）发生或多或少严重的并发症。然而，充填后的牙齿出现根尖周炎急性加重的情况和严重程度仅引起了学者的极少关注。Van Nieuwenhuysen等[32]随访了1032颗根管充填的牙齿，其急性疼痛加重的发生率较低，为1%～2%。新加坡的一所大学医院门诊招募了127名患者，随访了共185颗根管充填后未痊愈的患牙[33]。在20年期间，急性发作的概率仅为5.8%。其他40%的患牙出现过不太严重的疼痛。临床上发生不适症状与患者性别（女性）、治疗牙位（下颌磨牙或上颌前磨牙）以及术前疼痛明显有关。

全身的影响

口腔感染与严重的系统性疾病如动脉粥样硬化、卒中，甚至癌症日益相关。慢性边缘性牙周炎与心血管疾病之间的潜在联系已有众多报道。确实，关于牙周病和心血管疾病之间关系的报道与系统综述越来越多，美国心脏协会也发表了一篇相关的科学声明，指出两者之间可能的相关性[34]。然而动脉粥样硬化性血管疾病与牙周病之间可能的因果关系并不明确。

源自牙髓的相关性疾病关注不多。目前的科学证据尚不足以评价牙髓感染与其他器官疾病的关联性[9]。

疾病概念

对治疗失败的牙齿是否进行再治疗仍有争议。有人认为现代医学和牙科学如果把疾病的概念定义得太严格而无变通的话，将面临根本的伦理问题。关于疾病不同概念的讨论可以追溯到古代哲学，从那以后，这个问题便一直困扰着哲学家，这本书是关于磨牙的牙髓病学，我们仅略微提及根本性问题。感兴趣的读者想要进一步阅读，可以查询医学哲学方面的书[35]。

关于疾病的两种根本不同的概念历来是被认可的。自然决定论（naturalist theory）按照生物学过程来定义疾病。疾病是一个价值中立（value-free）的概念，独立于其社会和文化背景而存在，疾病是被科学发现、研究以及描述的。另一方面，规范主义理论（normativist theory）宣称疾病无价值中立的概念。疾病的概念是创造出来的，而不是被发现的。它是在相关环境中按照惯例被赋予名称的。

这些理论从总体上阐述了不同的方面并给医学和牙科学带来不同的挑战，对于牙髓病学也是如此。但是这两个主要的理论也因为某些原因受到挑战。比如，它们既不单独也不共同完全认同关于人类疾病的所有重要观点。另一种可选的方法是使用"Disease，Illness和Sickness 3组词"[36]（表8.3）。尽管受到批评，这3个名词也已被广泛地使用和讨论。其中各个名词的定义是没有办法明确的。Hofmann和 Eriksen[37]详尽描述了这3个词以及它们对牙科学的影响。Kvist等[38]首次尝试用此理论描述根管充填后影像学有根尖周炎特征但患牙无症状的情况。

表8.3   应用"Disease, Illness和Sickness"描述根管充填后牙齿有根尖周炎特征的情况

	Disease	Illness	Sickness
研究的现象	涉及病理生理学、组织学、微生物学以及影像学方面	疼痛、肿胀或其他目前或未来出现的症状	疾病分类和分级的标准
有效性	客观的	主观的	主体间性
专业角度的目标	研究根尖周炎的医学事实，以促进预防和治疗	识别和描述患者有关症状（疼痛、肿胀、扩散）的发病率、频率和强度	决定分类的共同标准，定义疾病的不同严重程度，并构建决策辅助指导临床操作
患者角度的目标	获得对现状的解释	做出评价，接受或者不接受现状	了解何谓"疾病（sick）"和"健康（healthy）"，根据自身情况做出临床决策

Disease意味着机体的物质形态、生物特性、临床和临床以外的检查发现（组织学、微生物学、影像学等）出现紊乱。

Illness用来描述患者对疾病的亲身体验，有何感受以及目前或未来可能承受的痛苦。它也包括焦虑（anxiety）和苦恼（anguish）。Sickness是第三种说法，让人尝试理解在特定文化背景下患有Illness或Disease（或两者都有）的人的社会角色。对"sick"的定义可随着时间和社会的不同而变化。

　　疾病的这3种说法不能替代，而是互补的关系，同时也是紧密交织在一起的。但是，不论是研究者在不同设备上测试时，还是对患者的临床情况测试时，使用上述"Disease""Illness""Sickness"模型能够更容易理解针对根管充填后有持续性根尖周炎的情况所制订的不同临床决策。

患者的价值观

　　在面对根管充填后牙齿存在持续性根尖周炎的情况时，牙医和患者会选择不同的临床诊治方案。他们的价值观影响着决策的制订。价值观的概念有很多个方面，但是可以认为个人的价值观与个人的喜好和价值判断有紧密联系。Kvist和Reit[39]探究了牙科学生和专家在临床上制订根尖周炎治疗决策时的个人价值观。他们对根管充填后牙齿存在无症状根尖周炎时的评价结果有着显著的个体差异。从主观的角度来看，一些患者通过根管再治疗后会受益更多（表8.4）。

表8.4　根管治疗效果检查

评估	有利结果的指征	检查表
主观症状	无症状，舒适，有功能	√
修复体	高质量的修复，无龋坏迹象	√
根周组织的临床检查	无红肿或窦道，无深牙周袋	√
根周组织的影像学检查	没有或仅有少量的骨质破坏或者根周骨质破坏的范围随时间缩小	√

　　如今，患者的自主权被广泛视为首要伦理原则，强调尊重每个患者的价值观和个人偏好的重要性。

关于牙髓治疗失败的不同临床决策

　　诊断的难点、时机、对健康和疾病的判断、患者的价值观以及其他因素可以在一定程度上解释牙医之间对是否进行再治疗存在较大差异的原因。

众多发表的刊物已强调了这点。Kvist[40]对这个问题做了全面的总结，很显然，仅仅根据根管充填后牙齿出现持续性根尖周骨质破坏的诊断并不能让临床医生一致地做出根管再治疗的决定。理论上，有4种可选方案：

1. 接受现状，不采取措施，不进一步随访或治疗。

2. 暂时接受现状，继续随访观察。

3. 拔除牙齿（或牙根）。

4. 根管再治疗。

如果选择根管再治疗，决策者还要决定是采用手术还是非手术的方法。

"我们对它的讨论如果达到了他的题材所能拥有的那种确定程度，就足够了。不能期待一切理论都同样确定，……因为一个有教养的人的特点就是在每种事物中只寻求那种题材的本性所拥有的确切性。"

——亚里士多德（公元前350年），《尼各马可伦理学》。W D Ross译

8.6.7　牙齿随时间推移的保存情况

针对北欧人群的两个纵向研究发现，根管充填后的牙齿有12%～13%在10年后被拔除[16,41]。丹麦人群中，有根尖周炎的牙齿（未充填和已充填）被拔除的风险比根尖周健康的牙齿高6倍[42]。调查发现，当根管充填后的牙齿被拔除时，原因除了有根尖周炎外，也常存在其他情况如牙周病、龋坏或根折[43-44]。

在一篇关于非手术根管治疗后牙齿保存的系统综述中，共纳入了1993—2007年发表的14篇文章，作者总结发现86%～93%的牙齿保存时间在2～10年以上[6]。能明显提高牙齿存活率的4个预后因素是：①根管治疗完成后行冠修复；②患牙近远中均有邻面接触；③患牙在活动义齿中不作为基牙；④患牙不是磨牙。但作者同时也指出由于现有的研究方法有局限性，应仔细解读综述的结果。

比如，很难判断观察到的相关性是病例本身的原因造成的还是选择性偏倚造成的。看起来牙医和他们的患者似乎更愿意在预后良好的牙齿上行冠修复，而不在预后不确定的牙齿上。因此，关于牙冠修复的积极作用可能是实现自我内心满足的一种方式。磨牙、没有邻面接触的牙齿以及义齿修复中的基牙在随访过程中

通常更容易被拔除，其原因可能是：从患者的角度来看，如果这些牙齿出现任何额外的疾病，那么它们可有可无，患者也更容易接受拔牙。在上述综述中，作者总结认为现有的证据支持临床医生的共同意见，即牙齿的存活可能受剩余牙体组织的强度和完整性以及发挥咀嚼功能时剩余牙齿组织内应力分布的方式影响。

8.7　再治疗

8.7.1　手术或非手术再治疗

无症状的慢性根尖周病变以及充填后持续存在的根尖周炎出现恶化或急性加重时通过牙髓非手术以及手术再治疗有可能会治愈。没有足够的科学证据说明根管充填的牙齿经过手术与非手术再治疗后其根尖周炎的愈合或牙齿的保存在短期和长期内是否有彻底不同的结果[3,8-9]。临床实践中，很多因素影响着治疗的选择，例如骨质破坏的大小、既往治疗的质量、进入根管的可行性、牙齿未来的修复需要、治疗的费用、临床医生和患者的偏好、医疗方面的考虑、各类特殊设备的可用性。

临床决策必须基于每个病例的独特条件。

8.7.2　骨质破坏的大小

根尖周炎可能发展为囊肿。根尖周囊肿分为"袋性囊肿（pocket-cysts）"和"真性囊肿（true-cysts）"。袋性囊肿通过适当的根管治疗后囊腔会愈合。但是，真性囊肿不会对根管内的治疗起反应。因此，人们认为真性根尖周囊肿必须通过手术切除才能愈合[45]。遗憾的是，没有科学证据能从临床上大概地确定根尖周组织的组织学诊断，况且除了组织学检查，没有其他的方法可以区分袋性囊肿和真性囊肿[12]。在大面积的骨质病变中囊肿居多[46]。因此，对于大面积骨质破坏的病变，很多人提到用手术再治疗的方法。

8.7.3　既往治疗的质量

在根尖周炎不愈合的病例中，根管充填的质量通常较差[31]。对于磨牙，治疗失败的原因可能与遗漏根管有关。

因此，多数病例应该考虑行非手术根管再治疗。尤其是未行桩核冠修复的病例，其髓腔入路无桩冠阻挡。由于修复体的质量对根管充填后牙齿的根尖周状态也有着重要的作用[11]，建议临床医生对修复体进行严格的检查。如果修复体质量差，有可能会影响到根尖手术的治疗效果[15]。

非手术再治疗的主要目的是治疗根管系统内先前遗漏的根管，由此提高根管充填的质量。有了现代牙髓治疗设备的帮助，通常是可以实现的。研究显示非手术根管再治疗如果由经验丰富的临床医生进行操作，根尖周愈合的可能性更大[47-48]。

部分学者提出根尖手术的效果取决于根管充填的质量，并由此建议在任何根尖手术之前先进行非手术根管再治疗。没有明确的证据表明这种方法的好处，而且如果按顺序执行将会导致大量不必要的手术。在很多情况下，非手术根管再治疗本身就足以使根尖周组织愈合。

8.7.4 进入根管的可行性

根管充填后的牙齿通常进行桩核冠修复，并常常作为桥体的基牙，这些在非手术再治疗时不得不去除。在修复体质量良好的情况下，更倾向于选择手术方法进行再治疗。即使没有修复体的影响，对于术前检查出根管内有台阶或器械分离的病例，再治疗时进入残留感染部位的可行性值得怀疑[47]。

另一方面，通过根尖手术的方法进入感染部位可能有较大的困难。尤其是涉及下颌磨牙牙根以及上颌磨牙腭根的手术，有时候对于操作者是个重大挑战。术前拍摄CBCT有助于设计干预方式，偶尔可避免手术而选择非手术的方法，或者甚至考虑拔除患牙以及其他的治疗方案（图8.1）。

8.7.5 牙齿未来的修复需要

对已行根管充填的牙齿考虑再治疗之前，需要仔细考虑整体治疗计划。在很多情况下，这个问题很简单。当可能涉及已行桩核冠修复的单颗牙，虽然修复质量完全可以接受，但是已明确诊断有持续性的根尖周炎，患牙的情况却需要仔细考虑。目标是治愈疾病，长期保存牙齿及其修复体。其他情况下，当需要对全口修复体进行设计时，必须优先考虑通过合理利用牙齿（包括未充填和充填的牙齿）以及种植牙来降低整个修复体失败的风险[49]。

8.7.6　治疗的费用

根尖手术不要求拆除有功能的修复体，这对于患者而言通常是个相对经济的选择。但是，手术和非手术治疗的费用在不同的国家、不同的操作者以及不同的医疗保险制度下有所不同。

8.7.7　临床医生和患者的偏好

是否应该采取手术或非手术的再治疗是个复杂的决定，有许多因素要考虑。当牙医被要求给出治疗计划与替代方案时，生物学因素和不同方案的可能性与局限性都要考虑进去。然而，患者个人的偏好可能与牙医的专业技能和知识同样重要，它也会影响到最终的决定。疾病状态（"the disease"）的主观含义（"the illness"）因不同的患者而异。关于保留牙齿的感受、是否再治疗、是否拔除患牙、哪种症状是可忍受的、哪种风险值得承担以及多少费用是可以接受的，只有患者在这些方面是专家。

8.7.8　现代：改善的结果

在过去20年期间，临床牙髓病学经历了史无前例的技术发展。镍钛旋转器械有助于去除原充填物。镍钛器械的超弹性可以使根管预备按照预期的方式成功进行。

手术显微镜也是同样重要的医疗设备，在手术和非手术再治疗时，它使得根管系统内未治疗的部分可视化。手术显微镜的使用日益增多的同时，专用器械也得以广泛地研发，主要跟根尖手术相关。此外，超声器械的引入也进一步改善了治疗方案。

为了研发更安全的根管封闭材料，付出了很多努力。但是同时，技术成果已经显著改变了根管再治疗步骤的临床路径。

在良好的临床环境中，对于"牙髓治疗失败"的病例，非手术及手术再治疗已表现出对根尖周组织有利的结果[15,48-49]。与之前通过显微手术的报道相比，更多有根尖周炎症状的根管充填牙齿可通过手术方法治愈[15,50]。据报道，两种再治疗方法使根尖周愈合的概率达80%~90%[15,48]。但是这方面仍缺乏高质量的长期随访的临床研究。

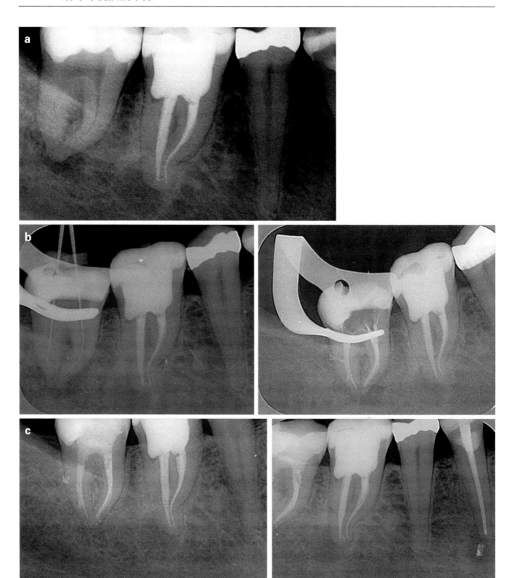

图8.1　评估和治疗右下颌第二磨牙的X线片。患者女性，1945年生人。右下颌骨区域疼痛，可疑牙在3年前已做根管治疗。右下颌两颗磨牙都有叩痛，第二磨牙电测试和温度测试均无反应。X线片上两颗磨牙均有根尖暗影。（**a**）治疗前根尖片。（**b**）左右两图示47牙（#31）的根管治疗。注意侧支根管。（**c**）左图和右图，6个月随访片。患者无症状。注意44牙（#28）已行根管充填且根尖有暗影。（**d**）左图和右图，1年后随访片。注意47牙（#31）和44牙（#28）根尖骨质恢复。然而，46牙（#30）根尖周透射影仍存在，有轻微叩痛。决定对46牙（#30）采取手术再治疗的方法。（**e**）46牙（#30）术后即刻片。（**f**）左图和右图，手术后1年随访片。患者无症状。44、46、47牙（#28，#30，#31）根尖周病变都良好地愈合。

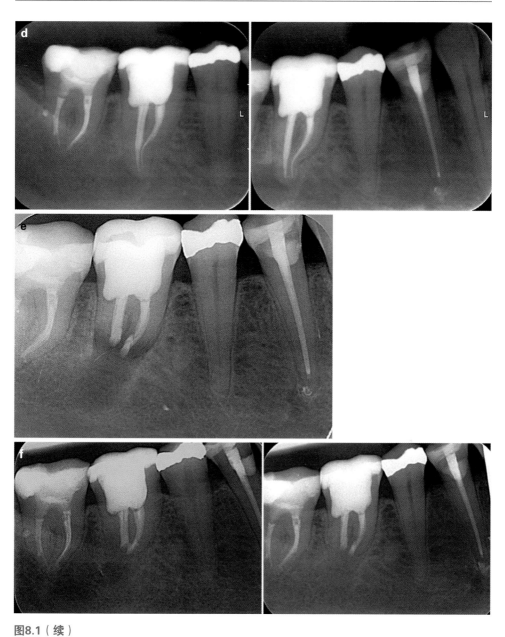

图8.1（续）

8.7.9   牙髓再治疗：研究的必要性

未来需要对更多的牙髓再治疗方法进行研究，探究其是否有效以及能否让牙齿得以长期保存。在这种情况下，从生命质量和成本效益的角度对再治疗的替代方案如拔除后行固定桥修复或种植修复的评估同样重要。

8.8   总结

8.8.1   针对临床问题的简短回答

本章内容收集了大量关于多年来预防和治疗牙髓根尖周组织疾病的方法的文献。从大量的信息可以得出结论，不同方式的牙髓治疗拯救了并将继续拯救许多因龋坏或其他原因受损的磨牙。

基于目前最好的经验和科学知识，以下对"临床问题"的一般简短回答可能是恰当的：

- 如果牙髓炎或者根尖周炎不做治疗会对我的牙齿或者身体有什么影响
  - 牙齿可能长时间保持无症状，但是也有发生疼痛的风险，最坏的情况是感染的局部扩散。
- 如果我决定保留我的牙齿，还有其他的治疗方案可以选择吗
  - 如果牙髓仍有活力，通常可以使用可靠的方法来尝试保存牙髓，避免根管治疗。然而，如果牙髓严重受损，很难预测其预后，有可能出现疼痛或牙髓坏死。在这种情况下，根管治疗是必要的。
- 我的症状会在治疗后消失吗
  - 治疗后，可能存在短期的术后疼痛。但是如果根管治疗是按照高标准规范操作的，你的症状基本上会消失。根管充填6个月后约有95%的牙齿会无症状。
- 这种疾病及其治疗对牙齿缺失的风险有何影响
  - 牙髓严重受损的情况下，牙齿缺失的风险比健康牙齿高，尤其是当牙齿失去活力，需要行根管治疗的情况。但是如果经过恰当的治疗和修复，根管充填后牙齿10年以上存活率约为90%。
- 根管治疗能治愈牙髓炎或根尖周炎吗
  - 是的，通过使用现代方法进行牙髓治疗，80%～90%的病例在几年后复

查时临床检查和影像学检查中都没有出现疾病的指征。

- 症状有可能持续或者复发吗
  - 在约10%的根管治疗病例中，疾病的指征可能随着时间持续存在。如果牙齿的修复体缺失或者牙髓治疗不彻底，疾病也可能复发。
- 如果症状持续或者复发，我还有什么选择
  - 若疾病持续存在，由经验丰富的专家使用现代牙科设备进行手术或非手术再治疗，80%~90%的病例可以治愈。
- 拔除牙齿会不会是更好的选择
  - 大多数情况下拔牙不是最好的选择。但是如果牙齿有牙周炎或者剩余牙体组织不能为高质量的修复提供条件，拔牙可能是较好的选择。
- 如果拔除牙齿，还可以修复它吗
  - 大多数情况下，缺失牙可行种植修复或固定桥修复。

8.8.2 知识缺口

在牙髓病学领域，科学质量较高的临床研究较少。因此，存在很多知识空白[9]。需要进行进一步的高质量临床研究，针对以下问题能为患者做出清楚地解答：

- 牙髓有活力的深龋患牙，保存牙髓活力是否比摘除牙髓行根管充填更好
- 从长远的角度，根管治疗后冠修复是否比拔除牙齿行固定桥或种植修复更划算
- 哪些具体的治疗因素可以解释为什么牙髓治疗不能获得最佳结果，即牙髓摘除后，疼痛持续，出现新的或持续性的根尖周炎
- 根管充填后的牙齿能否长期保存，以及什么因素影响牙髓治疗后牙齿的缺失
- 根管充填后的牙齿伴随持续性但无症状的根尖周炎时，多长时间会出现疼痛和肿胀
- 哪些是预测无症状根尖周炎恶化的预后因素，尤其是在根管充填后的牙齿中
- 如果牙齿周期性发炎而未做治疗，是否对全身健康有危害

（高原 薛晶 译）

参考文献

[1] Ng YL, Mann V, Rahbaran S, Lewsey J, Gulabivala K. Outcome of primary root canal treatment: systematic review of the literature – part 1. Effects of study characteristics on probability of success. Int Endod J. 2007;40:921–39.

[2] Torabinejad M, Anderson P, Bader J, Brown LJ, Chen LH, Goodacre CJ, Kattadiyil MT, Kutsenko D, Lozada J, Patel R, Petersen F, Puterman I, White SN. Outcomes of root canal treatment and restoration, implant-supported single crowns, fi xed partial dentures, and extraction without replacement: a systematic review. J Prosthet Dent. 2007;98(4):285–311.

[3] Del Fabbro M, Taschieri S, Testori T, Francetti L, Weinstein RL. Surgical versus non-surgical endodontic re-treatment for periradicular lesions (Review). The Cochrane Collaboration and published in the Cochrane Library. 2008;(4).

[4] Ng YL, Mann V, Rahbaran S, Lewsey J, Gulabivala K. Outcome of primary root canal treatment: systematic review of the literature – part 2. Infl uence of clinical factors. Int Endod J. 2008;41:6–31.

[5] Ng YL, Mann V, Gulabivala K. Outcome of secondary root canal treatment: a systematic review of the literature. Int Endod J. 2008;41(12):1026–46.

[6] Ng YL, Mann V, Gulabivala K. Tooth survival following non-surgical root canal treatment: a systematic review of the literature. Int Endod J. 2010;43(3):171–89.

[7] Nixdorf DR, Moana-Filho EJ, Law AS, McGuire LA, Hodges JS, John MT. Frequency of persistent tooth pain after root canal therapy: a systematic review and meta-analysis. J Endod. 2010;36:224–30.

[8] Torabinejad M, Corr R, Handysides R, Shabahang S. Outcomes of nonsurgical retreatment and endodontic surgery: a systematic review. J Endod. 2009;35:930–7.

[9] Swedish Council on Health Technology Assessment. Methods of diagnosis and treatment in endodontics—a systematic review. 2010; Report nr 203:1–491. http://www.sbu.se.

[10] Aguilar P, Linsuwanont P. Vital pulp therapy in vital permanent teeth with cariously exposed pulp: a systematic review. J Endod. 2011;37(5):581–7.

[11] Gillen BM, Looney SW, Gu LS, Loushine BA, Weller RN, Loushine RJ, Pashley DH, Tay FR. Impact of the quality of coronal restoration versus the quality of root canal fi llings on success of root canal treatment: a systematic review and meta-analysis. J Endod. 2011;37: 895–902.

[12] Petersson A, Axelsson S, Davidson T, Frisk F, Hakeberg M, Kvist T, Norlund A, Mejàre I, Portenier I, Sandberg H, Tranaeus S, Bergenholtz G. Radiological diagnosis of periapical bone tissue lesions in endodontics: a systematic review. Int Endod J. 2012;45(9):783–801.

[13] Bergenholtz G, Axelsson S, Davidson T, Frisk F, Hakeberg M, Kvist T, Norlund A, Petersson A, Portenier I, Sandberg H, Tranæus S, Majare I. Treatment of pulps in teeth affected by deep caries- a systematic review of the literature. Singapore Dent J. 2013;34:1–12.

[14] Ricketts D, Lamont T, Innes NP, Kidd E, Clarkson JE. Operative caries management in adults and children. Cochrane Database Syst Rev. 2013;(3):CD003808.

[15] Tsesis I, Rosen E, Taschieri S, Telishevsky Strauss Y, Ceresoli V, Del Fabbro M. Outcomes of surgical endodontic treatment performed by a modern technique: an updated meta-analysis of the literature. J Endod. 2013;39(3):332–9.

[16] Kirkevang LL, Vaeth M, Wenzel A. Ten-year follow-up observations of periapical and endodontic status in a Danish population. Int Endod J. 2012;45(9):829–39.

[17] Whitworth JM, Myers PM, Smith J, Walls AW, McCabe JF. Endodontic complications after plastic restorations in general practice. Int Endod J. 2005;38:409–16.

[18] Gesi A, Hakeberg M, Warfvinge J, Bergenholtz G. Incidence of periapical lesions and clinical symptoms after pulpectomy – a clinical and radiographic evaluation of 1- versus 2-session treatment. Oral Surg Oral Med Oral Pathol Oral Radiol Endod. 2006;101(3):379–88.

[19] Engström B, Lundberg M. The correlation between positive culture and the prognosis of root canal therapy after pulpectomy. Odontol Revy. 1965;16:193–203.

[20] Asgary S, Eghbal MJ, Ghoddusi J, Yazdani S. One-year results of vital pulp therapy in permanent molars with irreversible pulpitis: an ongoing multicenter, randomized, non-inferiority clinical trial. Clin Oral Investig. 2013;17:431–9.

[21] Andreasen JO, Bakland LK. Pulp regeneration after non-infected and infected necrosis, what type of tissue do we want? A review. Dent Traumatol. 2012;28(1):13–8.

[22] Strindberg LZ. The dependence of the results of pulp therapy on certain factors. Acta Odontologica Scandinavica. 1956;14 (Suppl 21).

[23] Molven O, Halse A, Fristad I, MacDonald-Jankowski D. Periapical changes following rootcanal treatment observed 20–27 years postoperatively. Int Endod J. 2002;35:784–90.

[24] Ørstavik D. Time-course and risk analyses of the development and healing of chronic apical periodontitis in man. Int Endod J. 1996;29:150–5.

[25] Brynolf I. Histological and roentgenological study of periapical region of human upper incisors. Odontologisk Revy. 1967;18 (Suppl 11).

[26] Wu MK, Shemesh H, Wesselink PR. Limitations of previously published systematic reviews evaluating the outcome of endodontic treatment. Int Endod J. 2009;42:656–66.

[27] Ørstavik D, Kerekes K, Eriksen HM. The periapical index: a scoring system for radiographic assessment of apical periodontitis. Endod Dent Traumatol. 1986;2:20–34.

[28] Bender IB, Seltzer S, Soltanoff W. Endodontic success- a reappraisal of criteria. Oral Surg Oral Med Oral Pathol. 1966;22:780–802.

[29] Friedman S, Mor C. The success of endodontic therapy – healing and functionality. J Calif Dent Assoc. 2004;32(6):493–503.

[30] Wu MK, Wesselink P, Shemesh H. New terms for categorizing the outcome of root canal treatment. Int Endod J. 2011;44:1079–80.

[31] Pak JG, Fayazi S, White SN. Prevalence of periapical radiolucency and root canal treatment: a systematic review of cross-sectional studies. J Endod. 2012;38(9):1170–6.

[32] Van Nieuwenhuysen JP, Aouar M, D'Hoore W. Retreatment or radiographic monitoring in endodontics. Int Endod J. 1994;27(2):75–81.

[33] Yu VS, Messer HH, Yee R, Shen L. Incidence and impact of painful exacerbations in a cohort with post-treatment persistent endodontic lesions. J Endod. 2012;38:41–6.

[34] Lockhart PB, Bolger AF, Papapanou PN, et al.; on behalf of the American Heart Association Rheumatic Fever, Endocarditis, and Kawasaki Disease Committee of the Council on Cardiovascular Disease in the Young, Council on Epidemiology and Prevention, Council on Peripheral Vascular Disease, and Council on. Periodontal disease and atherosclerotic vascular disease: does the evidence support an independent association? A scientifi c statement from the American Heart Association. Circulation. 2012;125:2520–44.

[35] Wulff HR, Pedersen SA, Rosenberg R. Philosophy of medicine: an introduction. 2nd ed. Oxford: Blackwell Scientifi c; 1990.

[36] Hofmann B. On the triad disease, illness and sickness. J Med Philos. 2002;27:651–73.

[37] Hofmann BM, Eriksen HM. The concept of disease: ethical challenges and relevance to dentistry

and dental education. Eur J Dent Educ. 2001;5:2–8; discussion 9–11.

[38] Kvist T, Heden G, Reit C. Endodontic retreatment strategies used by general dental practitioners. Oral Surg Oral Med Oral Pathol Oral Radiol Endod. 2004;97:502–7.

[39] Kvist T, Reit C. The perceived benefi t of endodontic retreatment. Int Endod J. 2002;35:359–65.

[40] Kvist T. Endodontic retreatment. Aspects of decision making and clinical outcome. Swed Dent J Suppl. 2001;144:1–57.

[41] Petersson K, Håkansson R, Håkansson J, Olsson B, Wennberg A. Follow-up study of endodontic status in an adult Swedish population. Endod Dent Traumatol. 1991;7:221–5.

[42] Bahrami G, Væth M, Kirkevang LL, Wenzel A, Isidor F. Risk factors for tooth loss in an adult population: a radiographic study. J Clin Periodontol. 2008;35:1059–65.

[43] Vire DE. Failure of endodontically treated teeth: classifi cation and evaluation. J Endod. 1991;17(7):338–42.

[44] Landys Borén D, Jonasson P, Kvist T. Long-term survival of endodontically treated teeth at a public dental specialist clinic. J Endod. 2015;41:176–81.

[45] Nair PN. New perspectives on radicular cysts: do they heal? Int Endod J. 1998;31:155–60.

[46] Natkin E, Oswald RJ, Carnes LI. The relationship of lesion size to diagnosis, incidence, and treatment of periapical cysts and granulomas. Oral Surg Oral Med Oral Pathol. 1984;57:82–94.

[47] Gorni FG, Gagliani MM. The outcome of endodontic retreatment: a 2-yr follow-up. J Endod. 2004;30:1–4.

[48] Ng YL, Mann V, Gulabivala K. A prospective study of the factors affecting outcomes of nonsurgical root canal treatment: part 1: periapical health. Int Endod J. 2011;44:583–609.

[49] Zitzmann NU, Krastl G, Hecker H, Walter C, Waltimo T, Weiger R. Strategic considerations in treatment planning: deciding when to treat, extract, or replace a questionable tooth. J Prosthet Dent. 2010;104(2):80–91.

[50] Setzer FC, Shah SB, Kohli MR, Karabucak B, Kim S. Outcome of endodontic surgery: a meta-analysis of the literature – part 1: comparison of traditional root-end surgery and endodontic microsurgery. J Endod. 2010;36(11):1757–65.

第9章 非手术根管再治疗

Nonsurgical Root Canal Retreatment

Elio Berutti, Arnaldo Castellucci

摘要

　　传统的牙髓治疗有很高的成功率，然而，对于死髓牙以及操作失误的病例，根管治疗有时会失败。对于临床医生来说再治疗这类病例往往是一种挑战。本章讨论了再治疗必要性的诊断以及重新疏通原始根管系统的步骤。在某些病例中，非常满意的再治疗是不可能的，预后是无法预期的，需要进一步的决策。

指导性参考文献

Gorni FG, Gagliani MM. The outcome of endodontic retreatment: a 2-yr follow-up. J Endod. 2004; 30(1):1–4.

　　这项对非手术再治疗的回顾性研究比较了可纠正和不可纠正的操作失误病例的临床和影像学结果。如果定义成功为临床无症状并且根尖周组织正常，整体的成功率只有69%，且在因以往根管治疗造成根管自然通路改变而无法纠正的病例中，这个数据会显著降低。

E. Berutti , MD, DDS
Department of Endodontics , University of Turin , Turin , Italy

A. Castellucci , MD, DDS (✉)
University of Naples Federico II, Naples , Italy

University of Cagliari , Cagliari , Italy

Private Practice , Via degli Artisti 6/R , Florence 50132 , Italy
e-mail: catellucciarnaldo@gmail.com

© Springer-Verlag Berlin Heidelberg 2017
O.A. Peters (ed.), *The Guidebook to Molar Endodontics*,
DOI 10.1007/978-3-662-52901-0_9

9.1   前言

传统牙髓治疗的成功率较高，临床医生常常可以恢复牙齿的功能。依据先前治疗的诊断，死髓牙的成功率仍然显著低于影像学显示没有微生物感染的牙齿，而大多数再治疗病例都属于这一类别。

由于修复体渗漏或者初次治疗不完善造成失败的根管再治疗是最具挑战的根管治疗之一。一旦确定需要再治疗，临床医生将面临的是取出封闭根管的各种材料，包括折断器械。这些材料清除起来或简单或困难，而且可能还有因预备错误导致的根管不通。有时很难完全清除根管髓腔内的各种材料。

这一章将会讨论再治疗的诊断以及重新探查疏通原始根管系统的步骤。如果遇到无法实现满意的再治疗，而且预后不可预测的病例，需要进一步的治疗决策（见第8章）。

9.2   根管再治疗的定义

根据美国牙髓病学协会当代牙髓病学词汇表[1]，再治疗被定义如下：从牙齿中去除根管内充填材料，然后清理、成形、充填根管的过程。这个定义有一定的局限性，因为它没有考虑到无原充填材料可去除，但是治疗失败需要"再治疗"的情况。图9.1显示了一种典型情况，即使是单根管牙齿，全科牙医不能定位原始根管，无法完成治疗。在试图定位原始根管过程中发现根管的中1/3远中存在侧穿。虽然没有原始充填材料需要去除，这个病例也应该认为是再治疗病例。使用手术显微镜，定位原始根管，用MTA修补侧穿，然后常规充填根管。

图9.2病例显示之前接受过手术治疗；对这个上颌磨牙的再治疗包括非手术的清理、成形和充填根管系统。这个病例同样应该认为是再治疗病例，虽然根管内没有原始充填材料可去除。图9.3显示左上颌第一磨牙初次治疗时遗漏了MB2根管。该牙齿属于非手术再治疗，但是遗漏根管中没有充填材料。

之后Carr[2]提供了一个定义作为替代，这个定义更加贴切地反映了再治疗的临床实际情况：牙髓再治疗是指之前根管治疗失败的牙齿，需要进一步牙髓治疗来达到成功结果的过程。

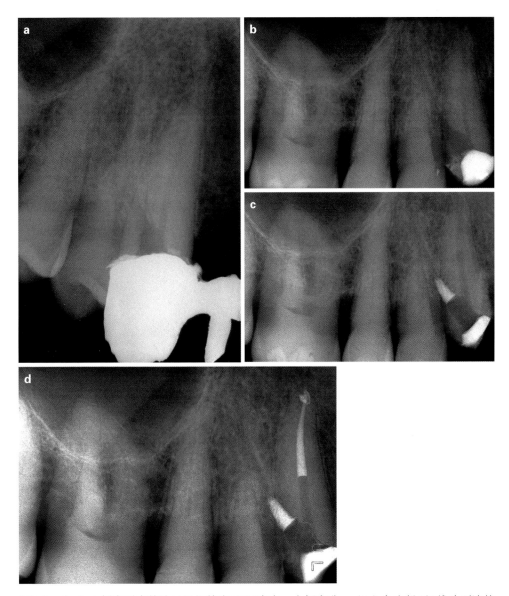

图9.1　（**a**）上颌尖牙术前片显示根管中1/3远中有一个侧穿孔。（**b**）角度投照X线片更清楚地显示了侧穿。（**c**）用MTA修补侧穿。（**d**）术后片。

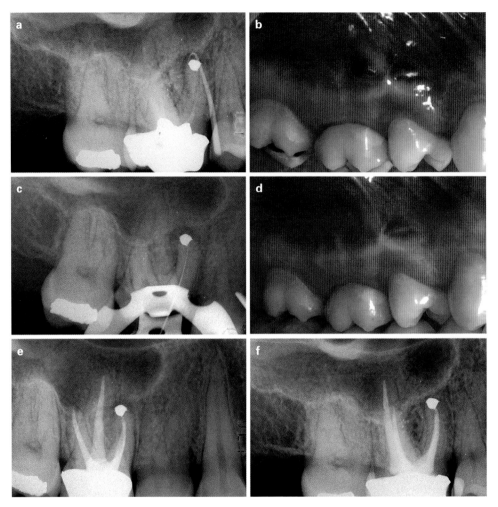

图9.2　（**a**）右上第一磨牙术前片。根尖手术已在感染和空根管的情况下完成。手术失败需要非手术再治疗。牙胶尖示踪了窦道来源。（**b**）临床可见明显窦道。（**c**）MB1的工作长度X线片。（**d**）经过清理和成形4个根管，窦道消失。（**e**）术后片。（**f**）2年回访。

9.2.1　根管再治疗的基本原理

　　过去20多年，根管治疗的临床教学已经发生了显著变化。旋转器械、多种新的充填系统、超声设备、放大系统（特别是手术显微镜）的出现显著提高了初次牙髓治疗和牙髓手术的成功率[3-4]。

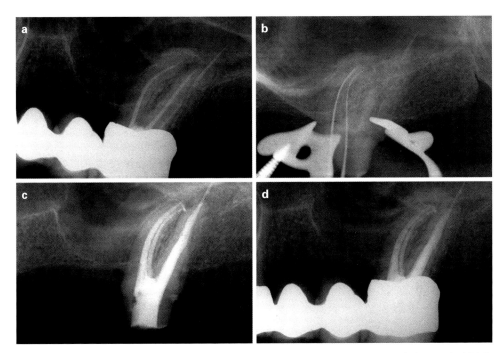

图9.3 （a）患者被认为是腭侧根管超充引起疼痛需要再治疗。（b）再治疗过程中遗漏的MB2被疏通，清理并成形。之后疼痛立刻就消失了，尽管不可能去除腭根中超出的牙胶尖。（c）术后片。注意MB2是独立根尖孔。（d）2年后回访。

也许如今最重要的特点与差异是牙髓医生的操作技术不再是根管成功的主要决定因素。虽然个人技术也很重要，但是使用现代牙髓技术，治疗水平可以达到前所未有的优秀程度[5-6]。然而，牙髓专家的相当一部分工作量仍然是重新治疗失败的牙髓治疗。

种植有很高的成功率[7]，也许将牙齿拔除并用种植体替代是比根管再治疗更好的选择。但是必须强调的是这两种治疗方式目的不同：牙髓治疗目标是预防或治疗根尖周疾病，而种植体是用来取代缺失的牙齿[8]。这表示即使牙髓治疗失败但是从修复学和牙周学角度考虑可以保留的牙齿是适合进行再治疗的。

近期，Salehrabi及其同事进行了一项美国流行病学研究，发现4744颗进行过牙髓再治疗的牙，5年成功率为89%[9]。Earlier和Fristad及其同事分析了大学生做的112个根管再治疗病例10～17年后以及20～27年后的成功率。10～17年成功率为85.7%，但是20～27年后成功率上升到95.5%，和初次治疗的成功率相当[10]。

研究者总结持续性的无症状根尖周暗影，特别是有超充的，不应该归为失败，因为在后续的观察中部分会痊愈。通过CBCT，这结论越来越容易达到。已经证明CBCT扫描比根尖片能够发现根管治疗后牙齿更多的（无症状）病变[11]。同样，在一个系统回顾中，Torabinejad报道了牙髓手术治疗似乎提供了更好的初见成效，但是非手术再治疗的长期疗效更好[12]。

计划行根管再治疗需要一个正确的临床和影像学诊断（见第2章）。需要清楚导致初次治疗失败的一个或多个原因，并了解从牙齿修复学和牙周学角度来保留牙齿的可行性。每个病例的预后因素要结合诊断来制订正确的治疗计划。

获得再治疗高成功率的秘诀毫无疑问在于了解初次治疗失败的原因，这会在下面的部分讨论。

9.2.2　不完善的根管治疗

根管系统非常复杂，特别是磨牙（见第1章）。在很多病例中，对这样的根管系统进行完善的机械预备几乎是不可能的。有两种不同类型的不完善根管治疗：

1. 工作长度短于根管止点，原因有解剖问题（弯曲、分叉等）、预备错误或者病理问题（钙化；图9.4）。
2. 遗漏根管（上颌磨牙MB2、下颌磨牙近中根管之间的根管，以及其他的磨牙解剖变异，图9.5）。

9.2.3　根管欠充

传统观点认为，非手术牙髓治疗失败的原因是根尖密封不严密[13]。确实不可能完全去除根管里的全部细菌、毒素和牙髓组织[14]，组织液（通过根尖孔和其他孔）会到达未完全充填的根管区域，因此细菌污染依然存在，最终导致根尖周炎。因此，为了获得长期的成功，根管系统必须尽可能完善充填。

密封不足可能出现在以下4种情况中：

1. 在有渗出液的根管中充填。
2. 根尖偏移。
3. 无效的充填技术。
4. 充填过程错误。

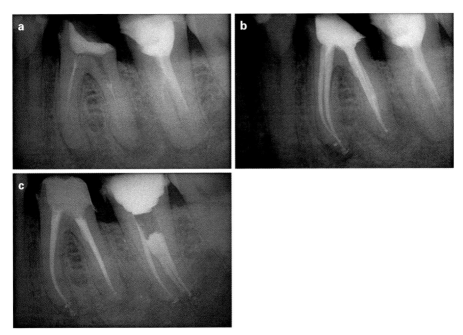

图9.4　（**a**）术前片。左下颌第一磨牙根管治疗不完善，根尖、近中、远中存在透射区，表明为无症状根尖周炎。（**b**）再治疗术后片。（**c**）6个月回访。

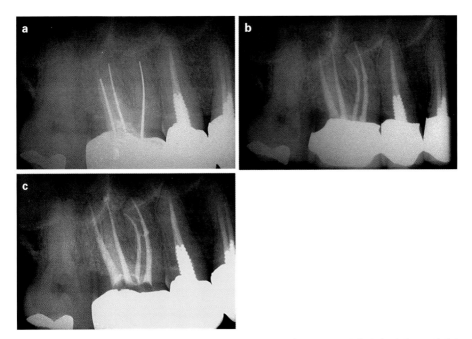

图9.5　（**a**）术前片。右上颌第一磨牙根管治疗不完善。（**b**）再治疗术后片。近颊根有2个独立的根管：MB1和MB2。（**c**）6个月回访。

9.2.4 纵折

根据临床研究，根管纵折约占根管治疗失败的3%[15]，约占18岁后固定修复失败的11%[16]；需要拔除的牙齿中，32%存在根管纵折[17]。拔除的折裂牙齿大多经过根管治疗联合桩或螺纹钉修复。如果折裂可以在问题牙齿的牙冠部被发现，那么诊断是简单的：典型的表现为沿折裂线探查到一个非常狭窄的牙周袋（图9.6）。

相反地，对于从根尖部分开始的牙根纵折，诊断非常困难。在这种情况下，开始时探查不到牙周袋；但是X线片上会显示一个沿牙根侧方的透射区，小视野CBCT也可以观察到。一旦证实存在折裂连接牙周和牙髓的病例，不推荐非手术再治疗[18]。牙髓手术（见第10章）可以证实是否存在牙根折裂，并提供方法以提高根尖封闭（图9.7）。

9.2.5 冠方封闭缺失

缺乏冠方封闭是根管治疗多年后失败的常见原因。Magura及其同事表明已完善充填的根管暴露在口腔环境中3个月或更长时间即需要再治疗；如果根管里预备了桩道或根管充填不完善，临床微渗漏发生的时间会更短[19]。

制订一个治疗计划，牙髓医生必须分析各种可能影响治疗计划的预后因素（表9.1）。

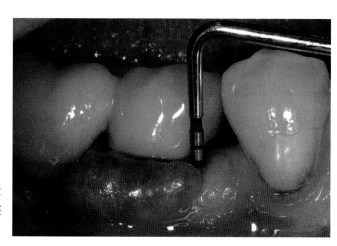

图9.6 右下颌第一磨牙的近中根存在纵折。折裂处可探及非常窄的牙周袋。

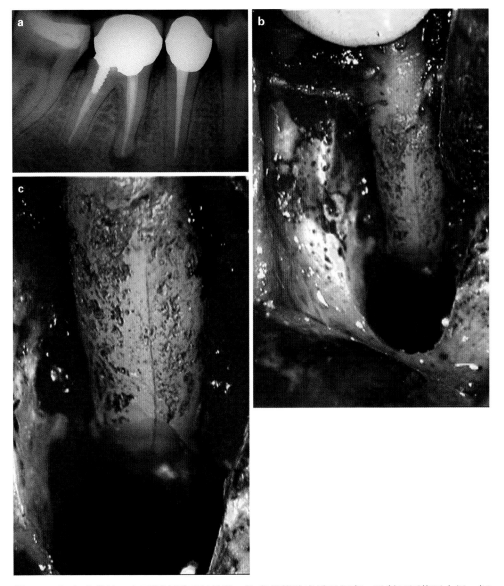

图9.7 （a）术前片。右下颌磨牙反复脓肿。注意根管治疗质量很高，透射区围绕近中根。探诊无牙周袋。疑似有从根尖开始的纵折，提示手术是最佳的选择。（b）手术视野。注意近中根颊侧骨缺失。牙根用亚甲基蓝染色。可以清晰地看到折裂线源于根尖，扩展到牙根中和冠1/3交界处。（c）手术视野放大图。

表9.1   再治疗决策中的预后因素

- 失败的具体原因
- 存在根尖周透射影
- 初次治疗质量满意
- 改变根管形态
- 涉及牙周
- 疑似牙根纵折
- 缺乏冠方封闭
- 牙髓医生的经验
- 技术的可用性（手术显微镜、超声等）
- 患者的期望

9.2.6   不清楚失败的原因

再治疗之前不清楚初次治疗的失败原因是一个严重的错误。虽然细菌学是根尖周炎的主要原因[20]，但是不可能改善一个连治疗技术错误出在哪里都不知道的情况[21]。在困难情况下，可能会考虑到最复杂和不寻常的原因（未封闭的侧方根管、额外根管等）。下面列出了4个失败的原因，必须确定每个病例具体的失败原因。理所当然地，牙髓医生必须深入了解每颗磨牙的解剖，包括可能的解剖变异，然后医生必须完成一个完整的、深入的临床和影像学评估（见第1章和第2章）。

9.2.7   存在根尖周透射影

就像初次根管治疗一样，再治疗病例术前发现根尖周暗影会明显降低成功率[21-22]。Paik及其同事[23]对1970—2004年发表文献进行了研究，试图探索和再治疗结果相关的证据，发现所有纳入的研究一致认为存在术前根尖周病变的再治疗成功率会降低；他们还发现这个差异很大：

- 存在术前根尖周病变–成功率从97%至40%
- 没有术前根尖周病变–成功率从100%至84.4%

9.2.8　以往治疗的质量

这个预后因素当然是最有问题的因素之一。当对待从牙髓病学角度已经治疗满意（正确的工作长度、适当的成形、严密充填）但根管治疗失败的磨牙时，最常见的错误是行再治疗想改善治疗质量而没有考虑到可能是纵折引起的失败。Chevigny及其同事报道初次治疗不完善的病例再治疗成功率88%，但是初次治疗适当的病例再治疗成功率只有66%[22]。

9.2.9　改变根管形态

台阶、侧穿、错误通路、带状穿孔、根尖偏移、钙化、折断器械、根尖吸收的存在都是影响再治疗复杂程度及再治疗成功率的因素（图9.8）。Gorni及其同事[21]对452颗牙齿再治疗2年后的成功率进行了研究，发现在有根尖周病变的病例中，根管形态变异的病例的成功率显著不同：他们提出没有医源性改变的成功率为84.4%，而有医源性改变的根管成功率只有40%。

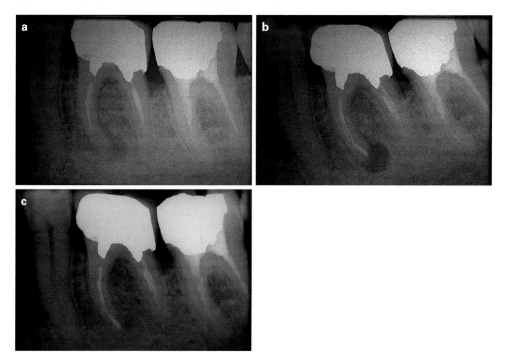

图9.8　（**a**）术前片。左下颌第一磨牙根管治疗不完善，近中根有根尖暗影。注意近中根中1/3处有一个折断器械。由于折断器械的位置以及根管解剖，手术无疑是伤害最小的治疗方法。（**b**）术后片。（**c**）6个月回访X线片。

9.2.10　涉及牙周

区分两种牙周问题很重要。第一种，牙周是主要的问题：不同程度的牙周疾病影响着患者；他有许多牙齿受牙周影响，其中一个就是需要再治疗的磨牙。正如已经看到的，在这种情况下，仔细地评估这种牙周病的牙齿是保留还是拔除后修复。第二种，牙髓病变是主要的问题，同时伴随牙周问题，通常由于医源性损伤（侧穿，带状穿孔等；图9.9）。这些情况下，成功率会显著降低[24]。

9.2.11　疑似纵折

如上所述，拍X线片之前，必须评估上皮附着。牙根纵折的表现常为狭窄的牙周袋直达根尖1/3。如果再治疗的磨牙根分叉处存在一个单独的牙周袋，则牙齿长期的保留价值受质疑。另一个指向纵折的标志是不寻常位置的窦道，比如靠近牙龈边缘或者同时在颊舌侧出现[25]。

9.2.12　缺乏冠方封闭

再治疗时缺乏冠方封闭无疑使已经复杂RCS的感染更加复杂。Kwang和Abbott[26]认为修复体和牙齿的界面是细菌进入牙齿并感染根管系统的潜在通道。完全去除原有的暂封材料常常被认为是唯一确定在根管再治疗过程中不会发生新感染的方法。再治疗病例中的感染有可能会难以去除，因为由链球菌、肠球菌（例如粪肠球菌）和酵母菌[20,27]形成的生物膜，使它们能够形成有效保护来抵抗消毒剂[27-28]。

图9.9　（**a**）术前片。左下颌第一磨牙近中根有一个带状侧穿；曾试图用银汞充填。现在存在牙髓牙周病变，颊侧可探到一个宽的牙周袋。（**b**）手术视野。放入根分叉的显微口镜中可以看见银汞充填物。（**c**）手术视野。用Super EBA修补穿孔。（**d**）手术视野。在根分叉的牙周病损处放一个Gore-Tex膜。（**e**）术后片。（**f**）手术视野，4周后重新开放。有新组织形成。（**g**）6个月后临床检查。注意健康的牙周组织。（**h**）10年后回访X线片。

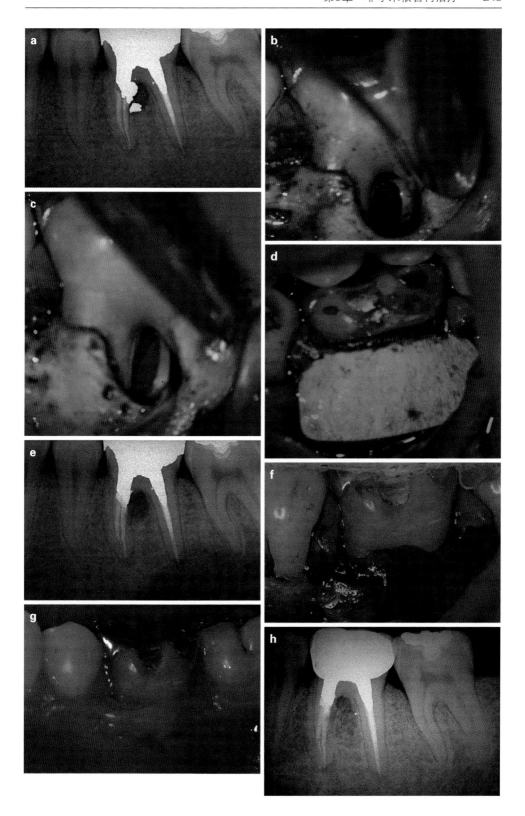

但最近有证据表明，再治疗病例和初次治疗病例根尖周的微生物群是相似的；这说明根管治疗失败的主要原因是无法消毒所有的根管空间，而不是特定的微生物[29]。

9.2.13　专业经验的重要性

因为再治疗过程经常涉及薄的根管壁和变异的解剖，所以牙髓医生的经验水平在最初对病例的评估和制订治疗计划以及后续根管再治疗执行阶段都是很重要的[30]。一个有经验的牙髓医生可以记住15～20个与正在治疗病例相似的其他病例，他是如何克服所遇到的困难的，以及这些病例的最终结果和长期结果。专业的初学者有思想开放的优点，但是需要额外的时间来准备以避免对牙齿造成不可挽回的损伤。本书第8章提供了一个关于牙髓治疗决策的详细讨论。

9.2.14　可用的技术

无论是手术还是非手术再治疗，手术显微镜和超声工作尖都是提高再治疗成功率必不可少的设备。Setzer报告了使用现代技术但不用放大设备或只用放大镜完成的手术牙髓治疗，一年后成功率为88%。如果在手术显微镜下完成手术，成功率会上升到94%[31]。

9.2.15　患者的预期

跟患者进行沟通是非常重要的，牙髓医生说明了治疗的费用、优点和治疗过程中可能发生的风险。需要对治疗过程的各个阶段进行简单的解释和费用估计。牙髓医生的义务是列出所有的治疗方案，指出它们的优缺点。必须要知道对于患者来说牙齿的价值。不能怂恿患者做决定：患者必须确定再治疗是正确的选择和好的经济投资。给一个不积极的患者行再治疗是非常有压力的，因为很难获得一个满意的结果。

9.2.16　非手术与手术再治疗

再治疗原则上考虑首选非手术再治疗，特别是能明确治疗失败原因的病例。只有尝试了非手术再治疗不可行或者没有获得满意结果，才可以选择手术治疗

（见第10章）。

根管治疗中的临床策略是成形、清理和充填根管系统。由此，似乎很合理假设当非手术再治疗疏通了整个根管空间，清理并严密充填根管，成功率堪比初治疗的成功率。研究指出如果先行非手术再治疗并消毒和严密充填根管系统，那么手术再治疗的结果会更好[32]。

记住这个前提，在以下几种情况中，手术再治疗是第一选择：

- 根管中存在阻碍完善治疗根管的障碍
- 显然做得很好的根管治疗失败了
- 根尖1/3存在侧穿孔
- 诊断疑似为纵折
- 近期进行了适当的冠修复
- 相比去除修复体或桩，手术再治疗损伤更小

我们可以得出结论：当初次根管治疗后出现根尖周病损时，当病变扩大或持续存在超过4年时，当牙齿有症状时，当冠方失去封闭超过3个月时，以及虽然没有根尖周病损及症状，但是需要对一个根管治疗不完善的牙齿进行修复时，都需要根管再治疗。

9.3　根管再治疗的临床实践

9.3.1　去除充填材料

非手术再治疗中用的方法取决于需要去除的不同充填材料和需要克服的障碍。

难度也各不相同，取决于之前的充填是否用糊剂、封闭剂、牙胶尖、载核充填物还是银尖，根管内是否有台阶，是否有折断器械以及预备是否出现错误。

术前X线片在这方面可以提供很多有用的信息，但是对于磨牙再治疗，需要CBCT扫描[33]。另一方面，单纯依靠X线片无法评估材料的性质、去除的难易程度以及台阶的存在、对于折断器械制造旁路的可能性，只能通过临床试验，即探查根管。

9.3.2　糊剂

去除根充糊剂一般比较简单，因为显然糊剂没有完全填满根管；因此它们可以被手用根管器械和冲洗剂贯穿并去除。最常用的糊剂是碘仿糊剂，典型的表现是高阻射影和散在的吸收区域。

9.3.3　封闭剂

去除封闭剂通常相对简单；偶尔也会非常复杂。氧化锌丁香油封闭剂是否可溶于用作冲洗牙髓腔的橙色有机溶剂冲洗液还有待考虑[34]。开髓后，可以用牙髓探针探查根管口以允许溶剂进一步渗透。然后用K型牙髓器械（例如08号C+锉）小幅度动作探查根尖。必须特别注意不要将溶解的封闭剂推出根尖孔刺激根尖周组织。为了避免推出根尖孔，在用器械到达影像学的根管止点并检查工作长度之前应该尽可能多地去除封闭剂。

有些封闭剂不能被有机橙油或桉树油溶解（白色封闭剂通常在俄罗斯使用，红褐色树脂糊剂通常在东欧和环太平洋地区使用），这些冠方部分可以在显微镜下用超声去除[35-37]。

一旦封闭剂去除，根管可以探查到全长，就可以使用传统方法完成病例（图9.10）。

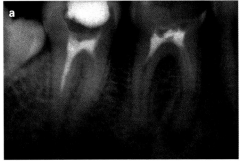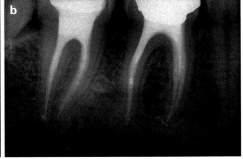

图9.10　（**a**）术前片。第一和第二下颌磨牙仅用封闭剂作为根管充填材料。（**b**）2年回访。

9.3.4　去除银尖

和根管壁紧密卡住的银尖很难去除；相反，松弛放置的银尖不存在太大问题，特别是延伸到髓腔的。如果髓腔中的银尖冠部被氧化锌丁香油封闭剂、磷酸锌水门汀或复合材料覆盖，可以用超声去除。

一旦银尖冠部周围的材料都去除并暴露银尖后，可以用止血钳（Stieglitz Forceps，Hu-Friedy；Chicago，IL，USA）夹住银尖并将其拔出根管。如果髓腔用银汞充填，无法区分出银尖，银尖在根管口处会不可避免地被切割，除非可以将银汞单块去除，银尖有时也可以从根管中成功去除[38]。显然，切除银尖使得去除银尖变得复杂，也使后续探查工作变得困难。

使用溶剂软化周围封闭剂或用超声将易于去除银尖[39-40]。当使用手用器械在银尖旁建立通路后，超声对于松动和去除银尖特别有效[38-41]。当银尖由于腐蚀导致在根管中折裂时，超声同样对于去除断裂的银尖很有效[42]。可以使用间接超声，传递超声至抓钳来协同提高工作效率。这种形式的"间接"超声可以更好地沿银尖传递能量，分解根管深部的材料，提高去除效率[42]。

一些学者提出了多种微管去除方法，例如，Lasso和Anchor[43]，Cancellier Extractor kit（Sybron Endo；Orange，CA，USA）[2,43]，器械去除系统（iRS）（Dentsply Maillefer）[43]，冲洗针头尖端放置一个钢丝套圈[44]，还有使用特殊器械例如Masserann kit（Micromega；Besançon，France）[45]、Endo Extractor System kit（Roydent；Rochester Hills，MI，USA）[46]、桩去除系统（SybronEndo）[46]。然而，上述设备的刚性和大小限制了这些器械只能在相对宽和直的根管中使用；使用任何工具在根管内工作都需要使用高倍放大镜，最好是手术显微镜。这些器械都无法在弯曲根管的根尖部分安全工作。

9.3.5　绕过台阶

成形根管过程中最常见的并发症之一是拉直根管的弯曲部分，但没有跟牙周相通；这就是所谓的台阶。通常台阶的形成原因是用了错误的短工作长度。由于碎屑的积累和形成的台阶，根管会立刻阻塞不通。如果这时牙髓医生用力试图让器械通过阻塞，那么在原始根管的切线方向会形成一个"假根管"（图9.11）。台阶形成的结果是让整个根管的成形、清洁、充填变得不可能；这常常导致治疗失败[47-48]。

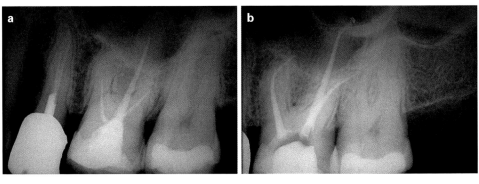

图9.11 （a）左上颌第一磨牙。根管治疗不完善，患者主诉咬合时有轻微疼痛。（b）再治疗术后片。注意腭根根尖台阶处有侧穿。

9.3.6 病因

导致台阶形成的主要原因如下：

- 错误的工作长度，短于正确的工作长度
- 开髓洞型有障碍，阻挡了器械直线进入根尖1/3，失去了对器械的控制
- 侵袭性根管器械，特别是带有尖端切割的器械
- 使用没有预弯或者大直径的不锈钢器械
- 跳号使用器械预备根管
- 冲洗不足
- 没有足够的顺畅通道就用NiTi旋转器械
- 再治疗过程中，去除原来根管充填材料
- 当去除折断械器时
- 当预备复杂解剖的根管时（弯曲、分叉等），或当预备钙化根管时[49]

9.3.7 牙髓处理

即使对于牙髓病专家，重新定位和疏通原始根管也非常复杂。当根管被台阶阻塞或者疑似被台阶阻塞，治疗计划包括：

- 定位台阶
- 绕过台阶
- 消除台阶

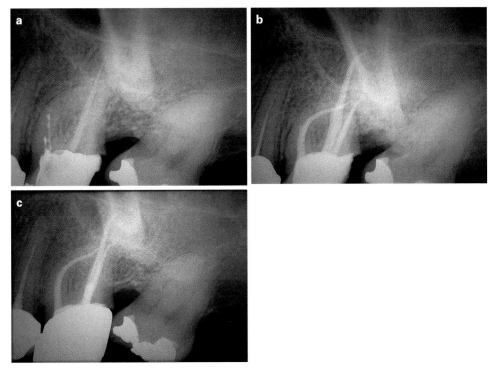

图9.12　（**a**）左上颌第一磨牙。根管治疗不完善。有一个宽的台阶在MB1根管冠1/3和中1/3交界处。（**b**）再治疗术后片。（**c**）6个月回访。

定位台阶

当再治疗一个根管时，如果术前X线片显示原来的充填材料止于一个弯曲之前，或者没有遵循根管的解剖方向，或者短于X线片显示的根管止点，就应当怀疑有台阶存在（图9.12）。

绕过台阶

绕过台阶首先要定位台阶。台阶通常在根管弯曲处外侧。形成台阶的器械通常是大号（25号、30号）不锈钢器械，即使预弯也会拉直根管并在弯曲外侧形成侧穿。因此牙髓医生必须对根管解剖有深入的了解才能再治疗。从三维想象根管弯曲是很重要的。用3D的方法思考，例如，观察磨牙的术前X线片并想象疑似有台阶存在的近中根管，不仅有我们在X线片上看到的颊舌向投影的弯曲，还存

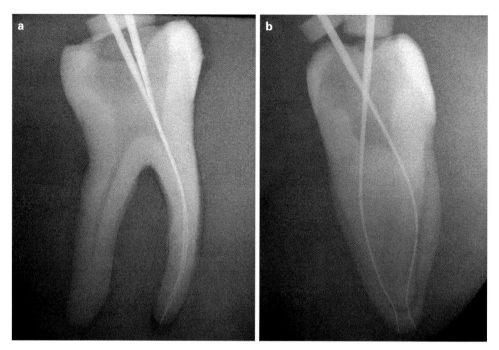

图9.13 （**a**）颊舌向X线片。MB和ML根管中的锉指示了根管的颊侧曲度，是患者的X线片上可以看到的唯一弯曲。（**b**）近中投影X线片。MB和ML根管中的锉指示了根管的近中曲度，而这个弯曲是通过对患者的X线片不可能想象出的。

在一个近中投影可见的弯曲。根管并不只存在两个弯曲：它是一个三维空间弯曲（图9.13）。

通过X线片，我们可以分解这个弯曲为两个图像：颊舌向投影和近中投影，自然后者我们只能想象。下颌磨牙近中根管的台阶是由两个行为导致的：颊舌投影方向拉直弯曲（器械向根管近中偏移），以及近中投影方向拉直弯曲（器械向MB根管颊侧以及ML根管舌侧偏移）。如果我们将作用于弯曲外表面的两个方向的力整合，会得到一个方向，指示了台阶的位置。在MB根管，台阶通常位于近颊；在ML根管，台阶通常位于近舌。当然，根管入口与台阶恰恰相反（图9.14）。

绕过台阶最合适的器械是小号手用锉（例如10号或15号锉）。必须轻轻地预弯锉的尖端3mm或4mm，大约90°，橡胶指示片的尖端必须指向锉尖端；这样可以显示锉尖在根管中的方向（图9.15）。锉预弯的尖必须指向台阶的对侧，然后锉会引导入根管。一旦到达台阶所在的深度，轻轻旋转锉探查台阶对面60°的区

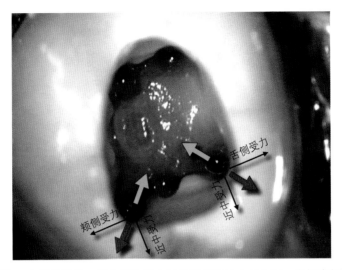

图9.14　下颌第一磨牙的髓腔。黑色箭头指出了根管器械的力量方向，当拉直颊侧和近中弯曲时分别向颊侧和近中方向。这两个力量的结果就是红色箭头的向量，指示了台阶的方向。相反地，反向的绿色箭头显示了原始根管的进入方向。

图9.15　用于绕过台阶的锉尖3~4mm必须预弯大约90°，橡胶指示片必须指向锉的尖端方向。这样可以知道锉尖端在根管中的位置，并引导其进入根管。

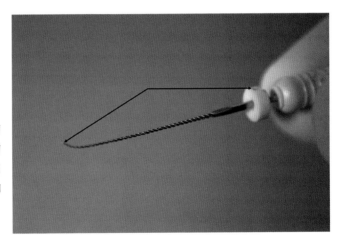

域。必须轻轻地推动锉来绕过阻塞（碎屑、充填材料）。

　　在进行一次或两次尝试后，要把锉取出重新预弯。预先扩大根管至台阶上1~1.5mm，使锉在处理台阶之前保持预弯。如果尝试很多次后台阶还是无法绕过，那么可能会存在错误的路径，根管入口可能已经偏移进错误路径的管壁

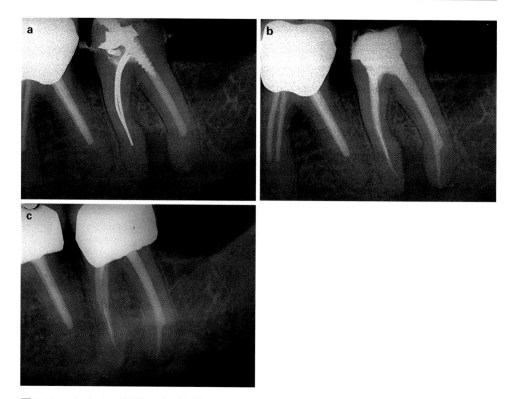

图9.16 （**a**）左下颌第二磨牙根管治疗不完善。远中根管被过度扩大，存在一个很宽的台阶。（**b**）再治疗术后片。注意远中根管存在的宽台阶。（**c**）1年回访。

内。应使用同样的探查技术，但要短于原来根管预备位置的0.5mm、1.0mm或者1.5mm。

从操作的角度来看，必须记住台阶越宽，越难以绕过（图9.16）。20号或者25号锉形成的下颌磨牙近中根管的台阶较容易绕过，而如果是40号或50号形成的台阶，便是个棘手问题。在这种情况下，锉的预弯尖端必须探查一个广阔的区域，而且更有可能存在一个错误的通路或者根管阻塞。

C+锉（Dentsply Maillefer）已证明非常有用；这些是最初设计用于根管定位和初步探索。它们比不锈钢K锉更硬，因此能更好地保持尖端预弯，意味着长时间使用而不用取出重新预弯。它们的刚性传递给牙髓医生更好的触觉感受。这很重要，例如，当定位根管入口后必须轻轻推C+锉绕过碎屑阻塞。

消除台阶

一旦第一个锉绕过了台阶，一般是10号锉，必须到达根尖孔，在根尖定位仪的帮助下，用X线片确认工作长度。之后，用15号和20号锉到达工作长度（通常是预弯的）。在更复杂的情况下，用K-FlexoFile Golden Medium（Dentsply Maillefer）会更有帮助；可用的直径有12号、17号、22号、27号、32号和37号。12 K-FlexoFile Golden Medium用于10号和15号锉之间的过渡，17 K-FlexoFile Golden Medium用于15号和20号锉之间的过渡。

一旦到达工作长度，将器械回退几毫米，但留在台阶下方。轻轻来回移动锉，从而开始减少台阶宽度。足够的冲洗很重要，常常使用小号锉（10号）来去除碎屑并建立滑行通道。接下来，用预弯的25号、30号、35号、40号锉绕过台阶，然后顺时针旋转取出。这个动作会拉直不锈钢锉的尖端1/3以减小、平滑、消除台阶[49]。如果用上述技术，台阶不能被消除，那么可以用适当预弯的大锥度手用NiTi器械，比如ProTaper系列（Dentsply Maillefer）。该技术需要预弯ProTaper S1，S2和F1锉的尖端3~4mm来绕过台阶，并用平衡力技术使锉在根管中运动。ProTaper的大锥度可以迅速消除台阶。使用这个技术前，根管必须在台阶的冠方适当扩大，以使ProTaper在绕过台阶前不会碰到根管壁。牙髓医生必须一直控制锉，因为只有在这种情况下ProTaper锉才能较容易引导通过台阶。预弯ProTaper锉可以用牙髓预弯钳（Analytic Endodontics，Orange，CA，USA）或鸟嘴正畸预弯钳（Hu-Friedy；Chicago，Il，USA）[46]。

上述消除台阶的技术只能在台阶不太靠近根尖孔时（3~4mm）使用。如果非常靠近根尖孔进行这些动作，错误的风险很高，例如根尖偏移。在这些情况下，使用NiTi旋转器械成形最好是在台阶前1mm的位置停下，根尖1~2mm用预弯的手用锉。特别要注意必须足量冲洗，可以用特殊设备推冲洗液到达工作长度（见第6章）。

9.3.8 折断器械去除

正如Louis Grossman 40多年前注意到[50]，根管器械的折断令人苦恼与麻烦。然而，我们不能忘记Grossman也说过牙髓专家也会发生折断器械，如果从来没有发生，那么说明临床医生还没有治疗足够多的根管。因此，如果一个器械折断在根管内或者如果我们再治疗一个已存在折断器械的根管时，必须用专业技能来获得治疗的成功效果。

存在折断器械的根管再治疗的问题和台阶的问题类似。再治疗的目的是清理、成形和充填根尖到折断器械的部分。如果在这个过程中，折断器械被去除了，那最好；但是牙医和患者必须明白预后并不依赖于"异物"的去除，而是依赖于清理、成形和充填根尖到折断器械之间的区域并形成良好的根尖封闭。因此，不管取出折断器械或是绕过它治疗都可以取得成功（图9.17）。

第一个影响取出折断器械的预后因素是其位置：越靠近根尖，去除越复杂。如果折断器械在根尖孔并超出根尖孔或在侧穿孔处，一般建议手术治疗。如果器械折断在根管中或冠1/3，那么绕过折断器械或取出折断器械的概率都显著增加。

折断在根管中的器械通常是NiTi旋转锉，但也有其他根管器械，如K锉、H锉、螺旋输送器、拔髓针和GG钻。

在多数情况下，器械折断是由于器械旋转同时与根管壁过多接触。这些折断通常被描述为扭转折断。另一种类型的折断发生于器械长时间使用，金属出现磨耗。此类型折断称为疲劳折断。不过大多数折断是两者联合出现。

这些年来，许多不同的方法用于取出折断器械。现在，借助于手术显微镜、超声和微套管方法，常常能取出折断器械[43]。

折断器械去除受很多额外因素的影响，例如折断的直径和长度。安全取出同样取决于根管的解剖，包括根管的直径、长度和弯曲度，受限于根管的形态，包括牙本质的空间和厚度以及外部凹陷的深度。

如果可以暴露折断器械的1/3长度，或者折断器械在根管中直的部分，或者折断器械位置仅包含一个弯曲，或者可以获得暴露冠方大部分的安全通道，则可以取出折断器械。

如果折断器械在根管弯曲的根尖方，或者无法形成一个非破坏性到折断器械的通路，那么折断器械无法取出。在这种情况下，如果有体征或症状，则需要手术或者拔除。

材料和金属的类型同样影响去除的成功率。通常不锈钢锉较容易去除，因为在去除过程中它们不会进一步断裂。而镍钛锉在用超声去除时有时会再次断裂，可能是因为热量累积[2]。

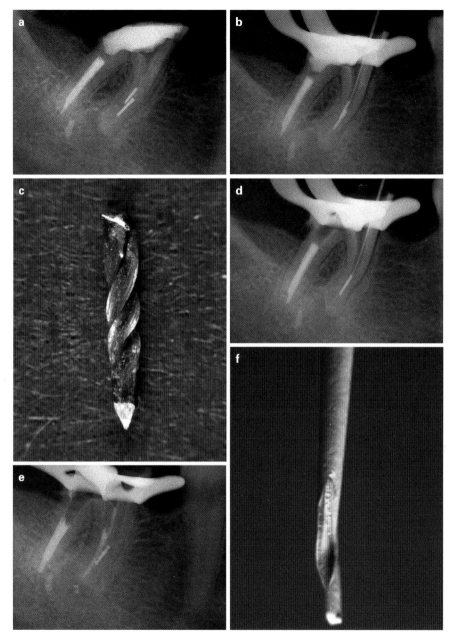

图9.17　（a）下颌第二磨牙的近中根中存在2个折断器械。（b）一个10号K锉绕过了近舌根的折断器械。（c）仅仅扩大根管周围，折断器械就从近舌根去除了。（d）10号K锉绕过了近颊根管的折断器械。（e）牙胶尖插在近舌根中，然后将K锉放入近颊根，探查是否2个根管有联合：锉在牙胶尖上留下的印迹表明2个根管拥有一个根尖孔；因此，没有必要去除第二个近颊根中的折断器械。（f）牙胶尖在近舌根中被压缩，并在另一个根管中与折断器械相接触。（g）术后片。（h）2年回访。

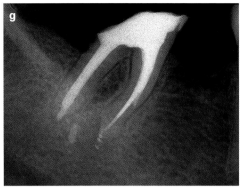
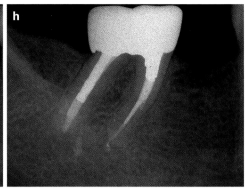

图9.17（续）

　　去除折断器械的第一步是获得冠方通路，得到所有根管口的冠方直线通路。第二步是获得根管内的直线通路，获得折断器械冠方足够的可视空间。下一步是获得折断器械周围的空间，用GG钻创建一个环形的平台[2,43]：在其最大横截面直径处垂直于其长轴截断GG钻的尖端。这种所谓的平台只不过是一个在断械冠方的人造台阶，增加可视性并有助于超声的使用。

　　文献中描述了很多方法、设备和技术用于去除折断器械。现在，最可预测的方法是联合手术显微镜、超声尖和微管[2,41,43,51]。

9.3.9　超声技术

　　必须选择合适号数的超声尖，必须足够长能到达折断器械，必须足够细使得在显微镜下工作时能有良好的视野。超声尖要和障碍物保持联系，以最小的功率，并在干燥根管内，使得临床医生对取折断器械的超声尖有恒定的可视性。为了保持可见性，去除牙本质碎屑，冷却超声尖，助手要时时用三枪头适配一个适当的Luer-lock头吹气。用超声尖逆时针绕障碍物去除牙本质暴露折断器械的冠方几毫米。在使用超声过程中，折断器械开始松动、旋转，然后常常会跳出根管。

9.3.10 微管去除法

有时，尽管建立良好的冠方通路，暴露了折断器械2/3mm，超声环切，折断器械却不能去除。在这种情况下，就需要用微管去除法取出折断器械，已有方法提出用于取出银尖[43,46,51]。应用最广泛的是IRS工具盒，其微管设计用于机械性去除折断器械。还有Cancellier工具盒，是用合成胶或自固化树脂设计用于粘住折断器械。临床上，有足够的固化时间以便稳定地粘紧折断器械非常重要。

作为替代，用小号的手用锉借助于水性螯合剂可以绕过折断器械，部分或全部松动使之更有希望去除。正如我们已经提到的，绕过折断器械进入根尖是为了足够的消毒。如果临床医生不能绕过折断器械，那么也应该像无法消除的台阶一样治疗它。

根管用热牙胶充填直到预备的点；充填时，牙胶有时会自动充填一部分没有清理到的根管。当然，必须告知患者治疗情况以及定期随访检查。根据是否有病变或者临床症状，可以考虑行根尖切除和倒充填以及手术中去或不去除折断器械（见第10章）。

再一次说明，预防是最好的治疗。临床医生必须遵循以下几条来预防器械折断：

- 必须熟悉掌握每种器械的物理性能和局限性
- 器械必须在充满冲洗液的根管中工作，不能在干燥的根管内工作
- 手用器械必须预弯并以正确的顺序使用
- 根管预备必须精心地进行，并且最好是从里向外拉出而不是从外向里
- 旋转或往复运动器械一定不能用力进入一个狭窄的根管；必须要先用手用器械建立足够顺滑的通道
- 一旦锉发生弯曲或其切割刃变形就要更换，锉应该视为一次性使用
- 极少数锉会有制造上的缺陷，这增加了折断概率

器械折断的诊断是突然无法探查根管，最后一根器械短了一些。X线片可以证明存在器械折断。

如果成功取出折断器械，明智的做法是再摄片证明已去除。由于法律原因，如果一个器械折断了，告知患者至关重要[52]。

当折断器械无法取出，如果存在症状，最好的治疗选择就是手术或者拔除患牙。

9.4　修补侧穿

侧穿是病理性或医源性连通根管和牙周，建立了一个"额外"进入根管系统的入口。侧穿部位的牙周组织会有炎症反应。这是由于机械性损伤以及不可避免伴随牙本质碎屑或有毒物质进入牙周组织。除了医源性事故，自发性穿孔的原因有龋病、内吸收或外吸收。

一旦确定穿孔，必须尽快封闭，因为它所引起的牙周问题可随时间推移变得不可逆。

治疗侧穿需要多学科联合以制订一个正确的治疗方案，治疗团队必须决定是拔除还是直接实行非手术再治疗或者手术治疗或者两者均用。

无论个人还是团队，评估一个侧穿牙齿时，需要考虑4个因素：水平面、位置、大小和形状以及时间[53-54]：

- 水平面。侧穿可以发生在冠部、中间或根尖1/3。侧穿发生的水平面会影响预后：中间和根尖1/3的侧穿预后比冠1/3或多根牙髓腔底的侧穿预后更好
- 位置。侧穿可以发生在根管任何位置，颊侧、舌侧、近中或远中。如果考虑手术方法，定位是非常关键的，如果考虑非手术再治疗，那么这个因素没有那么重要
- 大小和形状。侧穿的直径和形状会影响建立良好的封闭。尺寸越大，需要封闭的范围越大。此外，侧方和根分叉穿孔基本不是圆的，而是椭圆形的，因为钻是呈一定角度与根管相接触的。最后，穿孔腔没有锥度，这会使不干扰周围牙周组织而建立良好根尖封闭更加困难
- 时间。侧穿和充填之间间隔的时间会影响预后。正如我们已经提到的，侧穿会引起临近组织的炎症反应以及附着丧失，与牙周袋相通，继而发生微生物感染。因此，为了避免牙周破坏，侧穿必须尽快封闭，如果可以，一旦发生就应同时封闭

总之，穿孔越靠近冠方，间隔时间越长，预后越差。

9.4.1　根尖1/3的侧穿

这可能在预备弯曲根管的过程中发生，使根尖孔移位。

如果牙髓医生成功（用小号预弯器械，大量冲洗，需要很大的耐心）找到了原始根管，侧穿带来的损害会降到最低，特别是侧穿比较小的时候。可以当作一个侧支根管来治疗和充填。较大的侧穿需要MTA（Mineral trioxide aggregate；Dentsply Tulsa Dental，Tulsa，OK，USA）封闭以防止超充。

如果原始根管通路已经被牙本质碎屑阻塞，器械每次都会沿着错误的路径进入侧穿孔，就需要用常规技术充填并随后手术切除根尖未治疗的部分。这在牙髓坏死的牙齿中特别必要。

9.4.2　中1/3的侧穿

在开髓时会发生根管中1/3的侧穿，更常见的是在清理成形根管时或用旋转器械预备桩道时，比如Peeso、Gates Glidden、Largo或类似的钻。

在第二个例子中，侧穿在磨牙中更容易发生，因为在所谓根分叉危险区的弯曲根管内侧凹陷侧过度去除牙本质。通常受到影响的根管是下颌磨牙近中根管以及上颌磨牙的近颊根管，这些根管根分叉面对的牙本质壁非常薄，往往造成带状侧穿。

当为螺纹钉或桩预备空间时，任何根管都可能发生侧穿。常常发生在下颌磨牙的近中根和上颌磨牙的近颊根，这些部位过度扩大造成的损伤常常发生在上述区域。这些根管绝对不能通过进行桩腔预备来放置桩，因为带状侧穿或侧穿的风险很高。

在磨牙中，最安全制备桩道的根管是下颌磨牙的远中根和上颌磨牙的腭根。制备桩道必须记住牙齿的倾斜方向，牙根的弯曲度，牙根的解剖以及钻的尺寸[55]。桩道的预备应该仅仅去除根管充填物。操作者应该避免任何牙本质壁的改变，仅使用牙髓医生在成形过程中预备的空间。

9.4.3　冠1/3和根分叉处的穿孔

如果开髓或制备桩道时没有考虑到牙齿的倾斜或牙根解剖，就会发生冠1/3的侧穿。

在钙化髓腔的根分叉区域中寻找根管口时可能会形成错误通路；例如，在错误的位置去除了过量的牙本质会导致髓室底的穿孔或根管冠部的侧穿。另一种情况下，预备开髓不充分的牙齿也可能会导致穿孔。这个情况通过使用超声和显微镜可以避免。

由于机械创伤和来自口腔的感染，牙周膜被迅速破坏。和侧穿孔相邻的牙槽骨吸收形成垂直骨丧失。之后炎症沿牙周膜纤维从穿孔位置向冠方扩展，破坏牙周膜、牙槽骨和切龈纤维。结果是上皮附着向根方迁移，然后形成进展性牙周损害[56-57]。

9.4.4 材料和技术

在修补穿孔过程中，可视化很重要，需要联合照明和放大设备。最好是在手术显微镜下完成，可以显著提高非手术再治疗的可预测性。

历史上提出过多种封闭材料[53-57]：Cavit、银汞、氢氧化钙、牙胶以及树脂、EBA和MTA。不管使用什么材料，临床医生如果想有预见地修补穿孔常常会面临两个挑战：第一，必须通过开口向根分叉或者牙根表面压实屏障来止血并防止超充[58-59]。屏障应该具有良好的生物相容性，可吸收，并促进新骨生长。通过开髓孔以非手术方式在三壁骨质缺损内放入一个基质。填入的基质提供了一壁来控制修复材料的放置；临床常用的屏障包括Collacote（Calcitek，Carlsbad，CA，USA）、磷酸三钙以及磷酸钙[43,58-62]。

第二个成功修补穿孔的挑战是选择容易使用、封闭性好、不可吸收、美观以及生物相容性好利于新组织形成的修复材料。常用的修补侧穿的材料包括传统的银汞（现在很少使用）、Super EBA树脂水门汀（Bosworth，Skokie，Illinois）、复合粘接修复材料以及三氧化物聚合物（MTA，见下文）[63-66]。

到目前为止，现在使用的所有修复材料，除了MTA，都需要一个干燥的环境来确保良好的封闭。因此，必须选择一个防潮材料来建立一个干燥的预备环境和屏障来控制修复材料的放置以及防止超充。使用MTA并不一定需要屏障材料。

9.4.5 Collacote作为一种屏障

这个技术用于当长期侧穿及随后的微渗漏导致侧方病变形成时。在这种情况下，临床挑战是如何正确地放置一个固体的外部可吸收基质以便充填修复材料。因此，确定从参考点到穿孔点的长度很重要。

Collacote是一种可吸收的胶原材料（10～14天就可消失），有极好的性能，可以彻底止血，提供一个可控制的屏障。这个材料相对便宜，生物相容性好，可以促进新组织生长。

使用屏障技术，修补穿孔的修复材料应该基于个人的判断、经验、研究、便于操作以及特殊材料在特殊临床情况下的优缺点。如果选择Super EBA，树脂水门汀用调拌刀调和，并尽可能多地将粉加入液体，以形成一个厚的、黏性的、泥子样的混合物。用Schilder充填器的工作末端黏附少量整块的圆锥形的Super EBA。用充填器将修复材料输送到预备通道中，并将材料放置到特定位置压实。少量多次放置并压实Super EBA树脂水门汀充填穿孔处缺损。

9.4.6　使用MTA修补侧穿

随着手术显微镜[58-59]的使用以及加利福尼亚罗马琳达大学Mahmoud Torabinejad提出MTA可用于封闭缺损[65]后，穿孔的预后得到显著提高（图9.18）。MTA有良好的生物相容性、亲水性并且可以促进愈合和骨生成[65-66]；它是由细矿物三氧化物和其他亲水性粒子组成的粉末，可以在潮湿的情况下放置。水合后的粉形成胶态凝胶在4小时内固化成坚硬结构。MTA在生物相容性、抑菌作用、边缘密合性以及封闭性能等方面不同于其他材料，主要因为其亲水性，因此对湿气有抵抗力。

用于修补穿孔、用于牙髓外科封闭倒预备腔隙、用于封闭开放根尖孔或者用于直接盖髓保护牙髓的材料，都不可避免地要与血液或其他组织液相接触。Torabinejad等研究者证明MTA是唯一一种不会被水分或血液污染的材料[65]。事实上，MTA只在与水分接触情况下放置，可能被认为是目前最适合修补穿孔的材料[66-69]（图9.19和图9.20）。

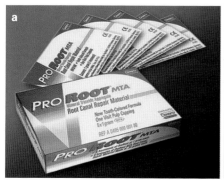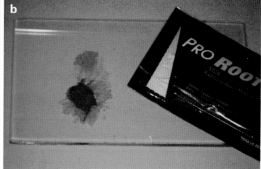

图9.18　白（**a**）和灰（**b**）MTA（ProRoot MTA，Dentsply Maillefer，Ballaigues，Switzerland）。

在我们看来，定位为成功非手术再治疗后的牙齿必须符合以下要求：

- 无症状，例如无自发痛或扪诊疼痛或叩痛
- 没有过度松动
- 侧穿开口没有与口腔相通
- 没有窦道
- 牙齿能行使功能
- 与侧穿相邻的骨质X线片显示无吸收
- 与充填材料相邻的牙周膜厚度不超过周围牙周膜厚度的2倍

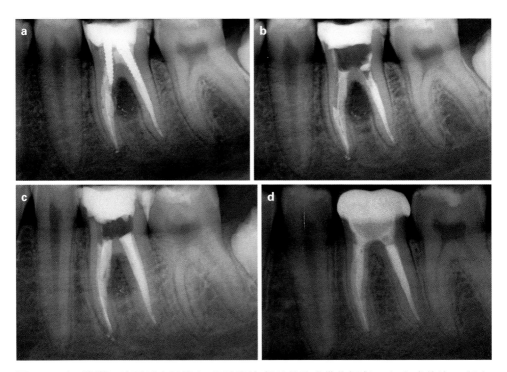

图9.19　左下颌第一磨牙近中根管由于近颊根打螺纹桩造成带状侧穿。（**a**）术前片。（**b**）非手术再治疗后，用Schilder技术充填远中根、近舌根和近颊根根尖孔到侧穿位置。（**c**）术后片：近颊根管的冠1/3已经用MTA完善充填了从侧穿到根管口。（**d**）15年后回访X线片显示已完全愈合。

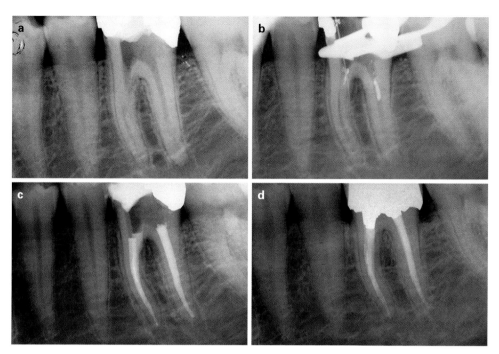

图9.20 寻找近颊根管的过程中在髓腔底部形成了一个侧穿。（**a**）术前片。（**b**）出血区放置了一个小号锉连接到电子根测仪来确认发生侧穿。（**c**）术后片。在用热牙胶充填近中根管的根尖部之前，用MTA充填近中根管的冠部。（**d**）2年复查。

（王茹燕 高原 译）

参考文献

[1] American Association of Endodontists. Glossary of endodontic terms 2015. Available from: http://www.nxtbook.com/nxtbooks/aae/endodonticglossary2015/ . Accessed 27 Feb 2016.

[2] Carr GB. Retreatment. In: Cohen S, Burns RC, editors. Pathways of the pulp. 7th ed. St. Louis: The C.V. Mosby Company; 1998. p. 791–834.

[3] Chen SC, Chueh LH, Hsiao CK, Tsai MY, Ho SC, Chiang CP. An epidemiological study of tooth retention after nonsurgical endodontic treatment in a large population in Taiwan. J Endod. 2007;33:226–9.

[4] Paredes-Vieyra J, Jimenez Enriquez FJ. Success rate of single- versus two visit root canal treatment of teeth with apical periodontitis: a randomized controlled trial. J Endod. 2012;38(9):1164–9.

[5] Sonntag D, Delschen S, Stachniss V. Root-canal shaping with manual and rotary Ni-Ti fi les performed by students. Int Endod J. 2003;36:715–23.

[6] Pettiette MT, Delano EO, Trope M. Evaluation of success rate of endodontic treatment performed by students with stainless-steel K-fi les and nickel-titanium hand fi les. J Endod. 2001;27:124–7.

[7] Pjetursson BE, Thoma D, Jung R, Zwahlen M, Zembic A. A systematic review of the survival and complication rates of implant-supported fi xed dental prostheses (FDPs) after a mean observation period of at least 5 years. Clin Oral Implants Res. 2012;23:22–38.

[8] Morris MF, Kirkpatrick TC, Rutledge RE, Schindler WG. Comparison of nonsurgical root canal treatment and single-tooth implants. J Endod. 2009;35:1325–30.

[9] Salehrabi R, Rotstein I. Epidemiologic evaluation of the outcomes of orthograde endodontic retreatment. J Endod. 2010;36:790–2.

[10] Fristad I, Molven O, Halse A. Nonsurgically retreated root-fi lled teeth: radiographic fi ndings after 20–27 years. Int Endod J. 2004;37:12–8.

[11] Davies A, Mannocci F, Mitchell P, Andiappan M, Patel S. The detection of periapical pathoses in root fi lled teeth using single and parallax periapical radiographs versus cone beam computed tomography – a clinical study. Int Endod J. 2015;48:582–92.

[12] Torabinejad M, Corr R, Handysides R, Shabahang S. Outcomes of nonsurgical retreatment and endodontic surgery: a systematic review. J Endod. 2009;35:930–7.

[13] Harty FJ, Parkins BJ, Wengraf AM. Success rate in root canal therapy: a retrospective study of conventional cases. Br Dent J. 1970;28:65–70.

[14] Walton R. Histologic evaluation of different methods of enlarging the pulp canal space. J Endod. 1976;2:304–11.

[15] Chen SC, Chueh LH, Hsiao CK, Wu H-P, Chiang CP. First untoward events and reasons for tooth extraction after nonsurgical endodontic treatment in Taiwan. J Endod. 2008;34: 671–4.

[16] Sundh B, Odman P. A study of fi xed prosthodontics performed at a University clinic 18 years after insertion. Int J Prosthodont. 1997;10:513–9.

[17] Yoshino K, Ito K, Kuroda M, Sugihara N. Prevalence of vertical root fracture as the reason for tooth extraction in dental clinics. Clin Oral Investig. 2015;19:1405–9.

[18] Berman LH, Kuttler S. Fracture necrosis: diagnosis, prognosis assessment, and treatment considerations. J Endod. 2010;36:442–6.

[19] Magura ME, Kafrawy AH, Brown CE, Newton CW. Human saliva coronal leakage in obturated root canals : an in vitro study. J Endod. 1991;17:324–31.

[20] Sundqvist G, Figdor D, Persson S, Sjogren U. Microbiologic analysis of teeth with failed endodontic treatment and the outcome of conservative retreatment. Oral Surg Oral Med Oral Pathol Oral Radiol Endod. 1998;85:86–93.

[21] Gorni FG, Gagliani MM. The outcome of endodontic retreatment: a 2-yr follow-up. J Endod. 2004;30:1–4.

[22] de Chevigny C, Dao TT, Basrani BR, et al. Treatment outcome in endodontics: the Toronto study—phases 3 and 4: orthograde retreatment. J Endod. 2008;34:131–7.

[23] Paik S, Sechrist C, Torabinejad M. Levels of evidence for the outcome of endodontic retreatment. J Endod. 2004;30:745–50.

[24] Rotstein I, Simon JH. The endo-perio lesion: a critical appraisal of the disease condition. Endod Topic. 2006;13:34–56.

[25] Tamse A, Fuss Z, Lustig J, Kaplavi J. An evaluation of endodontically treated vertically fractured teeth. J Endod. 1999;25:506–8.

[26] Kwan S, Abbott PV. Bacterial contamination of the fi tting surfaces of restorations in teeth with pulpal and periapical disease. Aust J Dent. 2012;57:421–8.

[27] Chavez DePaz LE, Dahlén G, Molander A, Möller A, Bergenholtz G. Bacteria recovered from teeth with apical periodontitis after antimicrobial endodontic treatment. Int Endod J. 2003;36:500–8.

[28] De Paz LC. Redefi ning the persistent infection in root canals: possible role of biofi lm communities. J Endod. 2007;33:652–62.

[29] Hong BY, Lee TK, Lim SM, Chang SW, Park J, Han SH, Zhu Q, Safavi KE, Fouad AF, Kum KY. Microbial analysis in primary and persistent endodontic infections by pyrosequencing. J Endod. 2013;39:1136–40.

[30] Dechouniotis G, Petridis XM, Georgopoulou MK. Infl uence of specialty training and experience on endodontic decision making. J Endod. 2010;36:1130–4.

[31] Setzer FC, Shah SB, Kohli MR, Karabucak B, Kim S. Outcome of endodontic surgery: a meta-analysis of the literature-part 1: comparison of traditional root-end surgery and endodontic microsurgery. J Endod. 2010;36:1757–65.

[32] Danin J, Linder LE, Lundqvist G, Ohlsson L, Ramsköld LO, Strömberg T. Outcomes of periapical surgery in cases with apical pathosis and untreated root canals. Oral Surg Oral Med Oral Pathol Oral Radiol Endod. 1999;87:227–32.

[33] Patel S, Durack C, Abella F, Shemesh H, Roig M, Lemberg K. Cone beam computed tomography in endodontics – a review. Int Endod J. 2015;48:3–15.

[34] Cohen AG. The effi ciency of solvents used in the retreatment of paste-fi lled root canals. Masters Thesis , Boston University; 1986.

[35] Friedman S, Stabholz A, Tamse A. Endodontic retreatment: case selection and technique. Part 3: retreatment techniques. J Endod. 1990;16:543–9.

[36] Jeng HW, ElDeeb ME. Removal of hard paste fi llings from the root canal by ultrasonic instrumentation. J Endod. 1987;13:295–8.

[37] Krell KV, Neo J. The use of ultrasonic endodontic instrumentation in the retreatment of pastefi lled endodontic teeth. Oral Surg Oral Med Oral Pathol. 1985;60:100–2.

[38] Hülsmann M. The retrieval of silver cones using different techniques. Int Endod J. 1990;23:298–303.

[39] Fors UGH, Berg JO. Endodontic treatment of root canals obstructed by foreign objects. Int Endod J. 1986;19:2–10.

[40] Krell KV, Fuller MW, Scott G. The conservative retrieval of silver cones in diffi cult cases. J Endod. 1984;10:269–73.

[41] NagaiI O, Tani N, Kayaba Y, Kodama S, Osada T. Ultrasonic removal of broken instruments in root canals. Int Endod J. 1986;19:298–304.

[42] Brady JM, Del Rio CE. Corrosion of endodontic silver cones in human: a scanning electron microscope and X-ray microprobe study. J Endod. 1975;1:205–10.

[43] Ruddle CJ. Nonsurgical endodontic retreatment. In: Cohen S, Burns RC, editors. Pathways of the pulp. 8th ed. St. Louis: The C.V. Mosby Company; 2002. p. 875–929.

[44] Roig-Greene JL. The retrieval of foreign objects from root canals: a simple aid. J Endod. 1983;9:394–7.

[45] Masserann J. The extraction of instruments broken in the radicular canal: a new technique. Acta Odont Stomatol. 1959;47:265–74.

[46] Ruddle CJ. Nonsurgical endodontic retreatment. In: Castellucci A, editor. Endodontics Vol. III. Firenze: II Tridente; 2009;998–1075.

[47] Kapalas A, Lambrianidis T. Factors associated with root canal ledging during instrumentation. Endod Dent Traumatol. 2000;16:229–31.

[48] Roda RS, Gettleman BH. Nonsurgical retreatment. In: Hargreaves KM, Berman LH, editors. Cohen's pathways of the pulp. 11th ed. St. Louis: Elsevier; 2016. p. 371–3.

[49] Jafarzadeh H, Abbott P. Ledge formation: review of great challenge in endodontics. J Endod.

2007;33:1155–62.

[50] Grossman LI. Guidelines for the prevention of fracture of root canal instruments. Oral Surg Oral Med Oral Pathol. 1968;28:746–52.

[51] Ruddle CJ. Broken instrument removal. The endodontic challenge. Dent Today. 2002;21:70–2.

[52] Frank AL. The dilemma of the fractured instrument. J Endod. 1983;9:515–6.

[53] Jew RCK, Weine FS, Keene JJ, Smulson MH. A histologic evaluation of periodontal tissues adjcent to root perforations fi lled with Cavit. Oral Surg Oral Med Oral Pathol. 1982;54:124–35.

[54] Benenati FW, Roane JB, Biggs JT, Simon JH. Recall evaluation of iatrogenic root perforations repaired with amalgam and gutta-percha. J Endod. 1986;12:161–6.

[55] ElDeeb ME, Eldeeb M, Tabibi A, Jensen JR. An evaluation of the use of amalgam, Cavit, and calcium hydroxide in the repair of furcation perforations. J Endod. 1983;8:459–66.

[56] Frank AL, Weine FS. Nonsurgical therapy for the perforative defect of internal resorption. J Am Dent Assoc. 1973;87:863–8.

[57] Lantz B, Persson P. Periodontal tissue reactions after surgical treatment of root perforations in dog's teeth: a histologic study. Odontol Revy. 1970;21:51–62.

[58] Ruddle CJ. Endodontic perforation repair: using the surgical operating microscope. Dent Today. 1994;13:48, 50, 52–3.

[59] Kim S, Rethnam S: Hemostasis in endodontic microsurgery. In: Microscopes in Endodontics, dental clinics of North America. Philadelphia: W.B. Saunders; 1997, 41:3. p. 499–511.

[60] AlhadainyY HA, Abdalla AI. Artifi cial fl oor technique used for the repair of furcation perfora-tions: a microleakage study. J Endod. 1998;24:33–5.

[61] Pecora G, Baek S, Rethnam S, Kim S. Barrier membrane techniques in endodontic microsurgery. In: Microscopes in endodontics, dental clinics of North America. Philadelphia: W.B. Saunders; 1997, 41:3. p. 585–602.

[62] Sottosanti J. Calcium sulfate: a biodegradable and biocompatible barrier for guided tissue regeneration. Compend Contin Educ Dent. 1992;13:226–8, 232–4.

[63] Moloney LG, Feik SA, Ellender G. Sealing ability of three materials used to repair lateral root perforations. J Endod. 1993;19:59–62.

[64] Nakata TT, Bae KS, Baumgartner JC. Perforation repair comparing mineral trioxide aggregate and amalgam using an anaerobic bacterial leakage model. J Endod. 1998;24:184–6.

[65] Torabinejad M, Hong CU, McDonald F, Pitt Ford TR. Physical and chemical properties of a new root-end fi lling material. J Endod. 1995;21:349–53.

[66] Sarkar NK, Caicedo R, Ritwik P, Moiseyeva AR, Kawashima I. Physicochemical basis of the biologic properties of mineral trioxide aggregate. J Endod. 2005;31:97–100.

[67] Thomson TS, Berry JE, Somerman MJ, Kirkwood KL. Cementoblasts maintain expression of osteocalcin in the presence of Mineral Trioxide Aggregate. J Endod. 2003;29:407–12.

[68] Torabinejad M, Higa RK, McKendry DJ, Pitt Ford TR. Dye leakage of four root-end fi lling materials: effects of blood contamination. J Endod. 1994;20:159–63.

[69] Bargholz C. Perforation repair with mineral trioxide aggregate: a modifi ed matrix concept. Int Endod J. 2005;38:59–69.

第10章 磨牙显微根尖外科手术

Endodontic Microsurgery for Molars

Enrique M. Merino

摘要

对于无法通过非手术治疗获得良好疗效的磨牙，选择显微外科手术治疗有可能会更有前景。显微外科手术治疗依赖于一些技术的支持，比如口腔手术显微镜、超声器械、充填材料、相关知识、显微手术操作技术以及引导骨组织再生技术。这一过程包括基于CBCT扫描的彻底的诊断性检查、一系列有计划的治疗步骤和合适的疗效评估。对于一个熟练的术者来说，显微根管外科手术具有较高的成功率。

指导性参考文献

Setzer FC, Shah SB, Kohli MR, Karabucak B, Kim S. Outcome of endodontic surgery: a meta-analysis of the literature-part 1: comparison of traditional root-end surgery and endodontic microsurgery. J Endod. 2010;36:1757–65.

这项研究调查了根尖手术的预后，主要比较了传统根尖手术与显微根尖外科手术。后者被定义为一种包括超声倒预备、充填材料、显微手术器械、高倍数的放大与照明系统的手术。一个基于21项研究的meta分析显示，使用先进的显微外

E. M. Merino , MD, DDS
European University, Madrid , Spain

Complutense University , Madrid , Spain

Private Practice , Plaza La Inmaculada , 24001 Leon , Spain
e-mail: enriquemmerino@gmail.com

© Springer-Verlag Berlin Heidelberg 2017
O.A. Peters (ed.), *The Guidebook to Molar Endodontics*,
DOI 10.1007/978-3-662-52901-0_10

科方法可获得95%的成功率，而传统的手术方法成功率仅仅为59%。因此，与传统技术相比，使用显微根尖手术技术相比传统根尖外科手术具有优越性。

10.1   前言

如第8章和第9章所讨论的，牙髓治疗的失败，其基本原理是基于根管系统内的细菌及其产物渗透到根尖周组织，进而导致了与宿主免疫系统的相互作用。因此，治疗的成功与阻止这一相互作用的临床操作技巧和技术有关[1]。

非手术再治疗可以提供可接受的临床预后，然而，这只有在临床医生能够克服阻碍根管系统彻底清理的一些操作性错误的前提下才能实现[2]。外科手术往往是挽救患牙的最后手段；只有当所有前述的非手术治疗均失败或不可行的情况下，才能做出进行手术治疗的决定。显微根尖外科手术治疗的最终目标是获得可预见性的根尖周组织以及骨质缺损的再生[3]；通过这种策略治疗的患牙的临床预后显然优于传统的根尖手术[4]。

10.2   显微根尖外科手术基本原理

当滋生有微生物的根管系统空间能够容易被确定、清理以及用生物相容性好的材料进行充填，那么显微根尖外科手术预后疗效良好。

简言之，为了这个目的，获得到达病损根尖的手术通路后，在放大条件下进行各个根尖3mm的切除。然后去除肉芽组织。在每一个被截断3mm的根尖末端进行充分的倒预备和用生物相容性较好的材料进行倒充填。在缝合复位瓣之前，必须评估是否需要使用引导骨再生技术。

10.3   显微根尖外科手术之前的诊断步骤

需要对该区域的患牙进行牙周探诊，因为牙周探诊可以提供磨牙周围牙槽骨区域情况，最重要可以反映任何骨质不连续的宽度和长度等信息（图10.1）。

传统的影像技术如根尖片、全景片，在探查少量根尖周骨损伤方面的能力比较局限，因此锥形束CT（CBCT）[5]是目前用于制订牙髓外科手术治疗方案的标准影像技术（表10.1）。

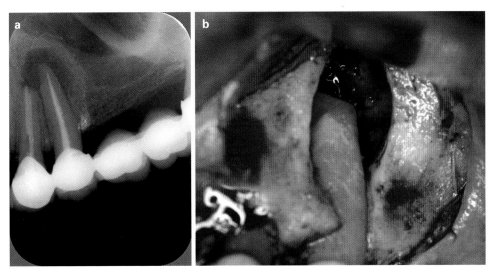

图10.1　术前X线片（**a**），显示病损范围局限且应该能比较容易处理。然而，当翻开软组织瓣后（**b**），可以看到延伸至根尖及根周的骨质缺损（转载自Merino 2009，并获得授权）。

表10.1　骨质缺损的诊断

病损种类	范围	结果			
		牙周探诊	X线片	CBCT	是否推荐引导骨组织再生技术（GBR）/引导骨组织再生膜
"牙髓"	小	正常	可见	可见	否
	大	正常	可见	可见	否
	穿通性	正常	不可见	可见	是
"牙髓–牙周"	根尖周	深	不可见	可见	是
	大面积牙周	正常	可见	可见	是
联合	大面积牙周或根尖周侧方及穿通性	正常	可见	可见	是
	根尖周及穿通性	深	不可见	可见	是

10.4　显微根尖外科手术流程

10.4.1　瓣的设计

　　与非手术再治疗的髓腔预备相似，瓣提供了根管入路的通路，为治疗提供了可行性，瓣的设计相当于在软组织水平上的"髓腔预备"，为到达骨组织水平提供良好的视野。这也是极其重要的，因为瓣必须对游离区与非游离区提供足够的血供[6-10]。

同时，在划开第一个切口之前，必须要考虑到正在进行的显微手术的所有因素、可能的情况以及改进措施。因此，当面对根尖骨质缺损时，瓣的设计必须足够大以满足在瓣的下方有骨质支持，此外，必须能够使瓣无张力地覆盖住骨移植材料[11]。

当切口已经划开之后，再对瓣进行调整，会对最终的疗效产生危害。

对于磨牙区的显微手术，矩形瓣和三角瓣是典型的瓣膜类型。矩形瓣包括一个水平沟内切口以及两个垂直切口；而三角瓣与之类似，但只有一个垂直切口。

"瓣的设计的黄金法则"[12]是临床医生始终要注意的关键因素，这样才能轻松快速地完成显微根尖外科手术并为患者减少复杂的术后操作：

- 组织瓣不能穿过骨质缺损区。如果可能，瓣应当远离病损区域
- 在骨质隆起之间的减张切口应当位于骨表面的凹陷部分之上，不能穿越骨质隆起的凸起部分
- 垂直切口的牙龈冠方末端应当终止于牙齿的转角线（如图10.2a中的黑线），垂直于牙龈边缘（图10.2b）。另一末端不能进入颊黏膜皱襞，因

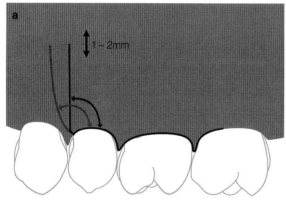
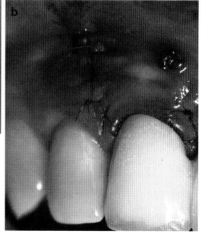

图10.2 （**a**）切口（黑线所示）不能止于薄弱的颊黏膜组织，也不能位于龈乳头的中央，否则会削弱血管形成的效果，并导致组织坏死以及美观上的不足。切口可以存在最小幅度的倾斜（蓝线所示），要避免越过下一个牙槽骨隆起，将切口维持在附着龈范围内。将切口末端保持在附着龈内且距离黏膜1~2mm是有利的。（**b**）切口垂直于牙龈边缘朝向牙龈乳头基底部是很重要的，以便为缝合创造空间，使牙龈边缘的位置在愈合的过程中保持稳定。

此，切口少量倾斜是有利的（如图10.2a中的蓝线）

- 基底部必须与游离边缘一样宽。垂直减张切口应当顺着血管网方向，主要在冠根方向垂直于殆平面[13]。矩形瓣的长、宽比为2：1时，瓣的血供可以维持[14-15]。理想情况下，垂直切口越短，就需要越长的水平切口；同样地，垂直切口越长，需要的水平切口越短
- 骨膜必须与瓣一同翻起。这样使得缝合更加容易且有利于加速愈合过程，减少术后疼痛和炎症反应
- 拉钩必须放置于骨上而不是软组织上
- 所有的缝合必须先从游离组织的上表面进针，然后穿过非游离组织的下表面

10.4.2 切口（低倍放大）

使用标准的15号或15C号刀片或显微手术刀片，"执笔式"是最常用的手势（图10.3a，b）。必须用刀片与骨成90°，稳定而连续地划开切口，这样才能翻起完整的黏骨膜瓣。

10.4.3 翻瓣

这一步骤的目的在于将已经切开的组织瓣翻起以使得下方牙槽骨可见。瓣必须这样翻起，当瓣回到原位时，能够被动地回复到预计的位置。使用尖的、小的或弯曲的剥离器，如Molt 9、P145S、P9HM或类似的（图10.3c），放置于水平和垂直切口的交界处，将其凹面对着牙槽骨（图10.3b）。

10.4.4 牵拉

牵拉是为了在避免引起瓣以及临近组织损伤的情况下获得最大的通路及视野。正确的牵拉技术能够提高人体工程学，缩短手术时间，减少术后疼痛和炎症反应。在手术过程中，软组织的处理往往被忽视了，因为一旦瓣被牵开，术者的注意力往往集中在病损上（图10.4a，b）。

牵开器是牙体牙髓手术最重要的器械之一，必须满足以下要求：

- 牵开器应当足够宽，能够完全支持瓣（15mm）
- 牵开器应当足够薄（约0.5mm），能够获得更好的通路
- 牵开器应当具有锯齿状的工作末端以防止滑脱

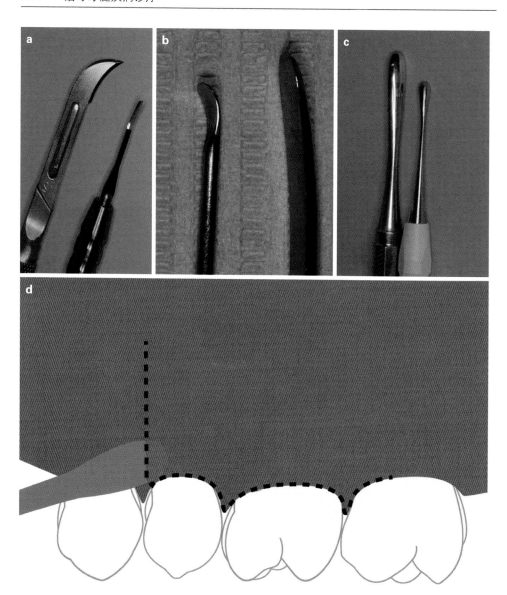

图10.3　（**a**）使用传统的手术刀可以使切口垂直于牙槽骨。或者，若在显微镜下做切口则可使用显微手术刀（**b**）。（**c**）Prichard 或Molt 刮匙适用于翻瓣。（**d**）将剥离器伸入垂直切口与水平切口的连接处将瓣翻起，采用缓慢、稳定且有节制的剥离动作进行垂直加力，紧紧沿着骨皮质的轮廓，使得瓣翻起后能够完全暴露骨质缺损的范围。

- 牵开器应当为哑光表面，防止反光

牵开器的工作端应当尽可能地适应指定的术区皮质骨板。

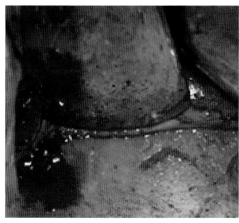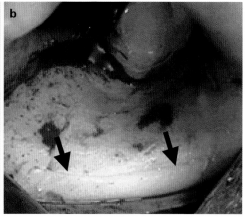

图10.4　（**a**）如果牵开器放置在瓣上，压力会影响血流灌注并导致瓣的局部缺血，引起更多的术后疼痛与炎症反应。（**b**）另一个需要注意的重要细节在于牵开器在瓣上产生的张力。 这种张力也会影响瓣的血流灌注，为了减小这种张力，需要在术中做出一些调整，例如可以在骨表面做一个小的刻痕以确保牵开器放置在正确的位置（箭头所示）。

10.4.5　去骨开窗（低倍放大）

　　骨切开术的窗口需要大约5mm直径的大小，才能获得器械和装置能够轻松到达根尖的通路。使用碳化钨球钻或者5mm环钻在硬组织水平上创造直达受病损波及的磨牙根尖的"开髓通路"。

　　牙体牙髓外科手术医生可能会遇到3种不同的临床状况：

- 完好无损的皮质骨层
- 皮质骨穿孔且没有骨膜
- 皮质骨穿孔但有骨膜

10.4.6　搔刮（中倍放大）

　　搔刮可以去除病变组织、外源性异物、根尖周或根尖侧方区域的骨质颗粒，为根尖及根管侧支创造视野与通路。搔刮应当尽可能地彻底且迅速，因为术区的止血与搔刮是否彻底直接相关。舌/腭侧陷窝骨壁是最难清理的区域。Lucas骨质刮器、33L匙状挖器或Molt刮匙适用于中到大面积的病损。Columbia 13/14，Molt或Jaquette 34/35刮匙可以用于较小的病损，以及舌/腭侧陷窝骨壁的病损（图10.5）。

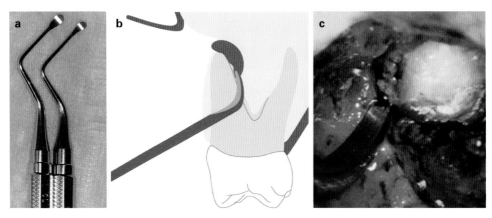

图10.5　（**a**）使用Lucas刮匙（边缘尖锐，具有凹面和凸面）往往足以仅去除肉芽组织而不损伤到任何骨组织，并获得到达根尖的良好通路。（**b**，**c**）Jaquette 34/35刮匙是专门设计用于牙根之间以及骨腔腭/舌侧骨壁。

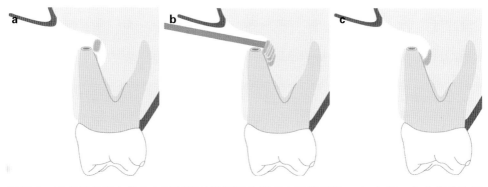

图10.6　手术区骨腔内的止血可以通过使用肾上腺素小棉球获得。（**a**）第一个小棉球放置于骨腔底面。（**b**）继续放置小棉球直至骨腔被完全填满。加压4分钟。（**c**）然后取出其他所有小棉球，仅保留最初的那个小棉球，直至最后的冲洗步骤。最初的小棉球有两个关键的作用：它防止受损的小血管在手术过程中再次张开，同时能防止手术产生的碎屑进入到骨窝中，否则将很难清除。

10.4.7　止血（中倍放大）

显然，对于显微外科手术来说，止血是一种必不可少的因素，因为干燥的手术区可以提供更好的组织学视野，能够显著提高手术的效率，使根充材料污染的风险降到最低。麻醉（见第3章）能提供有效的术前止血；如果没有禁忌证，应当使用加入了1∶50000肾上腺素的麻醉剂。阻滞麻醉以及颊/舌–腭侧浸润麻醉都是需要的，这样才能获得有效的止血。在手术过程中再使用麻醉剂来获得止血效果往往是无效的。

可使用加肾上腺素或不加肾上腺素的小棉球获得骨腔内的局部止血（图10.6）；硫酸铁浸润的棉球可以应用于骨腔外颊侧骨表面出血位点而获得止血效果。

10.4.8　根尖切除术（根尖切除术采用低倍放大，检查采用中至高倍放大）

受累牙根的根尖3mm被切除（图10.7），这部分区域的解剖结构更复杂；可以通过离体磨牙的电镜研究以及micro–CT数据（见第1章）等在组织结构方面表现出来。最好切端为0°斜面，应当使用安装于手机上的硬质合金钻或Lindemann钻，用大量冲洗液冲洗。目前的显微器械例如显微口镜、小号超声工作尖、显微充填器可以在这样小的斜面上进行操作。切除根尖之后，用亚甲基蓝染料染色，确保根尖彻底切除并检查根管及峡区（图10.8）。

10.4.9　峡区

如果有一个小细节没有处理到位，就可能导致整个治疗过程失败。由此而论，在峡区中的"微组织"和主根管内的"宏观组织"同等重要。

尽管在牙体牙髓显微手术中，峡区是一个重要的结构，但在1983年之前的口腔课本或科学文献中是被忽视的[16]。峡区说明了在一个牙根中两个根管之间的不同层面上，通常存在相互交通（图10.9a），但切除根尖部分之后就暴露了。峡区中包含了牙髓组织，应被当作根管内的牙髓组织进行相同的处理。图10.9b为峡区应当如何预备的示意图。

10.4.10　根尖预备

为了在已经截断的牙根上制备一个清洁的界限清楚的Ⅰ类洞，必须具有平行于牙根长轴并位于中央的壁，这样才不会削弱根管壁，同时也应当具有足够的深度以容纳用于充填的生物相容性较好的材料（图10.10）。根据"三原则"的要求，倒充填的窝洞应当至少有3mm深度（图10.7）。自从开始应用超声（US）显微工作尖和显微口镜，倒充填窝洞的预备效率得到显著提高[17]。建议采用低倍放大（4倍）观察沿着牙根长轴的显微超声工作尖（图10.11）。如果没能对齐牙根

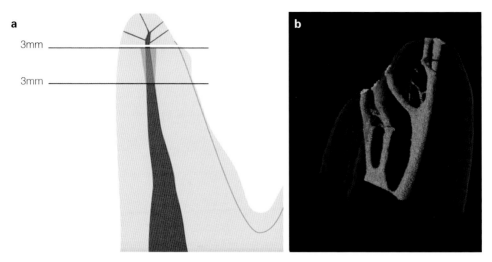

图10.7 （**a**）"三原则"：采用根尖切除术的目的是切除每个受累根尖3mm，根尖另外3mm进行倒预备和倒充填进行封闭。根管末端6mm需要通过治疗清除或阻断最常发生于根尖1/3区域的主根管与牙周组织之间的感染。（**b**）Micro-CT显示一个上颌磨牙近颊根管根尖具有多样的根尖分叉，说明了任何磨牙的根尖部分都可能存在复杂的解剖结构（图b由Dr. O. Peters提供）。

图10.8 使用亚甲基蓝染料对截断的根尖进行染色，显示存在结缔组织，并且能够显示根尖已经被彻底切除（轮廓360°连续染色）或没有被彻底切除（被损坏的轮廓）。这一染色步骤对于探查遗漏的根管或峡区、根尖折断或裂纹线同样很重要。

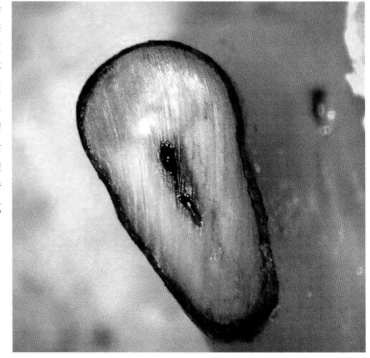

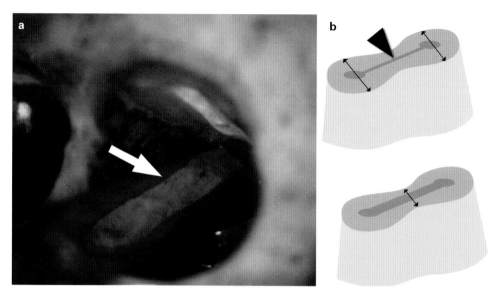

图10.9　（**a**）临床口内片显示高倍镜下的上颌磨牙近中根中预备后的峡区（箭头）。根尖峡区只有经过彻底的但尽量保存牙本质的预备才能获得足够的消毒效果。（**b**）在主根管倒预备完成后，峡区（三角箭头）必须使用一个圆形或刃状的超声工作尖进行预备和清理。应当注意保存足够的牙本质厚度（双向箭头），例如在上颌磨牙近颊根管以及下颌磨牙近中根管中，形成沿着牙根内峡区的8字形截面。

长轴，则可能造成根管穿孔。建议采用中倍放大（10～16倍）进行窝洞的预备，倒充填的窝洞采用高倍放大（20～25倍）最终检查。

　　应当在正确的功率设定下使用设计良好的显微超声工作尖，最理想的工作尖需要包被磨砂涂层，同时进行足够的冲洗，防止根尖端的微裂。

　　为了避免根尖牙本质壁的过度切削，牙本质壁厚度与显微工作尖的尺寸之间应当符合一定的关系，因此对于上颌磨牙的颊侧根和下颌磨牙的近中根应当选择较小的显微超声工作尖；相反地，对于上颌磨牙的腭根以及下颌磨牙的远中根应选择相对较大的工作尖（图10.12）。

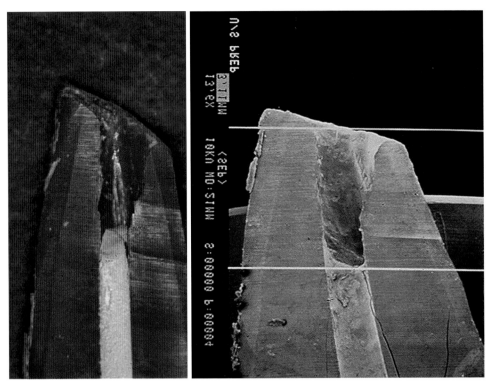

图10.10　牙根进行根尖切除以及倒预备后的光镜和扫描电镜图。根尖倒预备后必须形成一个具有清洁的洞壁以及足够的深度的Ⅰ类洞（图片由Dr. M. Torabinejad提供）。

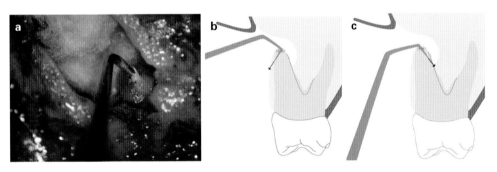

图10.11　（**a**）超声工作尖必须沿着根管通道进行操作，以避免削弱根尖结构甚至引起穿孔。在低倍放大下观察到正确的氧化锆超声工作尖沿着牙根长轴操作。（**b**，**c**）若向颊侧或舌侧方向成不正确的角度则会导致穿孔。

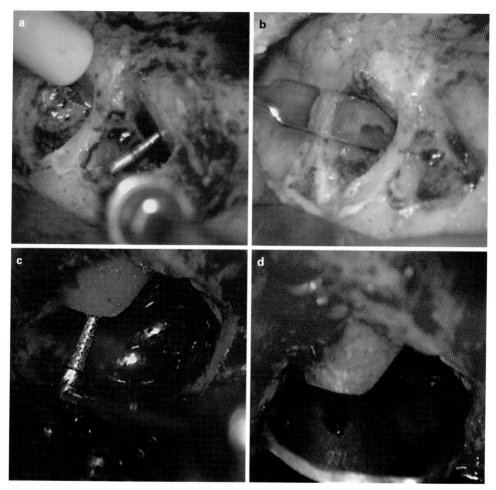

图10.12　必须选择合适的倒预备工作尖预备不同磨牙的根尖截面（**a**，**b**），以避免过度的削弱根尖组织并减少产生后遗症的可能性，例如根折等。在上颌前牙的圆形根尖截面适用较大的倒预备工作尖，因为牙根截面较大（**c**，**d**）（图片由Dr. C. Peters提供）。

10.4.11　干燥预备区（中倍放大）

根尖倒预备的窝洞在充填之前必须清洁和干燥。可以用Stropko's注射器吹气，除了在穿通性骨缺损，穿通至上颌窦黏膜的情况下，必须使用纸尖干燥（图10.13，表10.1以及后述的表格中骨缺损的分类）。

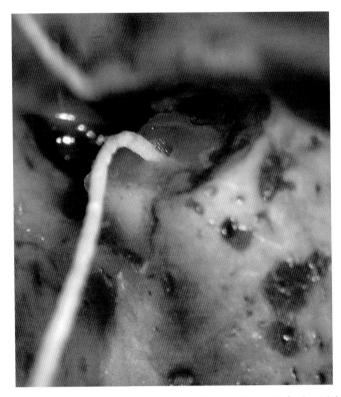

图10.13　完成根尖倒预备后，应当干燥窝洞。此时使用纸尖不是很合适，因为残留的血液、碎屑、湿润的环境会妨碍充填材料形成良好的倒充填封闭作用，进而会导致治疗的失败。但在如图所示这一病例中，由于同时存在颊侧骨板以及上颌窦黏膜的穿孔，因而不能使用气枪对着倒预备窝洞吹气，因为吹气可能将坏死的组织从窝洞吹入窦腔中（转载自Merino 2009，并经过授权）。

10.4.12　倒充填（中倍放大）

采用生物相容性较好的材料以提供一个稳定的封闭环境，阻止细菌及其产物在根管系统与根尖周组织之间相互渗透。三氧化物聚合物（MTA），是目前用于倒充填的标准充填材料，因为其具有良好的生物相容性、封闭能力以及尺寸稳定性（图10.14）。其他生物陶瓷材料，例如根管修复油灰（RRM）可以提供相似的愈合率[18-19]。

据文献报道MTA的局限性在于，尽管湿度对于固化是必要的，但在充填过程中，良好的隔离也是至关重要的，因为过度的潮湿会使充填材料流出倒充填窝洞。同时，因为缺少最终的冲洗及抛光阶段，其固化时间很长而X线阻射性不高。更新型的材料缩短了固化时间[19-22]。

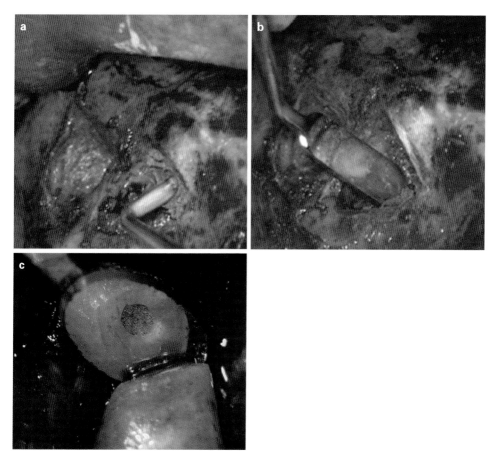

图10.14 （**a**）上颌磨牙近颊根，使用显微垂直加压器充填灰色MTA（Dentsply）。（**b**）在中倍放大下的临床口内片。（**c**）高倍放大下使用MTA倒充填的上颌磨牙的远中根尖的口内片（图a和b由Dr. C. Peters提供）。

10.5 骨缺损的分类

传统的牙髓外科手术研究注意到，某些治疗的失败并不是由手术技术本身引起的，而是手术时病损的尺寸以及穿孔的皮质骨外形引起的[23-24]。尽管在过去的几年中，牙髓显微根尖外科手术的每一操作步骤都显著进步了，但相对较少人关注软组织下骨损伤的形态。

在牙髓显微根尖外科手术过程中遇到的骨缺损形态、尺寸以及部位，实质上是不同的。但骨缺损的形态决定了显微根尖外科手术的远期预后，这与完美完成显微根尖外科手术操作步骤本身是无关的[3]。

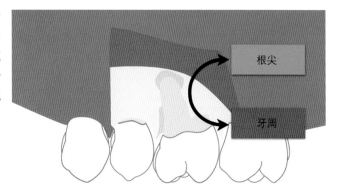

图10.15　在根尖周围的骨缺损我们发现了两种不同的区域：牙髓部分（绿色）或根尖周部分，以及牙周部分（红色）或牙颈部分，表现为牙根骨间裂隙。

　　根尖手术的目标区域可以被分为两大类：根尖牙髓区域（绿色）以及颈部或牙周区域（红色）（图10.15）。因此，临床骨缺损可以被分为牙髓病损，牙髓-牙周病损以及两者综合（表10.1）。与这些骨缺损相关的特殊的临床情况如下：

- 较小的骨缺损

  局限于根尖周区域的缺损，与主根尖孔或位于根尖周区域的主要的侧副根管相关（图10.16）。

- 较大的骨缺损

  这种病损可以导致牙根表层的骨膜的塌陷；如果病损靠近骨嵴，会导致自龈牙结合部凹陷入根分叉区域（图10.16b）。

- 穿通性骨缺损

  上颌磨牙的根尖与上颌窦之间有紧密的联系。因此，始发于根尖区域的根尖周感染的一个早期X线片标志是上颌窦黏膜的炎症[25]（图10.16c）。同时，根管治疗术后，上颌窦黏膜恢复正常的宽度是治疗成功的早期标志。上颌磨牙颊根的空间位置（以及其根尖孔与牙根尖端的关系）与骨内上颌窦的关系，以及细菌毒素渗出到牙周组织的量，会导致包含骨内单纯的骨缺损，或者穿通一侧骨皮质或两侧皮质骨壁而导致一种复杂的骨缺损（图10.16d）。这种典型的穿通性骨缺损需要特定的手术策略。

　　如果根管治疗或者根管再治疗无法控制感染，那么需要外科手术干预，包括标准的显微根尖外科手术（阻止细菌的浸润），以及使用引导骨组织再生技术，促进骨组织的再生。

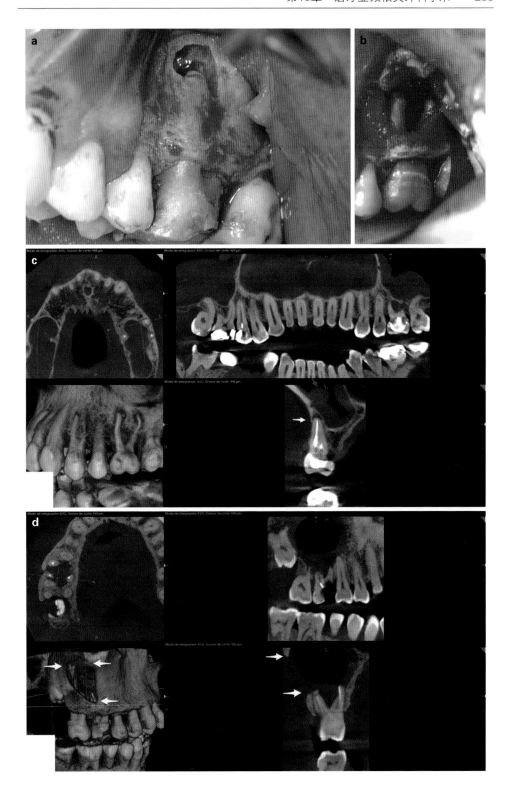

图10.16　（**a**）较小的根尖周以及根侧方骨缺损，远离骨嵴。（**b**）较大的根尖周骨缺损影响到2个牙根以及根分叉区域。（**c**）左上颌第一磨牙的近颊根的早期根尖周骨质病损，具有完整的皮质骨板（白色箭头）。然而，上颌窦黏膜已经受到了炎症影响（红色箭头）。（**d**）右上颌第一磨牙具有较大的骨质病损，需要进行根尖外科手术治疗。这是一个较大的涉及与病源牙相关的颊侧以及上颌窦皮质骨板的完全性破坏（白色箭头）的穿通性骨缺损（转载自Merino 2009，并获得授权）。

如果根管治疗或根管再治疗能够控制感染，那么最后的外科手术干预可能就只要包括引导骨组织再生，以便修复牙周组织。

- 根尖周围骨缺损

  这种情况可以被当作是两种骨缺损的混合：根尖周骨缺损以及完全的骨间裂隙。由于上颌骨和下颌骨之间的结构差异，发生于上颌的牙根骨间裂隙总体上比发生在下颌的更大。

  由于翻起黏骨膜瓣后很容易诊断根尖周围骨缺损，针对这一点，预先获得的临床以及影像学数据[20]能够有助于诊断以及使患者知晓手术的特殊、增加的治疗预算，以及更长的治疗时间。

  当根尖周围骨缺损存在的情况下，牙体牙髓显微根尖外科手术的预后取决于以下几点：

  – 冠/根比。

  – 骨腔内的骨开裂宽度。

  – 邻面骨边缘的厚度。

  无论如何，成功的治疗结果更多地取决于对上皮向下生长的控制，也就是说，控制在牙槽嵴顶水平上的上皮增生，而不是牙周病损的处理（图10.15）。

- 根尖周围骨缺损与穿通性病损结合

  这种情况多见于上颌磨牙（图10.17）。骨缺损的诊断示意图如表10.1。大多数遇到的这种病损需要进行引导组织再生技术以获得治疗成功。

表10.2中列举了治疗不同骨病损的材料以及技术。自体骨是一种能够促进再生的材料，异种移植材料应当被用作是一种维持空间的材料，而膜的存在能够在骨再生过程中阻止软组织的干扰。当牙根凸出骨皮质时，所有这3种材料必须用到。

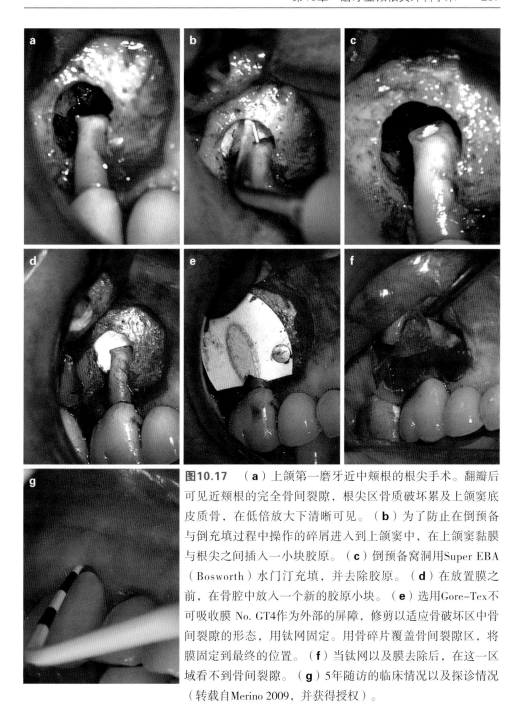

图10.17　（**a**）上颌第一磨牙近中颊根的根尖手术。翻瓣后可见近颊根的完全骨间裂隙，根尖区骨质破坏累及上颌窦底皮质骨，在低倍放大下清晰可见。（**b**）为了防止在倒预备与倒充填过程中操作的碎屑进入到上颌窦中，在上颌窦黏膜与根尖之间插入一小块胶原。（**c**）倒预备窝洞用Super EBA（Bosworth）水门汀充填，并去除胶原。（**d**）在放置膜之前，在骨腔中放入一个新的胶原小块。（**e**）选用Gore-Tex不可吸收膜 No. GT4作为外部的屏障，修剪以适应骨破坏区中骨间裂隙的形态，用钛网固定。用骨碎片覆盖骨间裂隙区，将膜固定到最终的位置。（**f**）当钛网以及膜去除后，在这一区域看不到骨间裂隙。（**g**）5年随访的临床情况以及探诊情况（转载自Merino 2009，并获得授权）。

表10.2　骨缺损的治疗技术

缺损的范围	材料		
	植骨	膜	推荐使用GBR/膜
根尖1/3	不需要	需要	不
根尖及根中1/3	外源性移植骨	需要	可吸收的，一侧
穿通性骨缺损	视情况而定	需要	可吸收的，双侧
根尖周			
－骨内	自体骨移植	需要	可吸收的
需要创造空间	自体骨（第一层）	需要	不可吸收的，固定的
－骨外	外源性骨（第二层）		
不需要创造空间			

10.6　意向性再植

　　意向性再植被定义为"将患牙拔出为了进行例如根充或穿孔修补等治疗，然后再将其植入原牙槽窝"[26]。这并不是一种神秘而独特的治疗手段，而是一种在其他方法难以治疗情况下，能够保留疑难牙的安全且标准的临床技术，并具有较高的成功率[27-31]。

10.6.1　潜在的适应证

- 难以到达病损区，例如到达下颌第二或第三磨牙根尖的通路是极其困难的，而且根尖切除术往往是禁忌的（图10.18）
- 解剖学的限制，例如前磨牙与磨牙的根尖非常靠近下牙槽神经（图10.18），偶尔也会靠近上颌窦。这种情况下，经验不丰富的临床医生可以选择意向性再植术而不是常规外科手术
- 建立直达穿孔或吸收区域的通路困难
- 根管内的桩无法通过非手术或手术方法取出
- 之前尝试再治疗但治疗失败的病例
- 之前尝试根尖切除术但治疗失败的病例

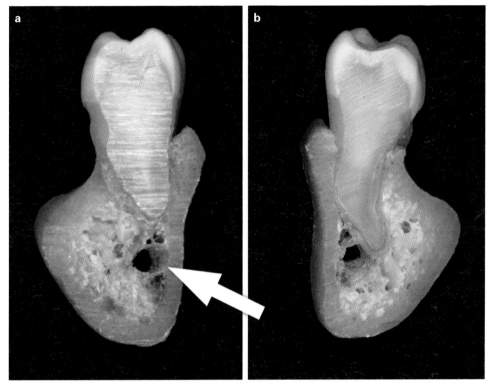

图10.18　（a，b）第二和第三磨牙的外部倾斜的牙槽嵴使得外科手术到达根尖的入路很复杂。在许多病例中，颊侧入路的深度太大。同时，下牙槽神经等解剖结构很靠近舌侧骨皮质，如标本所示（图像由Dr. J. Gutmann提供）。

- 严重的牙周问题和/或需要去除骨质以获得手术通路，因而会使患者获得不可治愈的牙周问题
- 患者的限制：在外科手术过程中无法良好配合的内科或老年患者

10.6.2　禁忌证

- 抗凝药物用药史或愈合能力受限
- 不可修复的患牙
- 患牙有较大的牙周损伤，会影响牙齿的稳定性
- 拔出患牙时具有导致牙槽骨皮质骨板骨折的高风险
- 拔出患牙时发生根折，使得冠根比失调

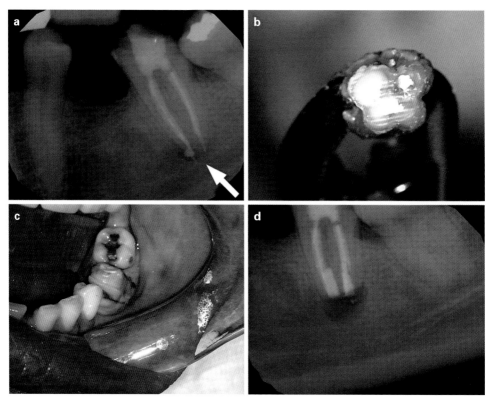

图10.19　（**a**）进行牙冠预备以及明显超充的根管治疗后，患者主诉持续性痛。（**b**）在意向性再植术中，患牙被轻柔地拔出牙槽窝并进行倒预备，注意保持牙周膜处于湿润状态，倒预备窝洞用牙根修复材料（Brasseler）进行充填。（**c，d**）再植术后即刻口内片以及X线片。患者术后无不良反应。

10.6.3　临床病例的选择

　　除了技术流程本身，病例的选择是影响意向性再植术预后的最重要因素。如图10.19所示的一个临床病例；通过非手术方法无法进行清理和预备，而手术入路太靠近下牙槽神经管，因此必须通过再植治疗。

10.6.4　技术

从生物学的角度，再植术是建立在离开牙槽窝后牙周膜细胞以及纤维的活性的基础上的。先前人们认为一旦行再植术，牙槽窝会发生吸收或粘连，但目前的数据一致显示，这取决于牙周膜细胞的活性：牙根在牙槽窝外的时间越长，就越容易发生吸收和粘连[31-34]。因此，在拔除之前，术者必须预演整个手术过程，这样才能在牙齿拔出之后立即在最短的时间内高效地开展后续流程[30]。

10.6.5　推荐

- 意向性再植术是保存患牙的最后手段，因此，病例选择至关重要
- 意向性再植术操作过程总是可能会发生冠折或根折，患者必须被口头告知且签署知情同意书
- 操作迅速与治疗的成功息息相关。因此，"人体工程学就是一切"
- 轻柔地拔出患牙，避免接触牙根表面，不要压迫任何牙槽骨壁，以促进牙周组织的愈合
- 拔出患牙用的拔牙钳应当用橡皮带包住
- 应当在最高倍放大的显微镜下观察牙根情况，在中倍放大的显微镜下检查窝洞的预备和充填情况
- 需要不断用生理盐水、血清或组织液冲洗牙齿
- 不要搔刮牙槽窝，而应当吸走牙槽窝中的血凝块，且不接触到牙槽骨壁
- 牙齿离开牙槽窝的时间越短，效果越佳。牙齿离开牙槽窝的时间最多为5~10分钟
- 应当轻柔地将患牙插回牙槽窝。如果某一区域的压力过大，牙周膜纤维将会缺乏血供，并开始吸收
- 一般不需要严格的固定。如有必要，最长的固定时间为1周

综上所述，当代显微根尖外科手术的范围不仅仅包括根尖切除术，但是牙半切术以及截根术很大程度上已经不为人们所青睐了，因为远期预后显示不如种植术[35]。无论如何，牙体、牙髓显微根尖外科手术总体成功率是依据文献报道的，需要非手术根管治疗范围内的现代技术的支持[4,36]。

（黄定明　何金枝　译）

参考文献

[1] Siqueira Jr JF. Aetiology of root canal treatment failure: why well-treated teeth can fail. Int Endod J. 2001;34:1–10.

[2] Gorni FG, Gagliani MM. The outcome of endodontic retreatment: a 2-yr follow-up. J Endod. 2004;30:1–4.

[3] Merino E. Endodontic microsurgery. Quintessence Pub; 2009; Chapter 6: Treatment of bone defects in apical microsurgery, Berlin. p. 176.

[4] Setzer FC, Shah SB, Kohli MR, Karabucak B, Kim S. Outcome of endodontic surgery: a meta-analysis of the literature-part 1: comparison of traditional root-end surgery and endodontic microsurgery. J Endod. 2010;36:1757–65.

[5] Patel S, Durack C, Abella F, Shemesh H, Roig M, Lemberg K. Cone beam computed tomography in endodontics-a review. Int Endod J. 2015;48:3–15.

[6] Gutmann JL, Harrison JW. Flap design and incisions. In: Surgical endodontics. Boston: Blackwell; 1991. p. 162–75.

[7] Carr G, Bentkover S. Surgical endodontics. In: Cohen S, Burns R, editors. Pathways of the pulp. St Louis: Mosby; 1998. p. 608–56.

[8] Mörmann W, Meier C, Firestone A. Gingival blood circulation after experimental wounds in man. J Clin Periodontol. 1979;6:417–24.

[9] Kim S. Principles of endodontic microsurgery. Dent Clin North Am. 1997;41:481–97.

[10] Velvart P, Peters CI, Peters OA. Soft tissue management: suturing and wound closure. Endod Top. 2005;11:179–95.

[11] Merino E. Endodontic microsurgery. Quintessence Pub; 2009; Chapter 3: Microsurgery step by step, Berlin. p. 51.

[12] Arens DE, Adams WR, De Castro RA. Endodontic surgery. New York: Harper & Row; 1984. p. 102–32.

[13] Peters LB, Wesselink PR. Soft tissue management in endodontic surgery. Dent Clin North Am. 1997;41(3):513–28.

[14] Ohmori S, Kurata K. Experimental studies on the blood supply to various types of skin grafts in rabbits using isotope 32p. Plast Reconstr Surg. 1960;25:547–55.

[15] Patterson TJ. The survival of skin fl aps in the pig. Br J Plast Surg. 1968;21:113–7.

[16] 1Cambruzzi JV, Marshall FJ. Molar endodontic surgery. J Can Dent Assoc. 1983;1:61–6.

[17] Wuchenich M, Torabinejad M. A comparison between two root end preparations techniques in human cadavers. J Endod. 1994;20(6):279–82.

[18] Torabinejad M, Pitt Ford TR. Root end fi llings materials: a review. Endod Dent Traumatol. 1996;12:161–78.

[19] Chen I, Karabucak B, Wang C, Wang HG, Koyama E, Kohli MR, Nah HD, Kim S. Healing after root-end microsurgery by using mineral trioxide aggregate and a new calcium silicatebased bioceramic material as root-end fi lling materials in dogs. J Endod. 2015;41:389–99.

[20] Rud J, Andreasen JO, Jensen JE. Radiographic criteria for the assessment of healing after endodontic surgery. Int J Oral Surg. 1972;1:195–214.

[21] Rud J, Andreasen JO. A study of failures after endodontic surgery by radiographic, histologic and stereomicroscopic methods. Int J Oral Surg. 1972;1:311–28.

[22] Molven O, Halse A, Grung B. Surgical management of endodontic failures: indications and

treatment results. Int Dent J. 1991;41:33–42.

[23] Skoglund A, Persson G. A follow-up study of apicoectomized teeth with total loss of the buccal bone plate. Oral Surg Oral Med Oral Pathol. 1985;59:78–81.

[24] Hirsch JM, Ahlstrom U, Henrikson PA, Heyden G, Peterson LE. Periapical surgery. Int J Oral Surg. 1979;8:173–85.

[25] Nunes CA, Guedes OA, Alencar AH, Peters OA, Estrela CR, Estrela C. Evaluation of periapical lesions and their association with maxillary sinus abnormalities on cone-beam computed tomographic images. J Endod. 2016;42:42–6.

[26] Amercian Association of Endodontists. Glossary of endodontic terms. 2015. Available from http://www.nxtbook.com/nxtbooks/aae/endodonticglossary2015/ . Accessed 27 Feb 2016.

[27] Koenig KH, Nguyen NT, Barkhordar RA. Tooth replantation of mandibular molars and premolars. Gen Dent. 1988;36:327–31.

[28] Kinsbury BC, Weisenbaught JM. Tooth replantation of mandibular molars and premolars. J Am Dent Assoc. 1971;83:1053–7.

[29] Lindeberg RW, Girardi AF, Troxell JB. Tooth replantation: management in contraindicated cases. Compend Contin Educ. 1986;7:248–58.

[30] Caffesse RG, Nasjleti CE, Castelli WA. Long-term results after intentional tooth reimplantation in monkeys. Oral Surg. 1977;44:666–78.

[31] Roos WJ. Tooth replantation: an alternative. Compend Contin Educ. 1985;6:735–9.

[32] Andreasen JO. Relationship between cell damage in the periodontal ligament after replantation and subsequent development of root resorption: a time-related study in monkeys. Acta Odontol Scand. 1981;39:15–25.

[33] Andreasen JO. Effect of extra-alveolar period and storage media upon periodontal and pulpal healing after replantation of mature permanent incisors in monkeys. Int J Oral Surg. 1981;10:43–53.

[34] Andreasen JO. The effect of pulp extirpation or root canal treatment on periodontal healing after replantation permanent incisors in monkeys. J Endod. 1981;7:245–52.

[35] Cho GC. Evidence-based approach for treatment planning options for the extensively damaged dentition. J Calif Dent Assoc. 2004;32:983–90.

[36] Danin J, Strömberg T, Forsgren H, Linder LE, Ramsköld LO. Clinical management of nonhealing periradicular pathosis. Surgery versus endodontic retreatment. Oral Surg Oral Med Oral Pathol Oral Radiol Endod. 1996;82:213–7.